Schlaf und Zivilisation

Kurt Stephan

Schlaf und Zivilisation

Epidemiologie der Schlafstörungen

Walter de Gruyter
Berlin · New York 1992

Dr. Kurt Stephan
PAREXEL International Corporation
AFB Arzneimittelforschung GmbH in Berlin
Europa-Center/Breitscheidplatz

Die Deutsche Bibliothek – CIP Einheitsaufnahme

Stephan, Kurt:
Schlaf und Zivilisation : Epidemiologie der Schlafstörungen /
Kurt Stephan. - Berlin ; New York : de Gruyter, 1992
ISBN 3-11-012418-1

Satzherstellung mit TEX: Danny Lee Lewis, Berlin – Druck: Gerike GmbH, Berlin – Buchbinderische Verarbeitung: Dieter Mikolai, Berlin – Umschlagentwurf: Rudolf Hübler, Berlin
Printed in Germany

Vorwort

Angesichts der erheblichen Differenzen in der Angaben der Literatur zur *Häufigkeit von Schlafstörungen* wurde im Vorfeld der vorliegenden Untersuchung exploriert, inwieweit sich diese Ergebnisunterschiede reduzieren, wenn primär folgende Faktoren berücksichtigt werden:

a) verschiedene Formen und Schweregrade von Schlafstörungen,
b) jeweilige Fragen und Antwortalternativen der Studien sowie – wegen der hinlänglich bekannten Alters- und Geschlechtsabhängigkeit der Häufigkeit von Schlafstörungen –
c) der Altersaufbau und die Geschlechterverteilung der einzelnen Stichproben.

Um eine empirisch triftige Hierarchie des Gewichts einzelner *Risikofaktoren für das Entstehen von Schlafstörungen* zu erarbeiten, wurden die Ergebnisse größerer epidemiologischer Feldstudien aus verschiedensten geographischen Regionen verglichen. Die Suche galt einheitlichen Mustern, die sich bei der Verteilung von Schlafstörungen auf Untergruppen der Bevölkerung abzeichnen. Es wurden (Teil-)Stichproben betrachtet, die sich hinsichtlich ihrer schlafphysiologisch mutmaßlich relevanten Verhaltensanforderungen (z. B. primär körperliche versus psychisch-mentale Belastung) sowie in bezug auf ihre wirtschaftliche und persönliche Situation deutlich unterscheiden. Die Plausibilität der Ergebnisse dieser Synopsis der internationalen „Fragebogen-Epidemiologie" der Schlafstörungen wurde in bezug auf ihre Vereinbarkeit mit einschlägigen experimentellen und klinischen Befunden der Schlafforschung überprüft. Der auf diesen Wegen erlangte Erkenntnisstand über „Ursachen" und Bedingungsfaktoren für Schlafstörungen diente im Kontext soziologisch-sozialhistorischer Exkurse als Basis für die Auseinandersetzung mit der gängigen These einer *Zivilisationsbedingtheit der Schlafstörungen.*

Soweit die vorliegende Untersuchung in eine empirisch verpflichtete Ideologiekritik etablierter (Lehr-)Meinungen über das Problem der Schlafstörungen mündet, war dies ebenso unausweichlich wie beabsichtigt.

Ich danke Herrn *Prof. Dr. med. Stanislaw K. Kubicki,* meinem akademischen Lehrer und Mentor im Bereich der Schlafforschung. Er hat mich darin bestärkt, einen möglichst unbeirrbaren, gleichsam archäologischen

Blick für Forschungslagen zu entwickeln, deren adäquate Interpretation von Denkmoden des Zeitgeistes bedrängt wird.

Auch Herrn *Prof. Dr. phil. Hans-Peter Dreitzel* verdanke ich entscheidende Anregungen für diese Untersuchung. Er hat mir schon in frühen Studienjahren nahegebracht, daß soziologisches Denken mehr Vergnügen bereitet, wenn kleinmütige Rücksichten auf die „Reviergrenzen" der einzelnen (Sozial-)Wissenschaften entfallen.

Inhalt

Einleitung

1. Problemlage

Nicht alle Lebewesen schlafen. Leben ohne rhythmischen Wechsel zwischen Aktivität und Ruhe ist allerdings noch nicht beobachtet worden.[1] Wäre nun bloße Bettruhe beim Menschen ein vollgültiger Ersatz für den Schlaf[2], könnten Schlafgestörte letztlich mehr von ihrem Leben haben: Anstatt wie die übrige Menschheit ca. ein Drittel ihres Lebens zu „verschlafen", könnten sie sich täglich ein paar Stunden mehr der klugen Planung ihrer Angelegenheiten widmen, zusätzlichen Mußestunden genießen und dabei vielleicht die mitunter unerfreulichen Träume der Schlafenden durch nächtliche Tagträume nach Wunsch ersetzen.

Doch Schlafstörungen oder gar Schlaflosigkeit[3] hinterlassen ihre Spuren am folgenden Tag: Trotz sieben- bis achtstündiger Bettruhe fühlen sich die Betroffenen tagsüber in der Regel müde und klagen über eine beeinträchtigtes Wohlbefinden. Für sie ist Schlaf mehr als „süß, angenehm und erquickend"[4]. Der Mangel erhebt ihn zum kostbaren Gut.

---

1 Vgl. dazu Aschoff, 1970, S. 59; vgl. zur Phylogenese des Schlafs die Übersicht von Campbell und Tobler, 1984.

2 Zur experimentellen Differenzierung der Einflüsse von Schlaf, Bettruhe und kontinuierlicher physischer Anstrengung auf Testleistungen und subjektives Befinden vgl. Lubin et al., 1976; ferner: Webb und Agnew, 1973. Beide Studien demonstrieren, daß Bettruhe allein nicht die Folgen von Schlafentzug mildert oder gar kompensiert.

3 Dement et al., 1984, S. 13ff., umschreiben Definitionsprobleme mit den Begriffen „Schlafstörungen" und „Schlaflosigkeit" wie folgt:
„Most people who complain of disturbed sleep almost never complain of not sleeping at all ... The specific nature of the perceived nocturnal disturbance can involve difficulty falling asleep, difficulty staying asleep, or both ... There are no widely accepted quantitative ... criteria; however, most patients report longer than 30 min to fall asleep or a habitual sleep time less than 6 or 7 h. Although patients may say that they get no sleep at all, this ist never true. About one patient in 70 remains completely awake all night on at most *one* of several nights during clinical polysomnography."
Vgl. zur Diskussion und Definition der Begriffe „Schlafstörungen" und „Schlaflosigkeit" weiterhin unter B.I., S. 121ff.

4 Vgl. Wittern, 1978, S. 3, zu Homers Charakterisierungen des Schlafs.

a. Risikopotential der Schlafstörungen

Nach wie vor ruft eine seit bald 100 Jahren bekannte Tatsache Erstaunen hervor: Der Entzug eines gesamten Nachtschlafs macht zwar erwartungsgemäß müde; die – mit psychologischen Tests meßbare – Leistungsfähigkeit wird jedoch nicht in vergleichbarem Ausmaß beeinträchtigt[5].

Auch labormedizinische und neurologische Untersuchungen nach ein- und mehrmaligem Schlafentzug förderten bislang nichts zutage, was unmittelbar besorgniserregend wäre.[6]

Bei genauerer Analyse der nach einmaligem Schlafentzug im Durchschnitt nicht drastisch gesunkenen Testleistungen zeigten sich freilich kurze Leistungsausfälle im Sekundenbereich, die auf unvermittelt auftretende, nicht kontrollierbare Konzentrationsstörungen schließen lassen.[7]

Spätestens nach Schlafentzug über zwei Nächte und länger tritt das Phänomen sogenannter Micro-sleeps auf: Versuchspersonen, die sich mit dem eisernen Willen, wachzubleiben, einer solchen Tortur[8] unterziehen, fallen zwischendurch immer wieder für Sekunden in leichten Schlaf, ohne diese – von den interventionsbereiten Experimentatoren aufmerksam registrierten – „Absencen“ selbst immer wahrnehmen zu können oder wahrhaben zu wollen.[9]

Diese experimentellen Befunde bei (schlaf-)gesunden Versuchspersonen lassen zunächst vermuten, daß Schlafstörungen in erster Linie durch Tagesmüdigkeit das subjektive Wohlbefinden beeinträchtigen, und zwar in dem Maße, wie eine durchschnittliche Schlafdauer von sieben bis acht

---

5 Die erste experimentelle Demonstration dieses Sachverhalts verdanken wir Patrick und Gilbert, 1896.

6 Vgl. hierzu die auf biologische Schlafentzugseffekte konzentrierte Übersicht von Horne, 1978, sowie dessen neuere Diskussion des Forschungsstandes zur biologischen Funktion des Schlafs, 1985a,b. Soweit physiologische Veränderungen überhaupt nachzuweisen sind, bilden sie sich nach einem Erholungsschlaf spontan zurück (vgl. Kap. A.III.).

7 Vgl. zu diesem von Patrick und Gilbert „lapses“ genannten Phänomen die aktuelle Diskussion der bis heute danach genannten „lapse hypothesis“ bei Johnson, 1982, S. 113ff.

8 Vgl. zur Verwendung von Schlafentzug als Foltermethode den Rundblick von Borbély, 1984, S. 189f., mit weiteren Literaturhinweisen; die vergleichsweise „humane“ Art und Weise, in der Schlafentzug in Laborexperimenten aufrechterhalten wird (finanzielle Entschädigung, gegenseitige moralische Aufrüstung, gesellige Karten- und andere Spiele etc.) relativiert nach Auffassung von Horne, 1978, S. 57, bis zu einem gewissen Grade die unter solchen Bedingungen beobachteten eher moderaten Folgeerscheinungen.

9 Vgl. Dement, 1972, insbes. S. 337.

Stunden[10] unfreiwillig unterschritten wird. Würde die Tagesmüdigkeit bei chronifizierten Schlafstörungen jedoch im Ausmaß der beklagten Versagungen von Schlafwünschen[11] kumulieren, wäre eine Chronifizierung kaum möglich. Innerhalb von ein paar Tagen nämlich wären die Betroffenen so müde, daß sie gleichsam „im Stehen“ einschliefen.[12]

Es ist freilich nicht auszuschließen, daß sich selbst leichtere Grade von Tagesmüdigkeit zu einem ernsten gesundheitlichen Risiko verdichten, wenn dadurch bedingte Konzentrationsschwächen unvermittelt in einem „ungünstigen“ Augenblick auftreten – z. B. kurz bevor eine schwierige Verkehrssituation hätte registriert werden können. Andererseits konnten auch diejenigen, die schließlich am Steuer eingeschlafen sind, trotz großer Müdigkeit bis dahin noch kilometerweit „unfallfrei“ fahren.

Überraschenderweise zeigte sich jedoch in neueren Laboruntersuchungen an chronisch Schlafgestörten *im Durchschnitt* keine stärkere Tagesmüdigkeit, obwohl deren subjektive Klagen über Schlafmangel sich im Schlaf-EEG-Vergleich mit gesunden Kontrollgruppen bestätigten[13]. Der unerwartete Mangel an überdurchschnittlicher Tagesmüdigkeit offenbarte sich dabei sowohl in den Selbstbeurteilungen mit Hilfe einer in der experimentellen Schlafforschung bewährten Müdigkeitsskala[14]

---

10 Vgl. zur durchschnittlichen Schlafdauer sowie deren biologischer und psychosozialer Variabilität Kap. A.IV. dieser Arbeit.

11 Der Schlafwunsch der über Schlafmangel Klagenden dürfte sich in der Regel auf einen „normalen“ Acht-Stunden-Schlaf richten. Immerhin bekamen Engel und Engel-Sittenfeld, 1980, S. 24, auf eine entsprechende Frage von fast jedem Vierten von 86 Personen, die sich für eine verhaltenstherapeutische Behandlung ihrer Schlafstörungen angemeldet hatten, Antworten, die einen Schlafwunsch von über acht Stunden enthielten. Drei Extremfälle wollten am liebsten 11, 12 und 13 Stunden schlafen!

12 Mit Einschränkungen liegt auch bei chronische Schlafstörungen eine kumulative Selbstregulierung vor, die selbst schwerst Schlafgestörte davor bewahrt, tagelang überhaupt nicht schlafen zu können; vgl. hierzu die Fortsetzung des Zitats von Dement et al. in Anm. 3 auf S. 1 dieser Arbeit: „... To a degree, insomnia is probably selflimiting in much the same way sleep deprivation is self-limiting: total or partial sleep deprivation leads to extreme sleepiness, a condition that motivates the organism to obtain more sleep.“

13 Vgl. Church und Johnson, 1979; Seidel et al., 1984; Sugerman et al., 1985; vgl. zu den theoretischen und methodischen Grundlagen des Schlaf-EEG das Standardwerk von Rechtschaffen und Kales, 1968, sowie eine Reihe kritischer Anmerkungen von Kubicki et al., 1982. Die Bestätigung der subjektiven Schlafbeschwerden beschränkt sich in den genannten Studien im übrigen darauf, daß die Betroffenen (wiederum im Durchschnitt!) zwischen etwa einer halben und einer ganzen Stunde weniger schlafen können, nachdem sie rund doppelt so lange, d. h. etwas mehr als eine halbe Stunde zum Einschlafen benötigten.

14 Hierbei handelte es sich um die Stanford Sleepiness Scale von Hoddes et al., 1973.

als auch in den mit dem EEG gemessenen Einschlafneigungen unter Bettruhebedingungen[15], die – in der aufwendigsten dieser Studien – von ca. neun Uhr morgens in zweistündigen Abständen bis ca. sieben Uhr abends evaluiert wurden. Fast überflüssig zu erwähnen, daß auch von (konsistenten!) Beeinträchtigungen psychologischer Testleistungen keine Rede sein konnte. Paradoxerweise fanden sich in einer dieser Vergleichsstudien sowohl stärkere Müdigkeit als auch schlechtere Aufmerksamkeits- und Konzentrationsleistungen nur bei subjektiv „schlechten" Schläfern, für deren subjektiv empfundene Schlafbeeinträchtigung sich allerdings keine Anhaltspunkte im Schlaf-EEG fanden.[16]

Wie sind diese Ergebnisse zu verstehen? – Folgende Erklärungsmöglichkeiten, die teilweise im Rahmen der zitierten Studien diskutiert wurden, sind zu erwägen:

a) Leiden chronisch Schlafgestörte generell unter einer besonders ausgeprägten Angst und/oder Anspannung, die sie nicht nur nachts, sondern auch tagsüber am Einschlafen hindern; vermag dies selbst eine durch Schlafdefizite verstärkte Ermüdbarkeit konterkarieren?

Aus den psychologisch-psychiatrischen Diagnosen im Rahmen der genannten Studien ergaben sich keine deutlichen Hinweise in diese Richtung.[17]

b) Sollte ein Teil der chronisch Schlafgestörten, ohne dies bislang bemerkt zu haben, eher zu den sogenannten Kurzschläfern gehören?

Mitunter empfinden Kurzschläfer erst dann keine Beeinträchtigungen der Tagesbefindlichkeit mehr, wenn sie sich damit versöhnen, daß ihr Schlaf eine unbedenkliche Normvariante darstellt; wenn sie also

---

15 Sogenannter Multiple Sleep Latency Test; vgl. hierzu den Basisartikel von Richardson et al., 1978.

16 Vgl. Sugerman et al., a.a.O., S. 745; Durchschnittswerte bzw. Mittelwertsvergleiche sind in diesem Zusammenhang mit Vorsicht zu beurteilen. So fällt beispielweise an der Stichprobe von Seidel et al., a.a.O., auf, daß *innerhalb* der Gruppe chronisch Schlafgestörter eine große Variabilität der Tagesmüdigkeit herrscht. Vgl. Fußn. 30, S. 7.

17 Vgl. Seidel et al., a.a.O., S. 235; dabei darf nicht unerwähnt bleiben, daß Schlafpatienten mit einer deutlich ausgeprägten, einschlägigen Symptomatik aus dieser Stichprobe vorher differentialdiagnostisch ausgeschlossen wurden. Damit ist also die Frage nicht ausgeräumt, ob es auch „schlechte" Schläfer gibt, die höhere Angstscores erlangen als „gute"; vgl. hierzu z. B. die Studie von Adam et al., 1986, die freilich nicht ohne folgende Differenzierung genannt werden sollte: die schlechten Schläfer waren nur am ersten Abend im Labor signifikant ängstlicher (Taylor Manifest Anxiety Scale); im den MMPI-Skalen zeigte sich jedoch überhaupt kein Unterschied zu den guten Schläfern (vgl. a.a.O., S. 312f.). Solche Ergebnisse werden unter A.IV.4 ausführlicher erörtert.

aufhören, mehr Schlaf zu erwarten. Allerdings wurde nie berichtet, daß Kurzschläfer in der Regel Einschlafschwierigkeiten haben, was für die genannten Stichproben der Fall war.[18]

c) Handelt es sich um eine generelle, angeborene oder durch Anpassung, z. B. an chronisches Schlafdefizit erworbene physiologische Übererregung?

Zu einer möglichen genetischen Komponente liegen keine Studien vor; diese Möglichkeit auszuschließen, hieße jedoch, die diagnostische Kategorie „Schlafstörungen seit frühester Kindheit"[19] allein psychologisch vereinnahmen und eine biologische Variabilität des mittleren individuellen „Erregungsniveaus" ausschließen zu wollen, bevor eingehendere Untersuchungen zur Differenzierung physiologischer und psychologischer Faktoren überhaupt angelegt wurden. Zwar kann, wie in der auf der Vorseite zitierten Studie von Adams et al., ein höheres physiologisches Erregungsniveau bei chronischen Schlafstörungen des öfteren nicht nur vom Habitus her erahnt, sondern auch objektiviert werden: z. B. in Form einer höheren Körpertemperatur, nicht nur nachts, sondern auch am Tage; ist darüber hinaus aber, wie in diesem Falle, auch etwas stärkere Angst im Spiel, bleibt schließlich wieder alles offen, wenn sich in psychometrischen Vigilanztests tagsüber ebenfalls keine schlafbezogenen Unterschiede zeigen.[20]

Broman et al.[21] fanden bei schlechten Schläfern tagsüber einen höheren Hautwiderstand, verzichteten zunächst darauf, psychologische Skalen einzusetzen. Als Broman und Hetta kurz darauf selbstbeurteilte körperliche und kognitive „Erregung" (arousal) und Schlaf verglichen, kamen sie zum Ergebnis, daß beides gleichermaßen signifikant ($N = 34$), wenn auch schwach, mit der Schlafdauer ($r = -0.37$) bzw. der Aufwachhäufigkeit ($r = 0.35$) korreliert.[22] Die Autoren bemerken selbst dazu, daß ein höheres Maß an kognitiver Aktivität – also nicht nur ängstliche Erregung! – ein relevanter Faktor bei Schlafmangel (insomnia) sein könnte. Nun, damit erfährt die generelle Warnung vor Übertreibungen aller Art etwas Unterstützung, jedoch nicht die Idee einer „autonomen" physiologischen Übererregung.

d) Liegt es an anderen Unterschieden gegenüber den Kontrollgruppen aus körperlich gesunden und psychologisch unauffälligen Personen, daß sich bei den chronisch Schlafgestörten in den Studien von Seidel et al.

18 Vgl. hierzu Abschn. A.IV.3.
19 Vgl. hierzu Kap. B.I.2 (S. 130.).
20 Vgl. a.a.O., S. 311 u. 313.
21 Vgl. dies., 1986, S. 48.
22 Vgl. dies., 1987, S. 315.

und Sugerman et al. im Durchschnitt keine stärkere Tagesmüdigkeit zeigte?

Auf Grund einer durch eigene Untersuchungen vorgeprägten, speziellen Blickrichtung war für den Verfasser nicht zu übersehen, daß die Tagesverläufe der Müdigkeit und der mit dem EEG registrierten Einschlafneigung in diesen Studien durchaus Unterschiede zwischen den Vergleichsgruppen aufweisen – im Gegensatz zu den Tagesmitteln aus jeweils allen Meßzeiten. Ein Extremfall dieses Phänomens ist der geradezu inverse Verlauf der Tagesmüdigkeit von ausgeprägten Morgen- und Abendtypen, bei denen sich gleichfalls kein Unterschied im Tagesmittel findet.[23] Wären in den Kontrollgruppen nun mehr oder stärker ausgeprägte Abendtypen vertreten (was nicht überprüft wurde), würde deren größere Müdigkeit während der ersten Tageshälfte den Vergleich mit einer schlafmangelbedingten Müdigkeit verzerren. Die Unterschiede im Tagesverlauf weisen schwach in diese Richtung[24]; einer Klärung dieses mögliches Einflusses steht jedoch entgegen, daß die Müdigkeitsmessungen in den Studien schon am späten Nachmittag enden.[25]

Tagesmüdigkeitsprobleme ganz anderer, nämlich unstrittiger und höchst problematischer Art, finden sich indes bei Schlaf-Apnoe und Narkolepsie, relativ seltenen[26], aber wesentlich und nahezu ausnahmslos durch extreme Tagesmüdigkeit charakterisierten Schlafstörungen: Schlaf-Apnoe-Patienten haben in der Regel keinen Nachtschlafmangel, wenn allein die Schlafquantität in Betracht gezogen wird, die in vieler Fällen sogar eher einen Langschlaf suggerieren mag. Während des Schlafs tritt jedoch wiederholt Atemstillstand (für 10 Sekunden und länger) ein, der oft nicht bewußt registriert wird. Im Gegensatz dazu kann die für dieses Krankheitsbild typische extreme Tagesmüdigkeit weder den Betroffenen selbst entgehen, noch gibt es mit den Meßmethoden, die bei chronischem

23 Vgl. hierzu Stephan und Dorow, 1985, sowie Abschn. A.IV.5.

24 Vgl. Tab. 1 bei Seidel et al. a.a.O.: Die minimale Einschlafneigung bzw. maximale Aktiviertheit der Kontrollgruppe war 2 Std. später anzutreffen; aus Abb. 1 bei Sugerman et al., a.a.O., ist zu entnehmen, daß die subjektiv schlechten Schläfer am Vormittag eine deutlich stärkere Einschlafneigung hatten als die Kontrollgruppe und die nach EEG-Kriterien identifizierten Schlafmangelpatienten.

25 In diesem Zeitraum liegt die durchschnittliche Tagesmüdigkeit der Abendtypen in der Tat noch über dem Mittel der Morgentypen, so daß „dazwischen“ noch etwas Raum für schlafmangelbedingte Müdigkeit bliebe; vgl. hierzu Abb. IX auf S. 72 dieser Arbeit.

26 Beide Schlafstörungen zusammen treten bei kaum mehr als einem Prozent der Gesamtbevölkerung auf; vgl. dazu die detaillierteren Prävalenzangaben und Krankheitsbilder auf S. 184f. bzw. S. 128, 134f.; vgl. auch S. 143.

Schlafmangel „versagt“ haben, vergleichbare Nachweisprobleme.[27] Bei Narkoleptikern ist der Nachtschlaf schließlich meist noch weit fragmentierter als bei schweren Durchschlafstörungen. Tagsüber werden die Patienten immer wieder von willentlich nicht steuerbaren Schlafattacken überrascht.

Nur bei wenigen Schlafstörungen, die zudem noch relativ selten sind, dominiert Tagesmüdigkeit in der Symptomatik. Angesichts dieser klinischen und experimentellen Forschungslage verbietet sich jeder trivialisierende Zugriff auf Tagesmüdigkeitsprobleme als zentralem Gesundheitsproblem von Schlafstörungen – mag dies, im Hinblick auf Arbeitsplatz- und Verkehrssicherheit, auch noch so „publikumswirksam“ sein. Da sich bei ansonsten guten Schläfern jedoch spätestens nach zweimaliger Verkürzungen der gewohnten Schlafdauer um ca. zweieinhalb Stunden schon signifikant reduzierte Testleistungen[28] und eine verstärkte Einschlafneigung am Tage[29] nachweisen lassen, ergibt sich eine etwas sonderbare epidemiologische Problemlage: Möglicherweise stellt die akute Verstärkung der Tagesmüdigkeit bei den vielen gelegentlichen, situationsbedingten und meist nur vorübergehenden Schlafstörungen ein viel größeres Risikopotential dar als unsystematisch streuende Müdigkeitsfolgen[30] chronischer Schlafstörungen.

Um so mehr Interesse ziehen nun die Beeinträchtigungen der Befindlichkeit auf sich, die den chronisch Schlafgestörten damit nicht abgenommen sind. Es ist kaum anzunehmen, daß mangelndes Wohlbefinden leistungsmotivierend wirkt oder anderweitig vorteilhaft sein könnte.[31]

---

27 Vgl. z. B. Lavie, 1983. Es schnarchen weit mehr Personen, als durch Schlaf-Apnoe gefährdet sind. In Verbindung mit starker Tagesmüdigkeit dient das für Apnoepatienten typische – und für Bettpartner kaum überhörbare Schnarchen – dennoch oft als erster diagnostischer Hinweis, der polysomnographisch überprüft werden sollte.

28 Vgl. dazu Wilkinson, 1969a, insbes. S. 40f.; vgl. hierzu auch S. 93 der vorliegenden Arbeit.

29 Vgl. Carskadon und Dement, 1982, insbes. S. 78.

30 Es ist keineswegs so, daß chronisch Schlafgestörte tagsüber grundsätzlich nicht, wie erwartet, *über*durchschnittlich müde sind. Da ein Teil dieser Population (14%, z. B., der Stichprobe von Seidel et al., a.a.O.) auch tagsüber eine *unter*durchschnittliche Einschlafneigung zeigt, sagt die große Streuung mehr über die Tagesmüdigkeit von Schlafgestörten aus als deren unauffälliger Mittelwert.

31 Vgl. hierzu Johnson und Spinweber, 1983, über freilich nur bedingt generalisierbare Berufserfolgsunterschiede in der US-Marine.
Bei einer begrifflich-analytischen Trennung von Müdigkeit und Befindlichkeit bleibt im übrigen zu berücksichtigen, daß subjektive Aktiviertheit als integraler Bestandteil psychologischer Befindlichkeitskonstrukte und Skalenkonstruktionen gilt; vgl. hierzu z. B. Abele-Brehm und Brehm, 1986. In der Tat variiert das subjektive Frischegefühl nicht ganz unabhängig von Selbstbeurteilungen der

Diese Problematik ist nicht schon damit erledigt, daß sich dafür in psychologischen Leistungstests bislang weder deutliche noch konsistente Ergebnisse zeigten. Die Grenzen solcher Psychometrie sind allein damit abgesteckt, daß im Alltagsleben in hohem Maße anhaltende Motivation gefordert wird; hingegen sind psychometrische Testleistungen, selbst wenn sie tagsüber mehrmals wiederholt werden, meist eine Angelegenheit von wenigen Minuten. Andererseits zählen – unterhalb gewisser Schwellen von *Über*müdung, Mißlaune und Deprimiertheit – möglichst geringe Tagesmüdigkeit und äußerste Wohlgelauntheit in der Mehrheit der Berufsfelder und Tätigkeitsbereiche keineswegs zu den zentralen Berufsanforderungen.

Mit diesen skizzenhaften Eingangsdifferenzierungen ist keineswegs die Absicht verbunden, Schlafstörungen zu verharmlosen. Eine Untersuchung über Schlafstörungen im Zusammenhang mit „Zivilisation" bedarf freilich auch keiner Dramatisierung, um sich dann, gleichsam den Tod im Auge, kaum mehr mit sperrigen Einzelheiten aufhalten zu können.

b. Schlafstörungen und Zivilisation

Formal werden Zivilisationskrankheiten durch ihre relative Häufigkeit in Ländern definiert, die durch eine mitunter spannungsreiche Schnittmengenrealität aus „Zivilisation", (Hoch-)Technisierung und „(Durch-)Organisation" der Arbeits- und Lebenswelt nachhaltig geprägt erscheinen. In der Tat haben in vorindustriellen Gesellschaften und den sogenannten Naturvölkern andere Probleme Vorrang als z. B. Bluthochdruck, Verdauungs- oder Schlafstörungen.

Mag nun, wie im Falle der Schlafstörungen, das Risikopotential einer einzelnen Erkrankung noch so gering erscheinen: Eine große Quantität kleiner Gesundheitsprobleme kann insgesamt in eine beträchtliche soziale Problem-Qualität umschlagen.[32] Selbst wenn die Häufigkeit gestörten Schlafs im Prozeß der Zivilisation nicht zugenommen hätte: Soweit sie ein Risikopotential in bezug auf Arbeits- und Verkehrsunfälle darstellen, wäre dieses allein auf Grund zunehmender Bevölkerungsdichte und Technisierung der Umwelt angestiegen.

Stimmung. Die Interkorrelationen von Aktiviertheitsitems einerseits und Stimmungsitems andererseits sind freilich jeweils höher als die „Querverbindungen". So können in der Regel aus einem Satz von Befindlichkeitsitems u.a. diese beiden „Faktoren" extrahiert werden.

32 Diese der Engelschen „Dialektik der Natur" entlehnte Metapher wird in diesem Zusammenhang hoffentlich nicht das von Ernest Nagel, 1973, so grundsätzlich diskutierte Problem aufwerfen, ob das Ganze tatsächlich mehr sein könne als die Summe seiner Teile.

Nicht ohne Grund wird bisweilen auch der Verkehrstod zu den Zivilisationskrankheiten gezählt. An welch seidenen Fäden unser durch Errungenschaften der Zivilisation vor Hunger, Pest und vielen anderen Geißeln der Menschheit geschütztes Leben im Straßenverkehr hängt, beschreibt Norbert Elias[33] wie folgt:

> Der Verkehr auf den Hauptstraßen einer großen Stadt in der differenzierten Gesellschaft unserer Zeit verlangt ..., daß jeder Einzelne sein Verhalten entsprechend den Notwendig keiten ... aufs genaueste *selbst* reguliert. Die Hauptgefahr, die hier der Mensch für den Menschen bedeutet, entsteht dadurch, daß irgend jemand inmitten dieses Getriebes seine Selbstkontrolle verliert. Eine beständige Selbstüberwachung, eine höchst differenzierte Selbstregelung des Verhaltens ist notwendig, damit der Einzelne sich durch dieses Gewühl hindurchzusteuern vermag. Es genügt, daß die Anspannung, die diese stete Selbstregulierung erfordert, für den Einzelnen zu groß wird, um ihn selbst und Andere in Todesgefahr zu bringen.

Ein Großteil der Verkehrsunfälle wird amtlicherseits auf sogenannte Fahrerfehler oder Selbstverschulden zurückgeführt.[34] Möglicherweise spielt schlafmangelbedingte Müdigkeit dabei nur eine untergeordnete Rolle im Vergleich zu Übermut, Unerfahrenheit oder notorischer Selbstüberschätzung bei bloß durchschnittlichem Fahrtalent. Auch für unspezifische Gereiztheit, wie sie sich alltäglich nicht zuletzt in Formen aggressiven Fahrverhaltens spezifiziert, gibt es eine Vielzahl von anderen Gründen als schlafstörungsbedingte Stimmungsbeeinträchtigungen.Eine differenzierte Beurteilung der gesundheitlichen Risiken durch Schlafstörungen kann dennoch kaum zu dem Schluß führen, daß Tagesmüdigkeit nicht zu den zentralen Problemen zähle: Die meist rasch erfolgreiche medikamentöse Behandlung der Qualen unfreiwilligen nächtlichen Wachliegens wirft auf Grund von Neben- bzw. Nachwirkungen Tagesmüdigkeitsprobleme auf, wie sie nach schlechtem Schlaf nicht generell zu beobachten waren – und nach pharmakologisch verbessertem Nachtschlaf eigentlich gebannt sein sollten.[35]

Schlafmittel gehören zu den wenigen Medikamenten, deren therapeutische Wirkung und primäre Nebenwirkung identisch sind. In hochtechnisierter Umwelt birgt „nachwirksame“ Schläfrigkeit tagsüber möglicherweise größere Gesundheitsrisiken als Schlaflosigkeit zur Schlafenszeit. Letztere ist eine Qual, von der Medikamente befreien können. Nur ein Teil der verschriebenen Schlafmittel hinterläßt jedoch selbst bei bestimmungsgemäßem Gebrauch am nächsten Morgen keine Nachwirkungen.[36]

---

33 Ders., 1969^2 (1939), S. 318f.

34 Vgl. die Angaben bei Willumeit und Neubert, 1983, S. 103.

35 Johnson und Chernik, 1982, S. 101ff., haben diesen Wermutstropfen in die damals schon etwas getrübte Benzodiazepinfreude geschüttet.

36 Vgl. hierzu den von Hindmarch et al., 1984, herausgegebenen Band.

Allein der massenhafte Konsum von Schlafmitteln schließt indessen eine ausnahmslos wohlüberlegte und gezielte Verwendung aus.

So erscheint die Müdigkeitsproblematik im Kostüm der ungebrochen dominierenden medikamentösen Behandlung – einer wohl unstrittigen, dennoch „kritischen" Zivilisationserscheinung – erneut auf der Bühne des Risikopotentials von Schlafstörungen. Dies ist freilich nicht der einzige Grund für die Kritik an der Praxis einer medikamentösen „Überbehandlung" ohne adäquate Diagnose[37] – und der Fortsetzung dieser Bemühungen durch in hohem Maße an Sprechstundhilfen delegierte Rezepterneuerungen[38]. Vergessen wir jedoch nicht in erhaben kritischer Haltung, daß permanente Schlafstörungen in der Tat eine Qual sind, die nach möglichst rascher Abhilfe ruft – unabhängig davon, ob das Risikopotential im einzelnen Fall so dramatisch erscheint, daß eine Behandlungsbedürftigkeit außer Frage steht.

Schließlich sind, wenn von Zivilisationskrankheiten die Rede ist, doch auch die Auffassungen von Krankheit und Behandlungsbedürftigkeit[39] im Einklang mit den anspruchlichen Idealen moderner, „hochzivilisierter" Gesellschaften zu bringen. Eine Beeinträchtigung der (Wohl-)Befindlichkeit kann dann aber kaum mehr vorschnell als nur bedingt behandlungsbedürftig eingestuft werden. Vielmehr läge es durchaus im Interesse einer verstärkt präventiv orientierten Medizin, wenn auch leichtere, d.h. mitunter: noch nicht chronifizierte[40] Schlafstörungen von den Betroffenen schon als ausreichend problematisch empfunden würden, so daß sie im Interesse ihrer eigenen Gesundheit beizeiten Rat und Hilfe suchen.[41]

So berührt das Thema „Schlafstörungen und Zivilisation" eine Reihe komplexer theoretischer und methodischer Fragen, die mit der schon so bequem gewordenen Rede von Zivilisationskrankheiten in der Regel tunlichst „verschluckt" werden: Soziogenese und Ätiologie, sozialhistorische Veränderungen der Krankheitsauffassungen sowie Variationen des

---

37 So moniert z.B. Roffwarg, 1979, S. 5f., daß, ganz im Gegensatz zu der Bedeutung, die der Diagnose sonst in der ärztlichen Praxis eingeräumt wird, im Falle von Schlafstörungen eine ungewöhnliche „Freizügigkeit" zu konstatieren sei.

38 Vgl. hierzu Oswald, 1979a, S. 1167, der sich auf eine Untersuchung von Freed beruft, wonach so bei 70% der Hypnotikaverschreibungen verfahren wird.

39 Pohlmeier, 1983, S. 627, weist freilich mit Recht darauf hin, daß nach der Gesundheitsdefinition der WHO nahezu jeder krank ist.

40 Fragen nach dem Prozeß der Chronifizierung von Schlafstörungen stoßen eine ungeahnt große Forschungslücke auf; vgl. hierzu Dement et al., 1984,S. 15f. u. S. 21f.

41 Der eigeninitiativ für seine Gesundheit eintretende Mensch ist der erklärte Wunschpatient der präventiv orientierten Medizin; vgl. hierzu z.B. Nüssel, 1979, S. 109.

Risikopotentials ähnlicher Symptome unter veränderten sozialen „Randbedingungen“. Es wurde nie eingehender untersucht, ob die Veränderungen des Schlaf-Wach-Verhaltens im Prozeß der Zivilisation schon selbst oder, zumindest im Zusammenhang mit weiteren Strapazen, die das moderne Alltagsleben der (endogenen) physiologische Steuerung des Schlafs zumutet, zu einer Häufung von Schlafstörungen geführt haben könnten. Deswegen blieb auch unklar, ob nicht vielleicht auch letztlich unbedenkliche Begleiterscheinungen sozialer Veränderungen des Schlafens als Schlafstörungen deklariert und als „Krankheit“ hochgespielt werden.

So wäre aus chronobiologischer Sicht zu vermuten, daß sich nicht alle erwachsenen Individuen gleich gut bzw. restlos an die sich historisch mehr und mehr generalisierende soziale Norm einer einzigen Schlafepisode pro Tag anpassen können. Immerhin gilt inzwischen als gesichert, daß Schichtarbeit – von den vielschichtigen Problemen für das Privatleben einmal abgesehen – allein im Zusammenhang mit den Unterschieden in der individuellen Ausprägung physiologischer Rhythmen höchst unterschiedlich toleriert wird.[42] Mutatis mutandis ist kaum zu erwarten, daß Anpassungsprobleme in bezug auf ein strikt dichotomisiertes, zirkadianes Schlaf-Wach-Verhalten[43] nicht beim einen mehr und bei der anderen weniger, bei wieder anderen sogar in extremem Ausmaß auftreten. Dies könnte sich nicht zuletzt auch in Form emotionaler Probleme niederschlagen, die das psychische Korrelationsmaterial für Schlafstörungen „anreichern“ und damit interpretative Verwirrung stiften.[44]

2. Untersuchungsvorhaben

a. Fragestellung und Zielsetzung

Zum Kernbestand epidemiologischer Fragestellungen zählen

a) die Häufigkeit (Prävalenz) und Verteilung eines gesundheitlichen Problems in der Bevölkerung (Identifikation von Risikogruppen);
b) ursächliche und weitere Bedingungen bzw. Risikofaktoren;
c) gesundheitliche Folgeprobleme und
d) geeignete Maßnahmen zur Eindämmung der aktuellen Häufigkeit bzw. der weiteren Verbreitung.

---

42 Vgl. hierzu die Übersicht von Folkard et al., 1985; Reinberg et al., 1984, fanden z. B. eine überzufällige Häufung großer Amplituden der zirkadianen Kerntemperaturrhythmik bei Arbeitern einer Ölraffinerie, die Schichtarbeit über mehrere Jahre gut vertragen haben.

43 Vgl. hierzu Gleichmann, 1980; Stephan, 1991a, und Kap. A.V.

44 Vgl. hierzu insbes. Zorick et al., 1981, sowie Kap. A.IV.4.

Schlafstörungen treten mitunter als Begleitsymptome ansteckender Krankheiten (z. B. bei Enzephalitis) auf, sind jedoch selbst keine ansteckende Krankheit. Dennoch suggerieren Maximalprävalenzen bis über 50%[45] eine Verbreitung von Schlafstörungen wie nach einer Epidemie. Zumal selten ein Hinweis auf Schlafstörungen unterbleibt, wenn von Zivilisationskrankheiten die Rede ist, nährt sich die Vermutung, daß sich die ohnehin schon häufigen Schlafprobleme im laufend neue Unruhe stiftenden technischen und sozialen Wandel der Arbeits- und Lebensbedingungen noch weiter verbreiten könnten.

Der im engeren Sinne epidemiologischen Literatur im Bereich der Schlafforschung ist indes nicht einmal eine klare Antwort auf den Status quo der Prävalenz zu entnehmen. Zwar liegen inzwischen eine Reihe von Feldbefragungstudien vor; deren Ergebnisse sind (in Einleitungen und Diskussionen von Einzelartikeln in Fachzeitschriften) bislang aber kaum mehr als fragend gegenübergestellt oder umstandslos aneinandergereiht worden. Obwohl dabei deutliche Einflüsse von Alter und Geschlecht auf die Häufigkeit von Schlafstörungen konsistent hervortreten, wurde in diesem Bereich weder je das Einmaleins einer Altersstandardisierung angewendet, noch gründlicher nach dem Einfluß simpler Abweichungen in den Fragen und Antwortalternativen auf die Häufigkeitsergebnisse gesucht.

Wir versuchen in dieser Arbeit, die Prävalenzfrage durch eine Differenzierung nach verschiedenen Formen und Schweregraden von Schlafstörungen sowie durch Berücksichtigung der jeweiligen Erhebungsmethoden und Stichprobeneigenheiten näher zu klären. Diese Ausdifferenzierung macht Schlafstörungen insgeamt kaum seltener, ist jedoch eine unerläßliche Voraussetzung für eine differentielle Bewertung von Folgeproblemen, deren Fälligkeit in der Einleitung deutlich wurde. Auch die Frage nach den Bedingungsfaktoren läßt eine detaillierte Sekundäranalyse der Prävalenzergebnisse angeraten erscheinen. Was wäre schließlich von Hinweisen auf Risikofaktoren aus Studien halten, die in bezug auf die letztlich einfachere Frage nach den Häufigkeiten selbst nach eingehender Prüfung immer noch ein diffuses Bild böten? In diesem Falle erübrigten sich dann auch Schlußfolgerungen in bezug auf geeignete Maßnahmen der Prävention und anderer Eindämmung.

Nun gibt es außer den einzelnen Feldbefragungen zur Verbreitung und Verteilung, wie sie bislang den Bereich „Epidemiologie der Schlafstörungen" größtenteils ausfüllen, zu jeder der drei letztgenannten epidemiologischen Standardfragestellungen oben eine relative Fülle von Literatur

45 So führt z. B. Leutner, 1985, S. 293, Prävalenzen zwischen 10 und 54% an, ohne diese erhebliche Spannweite näher zu kommentieren.

aus verschiedensten Bereichen der in hohem Maße interdisziplinären Schlafforschung. Was in der Schlafforschung bislang mit dem Etikett „Epidemiologie“ präsentiert wurde, steht jedoch relativ unverbundenen neben dieser Vielzahl experimenteller und und klinischer Schlafuntersuchungen.

Weit mehr als durch Ergebnisse über Risikofaktoren aus Feldstudien an medizinisch und psychologisch *un*selektierten großen Stichproben prägen die große Zahl „psychogener“ Schlafstörungen, wie sie Psychiater und klinische Psychologen bei ihrer *selektierten* Klientel diagnostizieren, die Fachdiskussionen und fachlich inspirierten öffentlichen Foren über Schlafstörungen. Dazu tragen nicht zuletzt die für den praktischen Arzt meist evidenten psychischen Befindlichkeitsstörungen seiner schlafgestörten Patienten bei. Kaum ein Leiden läßt die psychische Befindlichkeit unbeeinträchtigt. Schlafstörungen sind qualvoll genug; psychologisierende Etikettierungen sind – zumal als Ersatz für profunde psychologische Diagnosen – überflüssig.

Die Schwierigkeiten, zu einer differenzierten und ausgewogenen Problemauffassung über Schlafstörungen zu gelangen, mögen auch darin verwurzelt sein, daß die bisherigen (Befragungs-)Ansätze einer Epidemiologie nur ein Schattendasein im Gesamtbereich der Schlafforschung geführt haben, die insgesamt zwar eine Fülle epidemiologisch relevanter Ergebnisse produziert hat, die aber nie zu einer verbundenen epidemiologischen Perspektive integriert wurden. Diese Arbeit soll dazu beitragen, daß der Weg zu einer solchen theoretischen und methodischen Integration gebahnt wird. Dabei stoßen wir auf eine Forschungslage, die letztlich weniger durch Lücken im Bearbeiten von Fragestellungen als durch eine weitgehend ausstehende vergleichende Diskussion der Ergebnisse aus Teilbereichen gekennzeichnet ist. Gegenüberstellungen, die in bloßen Hinweisen auf „einschränkende Befunde“ aus jeweils anderen Einzeldisziplinen münden, können hierbei nicht genügen. Vielmehr weist die Sichtung von – zumindest partiell – unvereinbar erscheinenden Ergebnissen zurück in eine jeweils immanente Prüfung der Erklärungsreichweite von Ergebnisse aus Einzeldisziplinen. In solchen vergleichenden Einzelvertiefungen steckt der Schlüssel zu einer integrierten epidemiologischen Problemperspektive. In der Darstellung schränken wir die Breite dieser Vertiefungen durch eine Richtungsauswahl ein, die sich im Forschungsgang ergab.

Die begleitende Frage nach dem Zusammenhang von Schlafstörungen mit dem Prozeß – und „Produkten“ – der Zivilisation überschneidet sich mit den oben genannten Kernfragestellungen einer Epidemiolgie und könnte, selbst wenn sie allein interessierte, nicht ohne diesen „Umweg“ geklärt werden.

b. Methodische Überlegungen

Eine spezifische Methodenproblematik epidemiologischer Studien über Schlafstörungen besteht darin, daß die Erhebung einer großen Zahl diagnostisch verläßlicher und weiter differenzierbarer Schlaf-EEG-Daten ungleich aufwendiger wäre als z. B. Blutdruckmessungen. So sind die Ergebnisse epidemiologischer Befragungsstudien, die hinsichtlich der Größe und Repräsentativität ihrer Stichproben den sozialen Differenzierungen nationaler und regionaler Populationen zu genügen versuchen, selbst daraufhin zu befragen, wie die vielschichtigen methodischen Probleme von Befragungsstudien jeweils bewältigt wurden.

In jedem Falle ist die externe Validität von Befragungsergebnissen jedoch zumindest in Form von Plausibilitätskontrollen in bezug auf einschlägige Ergebnisse der klinischen und experimentellen Forschung („Außenkriterien“) zu diskutieren. Nicht nur der empirische Gehalt von subjektiven Angaben über Art, Schweregrad und Häufigkeit von Schlafstörungen ist methodenkritisch zu beurteilen; die Evaluierung und Interpretation von Antworten auf Fragen nach Tagesmüdigkeit und (Allgemein-)Befindlichkeit sowie gesundheitsrelevant erachteten Lebensbedingungen und Verhaltensweisen kann ebenso nicht von der Erörterung befragungsmethodischer Bias-Probleme verschont bleiben.[46] Selbst die subjektiven Angaben über eine methodenkritisch unscheinbare Größe, wie das Einkommen, zeigen nicht nur gegenüber dem Finanzamt mitunter Abweichungen von der Realität[47]. Auch in diesem Punkt zeigt sich, daß das Interview oder eine schriftliche Befragung durchaus den Charakter einer sozialen Beziehung mit Regelhaftigkeiten der Beeinflussung des (Antwort-)Verhaltens[48] aufweist, die nicht ausschließlich der „Wahrheitsfindung“ dienen. Kurz: Es ist Sorge zu tragen, daß sich eine Reihe von Bias-Möglichkeiten nicht ungeprüft in Schlußfolgerungen über Prävalenzen und Risikofaktoren fortpflanzen, die aus dem Zusammenhang der Verteilungen von Schlafstörungen und anderen Variablen gezogen werden.

Über die Realitätsnähe subjektiver Beurteilungen des Schlafs ist bekannt, daß sich gute Schläfer im Durchschnitt besser einschätzen als Schlafgestörte, die, simplifiziert ausgedrückt, vor allem mit ihren Angaben zur Einschlafzeit und Schlafdauer zu Übertreibungen neigen.[49] Somit ist bei Befragungsergebnissen zum Schweregrad von Schlafstörun-

46 Vgl. hierzu Kahn und Cannell, 1957; Scheuch, 1967.
47 Vgl. Friedrichs, 1973, S. 223ff.
48 Vgl. hierzu Cicourel, 1970; Scheuch, a.a.O.
49 Vgl. hierzu die in diesem Zusammenhang am häufigsten zitierte Untersuchung von Carskadon et al., 1976.

gen erhöhte Vorsicht geboten. Hingegen wird die von der Intensität abstrahierte, bloße Häufigkeit von Schlafstörungen – zumindest die des unspezifischen Eindrucks, Schlafprobleme zu haben – durch die Diskrepanzen zwischen subjektiver Schlafeinschätzung und Ergebnissen nach EEG-Aufzeichnungen nicht grundsätzlich in Frage gestellt. Immerhin finden sich zwar durchweg mäßige, aber doch bis zu einem gewissen Grade „vertrauensbildende" Korrelationen zwischen Selbsteinschätzungen der Schlafqualität und schlafstörungsrelevanten EEG-Parametern. Letztere eigenen sich auch, wiederum in Maßen, als Prädiktoren für das Frischegefühl am Morgen.[50]

Wenn nicht einmal jeder mit dem Schlaf-EEG diagnostizierbare, chronische Schlafmangel zwingend zu überdurchschnittlicher Tagesmüdigkeit führt – und dann wiederum im Tagesschlaf-EEG zu beobachten ist; warum sollen dann subjektive Übertreibungen eines auch nach dem Nachtschlaf-EEG kürzeren Schlafs derjenigen, die über Schlafmangel klagen, zum zentralen Methodenproblem von Befragungsstudien hochstilisiert werden?

Vielmehr gilt es an dieser Stelle, einen methodenkritischen Blick dafür zu schärfen, welche Befragungsprobleme das zur Epidemiologie von Schlafstörungen vorliegende Ergebniskonglomerat noch verzerrt haben könnten. Bislang ist weitgehend nur spekulativ erörtert, d. h. noch nicht geklärt worden, zu welchen Teilen Prävalenzdifferenzen mit Unterschieden in den Arbeits- und Lebensbedingungen nationaler und regionaler Populationen einerseits und mit divergierenden Stichprobenkonstruktionen oder Variablenbildungen andererseits zusammenhängen.

Die *Repräsentativität* einer Stichprobe erschöpft sich nicht in einer verhältnismäßigen Verteilung sozialdemographischer Merkmale wie Alter, Geschlecht und Einkommen.[51] Über die Personen, die sich nicht in die *Rücklaufquoten* einreihen, weil sie mehrmals nicht anzutreffen sind oder die Befragung verweigern, wird naturgemäß wenig bekannt.[52] Eine

---

50 Vgl. Ott et al., 1979, die zwar für Einschlafzeit und Schlafdauer keine (ausgeprägten und/oder signifikanten) Korrelationen zwischen Selbsteinschätzung und EEG vorfanden, wohl aber für die Aufwachhäufigkeit (.53). In einer weiteren Studie von Ott et al., 1985, S. 87ff., zeigten sich hohe Korrelationen zwischen REM-Schlafmenge und Schlafqualität (.80) sowie Tiefschlafdauer und Morgenfrische (.81); davon blieben in einer multiplen Regressionsanalyse, vom Zufall unterscheidbare, gemeinsame Varianzanteile der Gesamtmenge des REM-Schlafs einerseits mit der subjektiver Schlafqualität und der Morgenfrische andererseits übrig (alpha = .01).

51 Vgl. zur Stichprobenkonstruktion z. B. Bortz, 1979, S. 110ff. mit weiteren Literaturhinweisen.

52 Die Antwortbereitschaft bzw. Rücklaufquoten der Feldstudien über Schlafstörungen bewegen sich zwischen ca. 70 und 85 Prozent; damit überschneiden sich

nahezu hundertprozentige Rücklaufquote bei einer Rekrutenbefragung macht diese jedoch nicht repräsentativer für den „zivilen" Schlaf junger Männer.[53]

Eine regional repräsentative Stichprobe läßt nur begrenzt Aussagen über „die Lage der Nation" zu; selbst bei ähnlichem Altersaufbau sind mitunter erhebliche regionale Unterschiede in den Arbeits- und Lebensbedingungen zu berücksichtigen. Die *internationale Generalisierbarkeit national repräsentativer Stichproben* ist wiederum dadurch eingeschränkt, daß auch im Kreis der Länder, die – in anderem Zusammenhang – alle zu den modernen Industrienationen gezählt werden, teilweise höchst unterschiedliche Gegebenheiten vorliegen, die schlafrelevant sein könnten: Grad der Ver(groß)städterung bzw. Bevölkerungsdichte; Dominanz spezieller Wirtschaftszweige; besonderes Klima (hitzebedingte Mittagsschlafkulturen!) und nicht zuletzt der Altersaufbau der jeweiligen Landesbevölkerung.

Das Spektrum der *Befragungsformen und -bedingungen* enthält Interviews, Schlafanamnesen durch Kliniker anläßlich einer nicht mit Schlafstörungen zusammenhängenden stationären Behandlung, postalische Befragungen, unter „Aufsicht" durchgeführte Fragebogenaktionen im College oder einem Militärlager sowie Telefonsurveys. Teilweise wurden primär das Schlafverhalten und mutmaßliche Korrelate wie Stimmung und Tagesmüdigkeit evaluiert. Oft wurden diesbezügliche Fragen in einer allgemeineren Gesundheitssurvey untergebracht („Omnibus"-Prinzip) oder nachträglich für Sekundäranalysen entnommen.

Die *inhaltliche Auswahl von Fragestellungen und Antwortalternativen* variierte quer zu den Befragungsformen und -bedingungen. Allein die jeweilige Begriffswahl bzw. der interpretative Bezugsrahmen bei den Frageformulierungen und Antwortvorgaben war äußerst „abwechslungsreich". So wird ein Vergleich von Ergebnissen über „Schlafstörungen", „Schlafprobleme", „schlechten Schlaf", „Schlaflosigkeit" dadurch noch schwieriger, daß z. B. im Falle schlechten Schlafs die Frage entweder sachlich oder persönlich formuliert wurde (Schlafen Sie schlecht? oder: Sind Sie ein schlechter Schläfer?); in den Antwortvorgaben wird wiederum zwischen „ziemlich und sehr schlecht" oder „schlecht oder

Ausfallsquoten und Prävalenz in hohem Maße. Dem Verfasser ist keine Befragung zu Schlafstörungen bekannt, deren Ergebnisse diesbezüglich durch eine – in anderen Bereichen durchaus übliche – Nachbefragung einer Zufallsauswahl von Nonrespondern kontrolliert wurde.

53 Dies blieb z. B. bei dem Vergleich der Schlafdauer junger Männer in Finnland, Großbritannien und den USA von Partinen und Putkonen, 1981, völlig unberücksichtigt.

sehr schlecht“ unterschieden. Die letztendliche Zusammenfassung zu „schlecht“ ist dann eine nur bedingt erfreuliche Gemeinsamkeit.

Da überwiegend in Englisch veröffentlicht wird, sind nicht zuletzt *Übersetzungsprobleme* zu berücksichtigen. Es ist kaum anzunehmen, daß selbst professionelle Übersetzer im Ringen mit der interlingualen Uneindeutigkeit sowie Uneinheitlichkeit der Alltagssprache und Fachterminologie im Bereich des Schlafs nicht ab und an unglückliche Siege errungen haben. Weder ist z. B. eine „siesta“ einfach ein „nap“, noch jedes „Nickerchen“ ein „Mittagsschlaf“. Weiterhin wird zwar in vielen englisch-amerikanisch abgefaßten Arbeiten „insomnia“ einerseits relativ einheitlich in der Bedeutung von „chronic poor sleep “ (i.e. moderate rather than extreme single sleep disturbance) benutzt; dieser Konvention folgen jedoch keineswegs alle „native speakers“: Alltagssprache und Fachterminologie behalten sich jederzeit eine weitere Differenzierung zwischen „poor sleepers“ und „insomniacs“ als „extreme poor sleepers“ vor.

Ein besonderes Augenmerk ist stets auf die jeweilige *Zusammenfassung der Häufigkeitskategorien* zur richten. So differieren die Prävalenzen von „Schlaflosigkeit (insomnia)“, die entweder „oft“ oder nur „manchmal“ zu beklagen ist, um mehr als ein als Zehnfaches innerhalb einer Stichprobe[54].

Angesichts der skizzierten Struktur und Qualität der Feldstudiendaten über Schlafstörungen ist nun unabdingbar, daß zunächst für jede Studie die Kriterien der Stichprobenauswahl, die Befragungssituation sowie die im Einzelfall durch konkret gestellte Fragen und Antwortvorgaben etc. definierten „Störungen“ spezifiziert werden. Ohne eine solche Haßliebe zum Detail kann bei einer relativen Vielzahl von Einflußfaktoren auf den Schlaf kaum mehr als bloß erahnt werden, aus welcher Kombination möglicher Gründe sich die Ergebnisse einzelner Studien jeweils unterscheiden. Die in der Regel bedeckt gehaltenen oder euphemistisch glättenden Kommentare zu den evidenten Prävalenzunterschieden in den obligatorischen Diskussionsbemerkungen der Fachzeitschriften-Literatur erwecken in dieser Hinsicht den Eindruck, daß nach Bewältigung der jeweils eigenen Datenmasse eine gewisse Erschöpfung auftritt, deren Rechtschaffenheit wegen des Aufwands einer großen Feldstudie freilich nicht in Zweifel zu ziehen ist.Es ist allerdings auch kaum daran zu zweifeln, daß auf Grund dieser relativen Abstinenz zur eingehenderen Diskussion der Ergebnisunterschiede eine Reihe von Erkenntnissen nie zum Ausdruck gelangen konnten, die im Verborgenen unstrukturierter Datenmassen blühend, mitunter letztlich interessan-

54 Vgl. Kripke et al., 1979, S. 107.

ter erscheinen als weitere Replikationen mehrmals replizierter Befunde (z. B. der Altersabhängigkeit der Häufigkeit von Schlafstörungen).

Wie soll aber z. B. allein der Beitrag unterschiedlicher Besetzungen der Alterklassen in Stichproben überprüft werden, wenn sich bei Unterschieden in den Durchschnittsangaben zur Prävalenz nicht nur die Altersgrenzen, sondern auch die Altersgruppenbildung der Stichproben in nicht standardisierbarer Weise unterscheiden – neben einer Reihe weiterer Inhomogenitäten der Untersuchungsbedingungen?

Mitunter ist mit Hilfe eines gewissen Rechenaufwandes zumindest eine Teilstandardisierung des Altersaufbaus der Stichproben zu erzielen. Manchmal bleibt als kleinster gemeinsamer Nenner mehrerer Studien nur eine einzige Lebensdekade übrig, so daß sich eine Standardisierung erübrigt. Bei diesen Rechenübungen wird die Erinnerung an einen Ausspruch Max Webers[55] wach:

> Jeder Soziologe z. B. darf sich nun einmal nicht zu schade dafür sein, auch noch auf seine alten Tage vielleicht monatelang viele zehntausende ganz trivialer Rechenexempel im Kopf zu machen. Man versucht nicht ungestraft, das auf mechanische Hilfskräfte ganz und gar abzuwälzen, wenn man etwas herausbekommen will –, und was schließlich herauskommt, ist oft blutwenig.

Um die Ausführlichkeit der methodologischen Präliminarien nicht leichtfertig zur Qual werden zu lassen, wird an dieser Stelle mit einem Beispiel für den Nutzen solcher „ganz trivialer Rechenexempel" im Rahmen dieser Untersuchung vorgegriffen: Bei noch vergleichbaren Fragen und Antwortkategorien besteht zunächst eine erhebliche Differenz zwischen ca. 9% einer Stichprobe erwachsener Finnen[56], die ihren Schlaf als „ziemlich und/oder (uneingeschränkt) schlecht" einschätzen, und ca. 19% einer Stichprobe aus der Repubik San Marino, die angaben, – ohne Schlafmittel! – immer oder fast immer schlecht zu schlafen. Bei einer wechselseitigen Unterstellung des jeweiligen Altersaufbaus der Stichproben[57] stiegen die 9% in Finnland auf ca. 13%, während die 19% in San Marino auf 15% fielen. Dabei sind beide Stichproben für den Altersaufbau der jeweiligen Landesbevölkerung einigermaßen repräsentativ.[58] Die letztere wäre dies auch weitgehend für die Bundesrepublik.

55 Ders., 1919, zitiert bei Mackensen, 1979, S. 443.

56 Das Beispiel ist Abschn. B.II.1 entnommen.

57 Der finnischen Stichprobe wurde die prozentuale Altersgruppenbesetzung derjenigen aus San Marino unterstellt und umgekehrt. Die prozentuale Häufigkeit schlechten Schlafs basiert dann auf jeweils mehr als 700 Personen pro Altersgruppe und pro Studie.

58 Ein bis vor kurzem vorhandener, ungewöhnlich hoher Geburtenüberschuß in Finnland führt noch lange zu ungewöhnlichen altersrepräsentativen Stichproben.

Wäre allein der Altersaufbau der Bevölkerung bzw. deren repräsentative Stichprobe entscheidend für die Prävalenz, wären für die Bundesrepublik bei rund 20% der Erwachsenen über 18 Jahren Ja-Antworten auf die Frage nach „schlechtem Schlaf" (ohne Schlafmittel!) zu erwarten. Nun, aus einer Regionalstudie Oberbayerns an Personen über 15 Jahren[59] ergaben sich 13,5% Schlafstörungen, denen die Autoren ein behandlungsbedürftiges Ausmaß zuerkannten, und 27,5%, wenn Schlafstörungen geringeren Grades dazugezählt werden.

Dieses Beispiel soll verdeutlichen, daß es eines multiplen Vergleichs vieler Einzelstudien bedarf, wenn trotz der erheblichen Variabilität in Faktoren wie „Störungsdefinition", Altersverteilung, Frageformulierung bzw. Antwortkodierung etc. einschätzbar werden soll, worauf im einzelnen sowohl Unterschiede als auch vordergründige Ähnlichkeiten der Prävalenzergebnisse beruhen könnten.

Eine methodische Verwendung des inhaltlichen Zusammenhangs der epidemiologischen Einzelfragen führt zu folgender *Schrittfolge bei der vergleichenden Sekundäranalyse* der vorhandenen Literatur: Wenn sich

a) aus verschiedenen Studien für in etwa gleiche Schlafstörungskategorien unterschiedliche Prävalenzen – oder ähnliche bei sehr unterschiedlichen Arten bzw. Schweregraden von Schlafstörungen – ergaben, wird
b) nach (Risiko-)Faktoren gesucht, die sich möglichst in allen in den Vergleich einbezogenen Studien als einflußreich auf die Häufigkeitsverteilung zeigen; solche Faktoren werden dann
c) in einem erneuten Vergleich eingehender beürücksichtigt.

Im günstigsten Fall ist bei dieser „eingehenderen Berücksichtigung" wie beim Faktor „Alter" eine (Teil-)Standardisierung der Prävalenz möglich. Nach dem Alter zu fragen, wirft kaum methodische Befragungsprobleme auf. Darüber hinaus gehört der Einfluß des Alters auf die Schlafstruktur zu den umfangreich erforschten Gegenstandsbereichen der klinischen und experimentellen Schlafforschung, deren Ergebnisse gewissermaßen als Außenkriterium für die Stimmigkeit der Schlußfolgerungen aus dem Feldstudienvergleich herangezogen werden können.

Die *Geschlechtsverteilungen* sind meist trivial und brauchen in aller Regel nicht erst transformiert zu werden. Unterschiedliche *Wirtschaftsstrukturen,* die mehr oder weniger körperliche Arbeit implizieren, und *klimatische Verhältnisse* der geographisch weit gestreuten Länder sind nicht standardisierbar; sie können lediglich nach Ähnlichkeiten gruppiert werden.

59 Vgl. Dilling, 1985, S. 1713.

Um solche Faktoren zu berücksichtigen, werden – mit der gebotenen interpretativen Zurückhaltung – z. B. die Prävalenzen vergleichbarer Schlafstörungen bei Bauarbeitern und Krankenhausarbeiterinnen in Finnland mit Industriearbeitern gleichen Alters und Geschlechts in Israel verglichen.

Wie wird nun aber mit dem Problem verfahren, daß in Feldstudien eine Reihe von Faktoren nicht bzw. nicht detailliert genug zu erfragen sind, die sich in der klinischen und experimentellen Schlafforschung ebenso als durchaus schlafrelevant erwiesen haben? So wird z. B. kaum jemand in einer postalischen Befragung oder gegenüber einem ihm fremden Interviewer seinen tatsächlichen Alkoholkonsum angeben, wenn dieser schon eine Tendenz zur Sucht aufweist. Nicht anders dürfte es sich bei Medikamentenabusus verhalten. Da mit der Länge eines Fragebogens auch die Bereitschaft sinken dürfte, ihn überhaupt auszufüllen, ist weiterhin damit zu rechnen, daß bei der notwendigen Fragenökonomie durchaus relevante Faktoren ganz ausgespart bleiben oder unspezifische Antworten auf zu globale Fragen sich als nicht auswertbar erwiesen.

Was heißt in diesem Zusammenhang z. B., „Probleme bei der Arbeit und/oder in der Familie" zu haben? Wer hat die nicht oder nie? Sind dies soziale, psychische oder einfach alltägliche Probleme?

Um Schlußfolgerungen aus den „Rangplätzen" von Einflußfaktoren nach den Verteilungen von Schlafstörungen auf diverse Untergruppen der Feldstichproben hinsichtlich der Plausibilität im einzelnen sowie der Vollständigkeit in der Erfassung relevanter Faktoren zu kontrollieren, gehen wir zwei Wege: Wir rekurrieren auf die experimentelle Schlafforschung, in der Faktoren bzw. Bedingungen systematisch variiert wurden, die als Risikofaktoren in Feldstudien aufgefallen sind, und suchen in den ätiologische Befunden aus den sich allmählich auch in Europa etablierenden „Schlafambulanzen" mit hohem differentialdiagnostischen Standard nach schlafrelevanten Faktoren, über die den Feldstudien nichts zu entnehmen ist.

Bei allem Bemühen, der vorhandenen Literatur mittels vergleichender Sekundäranalyse weitere inhaltliche und methodische Erkenntnisse abzugewinnen, die entweder im beschränkten Rahmen der einzelnen Untersuchungen nicht ausreichend begründbar erscheinen oder in den Einzeldiskussionen nicht weiter aufgegriffen wurden, treten in einem solchen multiplen Vergleich auch nach wie vor offene Fragen um so deutlicher in Erscheinung. Dies ist durchaus beabsichtigt, erscheint es doch sinnvoll, vor weiteren epidemiologischen Untersuchungen über Schlafstörungen offene Fragen aus den bisherigen aufzubereiten, um sie auf ihre Integrierbarkeit in neue Befragungskonzepte eingehend prüfen zu können.

Die Diskussion von Zusammenhängen zwischen der relativen Häufigkeit einzelner Schlafstörungen und deren Verteilung auf sogenannte Risikogruppen mit dem Prozeß und einigen „Produkten" der Zivilisation dient letztlich nur bei sehr „formaler" Betrachtung einer Prüfung der Generalthese, daß überhaupt Zusammenhänge bestehen. Mit dem Titel der Untersuchung ist ein unspezifisches Ergebnis vorweggenommen. In der Folge geht es um Ausdifferenzierungen empirisch triftiger Zusammenhänge unter Verzicht auf Idyllisierungen der Historie.[60]

Eine dem Gegenstandsbereich angemessene, interdisziplinäre Untersuchung fordert Tribute an die Ausführlichkeit der Darstellung im einzelnen: Historisches Material wird meist auf nur illustrativem Niveau geboten, soziologische Argumenationen bleiben fragmentarisch; bei der Darstellung und Diskussion von Ergebnissen, die auf psychologischen Meßmethoden beruhen, werden deren Voraussetzungen oder Gütekriterien selten näher durchleuchtet. Ergebnisse aus dem Bereich der (Neuro-)Physiologie und Chronobiologie werden „benutzt", ohne daß je Grundlinien dieser Disziplinen skizziert, geschweige denn Versuchsanordnungen, die Einzelbefunden zugrunde liegen, skizziert werden. Solche Einzelheiten sind freilich weitestgehend der angegebenen Literatur zu entnehmen.

c. Gang und Prinzipien der Darstellung

„Gestörter" Schlaf kann ohne einen Begriff von „ungestörtem" kaum sinnvoll erörtert werden. Die Darstellung von Normwerten, d. h. Durchschnittsangaben und Streubreiten aus EEG-Ableitungen und Befragungen medizinisch und psychologisch unauffälliger Personen, ist dabei nur *ein* Baustein der Begriffsbildung; ohne eingehendere Betrachtung der beträchtlichen sozialen, interkulturellen, ontogenetischen und situativen Variabilität des Schlaf-Wach-Verhaltens innerhalb der Grenzen biologischer Anpassungsfähigkeit gerät leicht jedwede Veränderung oder Normabweichung des Schlafens in den Verdacht, „Störung" zu sein.

---

60 Beispielsweise wird die derzeitige Bevölkerung „zivilisierter" Länder beim Schlafen in einem „nie dagewesenen" Ausmaß durch Lärm gestört, dessen Quellen überwiegend außerhalb der Schlafräume zu lokalisieren sind. Es steht jedoch infrage, die äußerst „beengten" Wohnverhältnisse der europäischen Proletarier noch zu Beginn dieses Jahrhunderts einen ruhigeren oder besseren Schlaf zugelassen haben. Vgl. zu diesen Wohnsituationen z. B. Rosenbaum, 1982, S.417ff.

Einer solchen perspektivischen Verengung sei mit Teil A dieser Arbeit vorgebeugt. Hier werden Ergebnisse der experimentellen Schlafforschung in Position gebracht. Zum einen handelt es sich dabei um Befunde, auf die später als „Außenkriterien“, oder schlichter: Plausibilitätsprüfsteinen, rekurriert werden kann, wenn die Ergebnisse von (Feld-)Befragungen zu Schlafstörungen zur Diskussion anstehen. Zum anderen sind darunter auch Befragungsstudien, die Aufschluß über die Variabilitität von gesund oder ungestört empfundenem Schlaf geben. Dabei werden in Ansätzen bereits einige der oben in bezug auf Befragungsergebnisse zur Häufigkeit und Verteilung von Schlafstörungen skizzierten Methodenprobleme deutlich.

Auf Grund der höchst umfangreichen Literaturlage experimenteller Schlafforschung kann allein für die in dieser Untersuchung relevanten Einzelthemen nicht jeweils ein geschlossener Literaturbericht dargeboten werden. Teilweise liegen mehrer Übersichten vor, die dann abermals gekürzt berichtet werden. Generell bestimmt die Literaturauswahl, daß die in dieser Arbeit getroffenen inhaltlichen Feststellungen neueren, bislang nicht überzeugend falsifizierten Arbeiten auf dem jeweiligen Gebiet nicht widersprechen dürfen. Öfter kommen zunächst Untersuchungen zur Sprache, die den Beginn einer einzelnen Forschungsrichtung markieren.[61]

Im Teil B wird die bis dahin konkretisierte Variabilität ungestörten Schlafs zunächst mit der Vielfalt von Formen und Pathogenesen der Schlafstörungen kontrastiert, wie sie den klinischen Forschungsergebnissen zu entnehmen sind.Diese Konfrontation der Variabilität eines nicht als gestört aufzufassenden Schlafs mit der symptomatischen und ätiologischen Mannigfaltigkeit der Schlafstörungen offenbart, welch groben und oberflächlichen Eindruck epidemiologische Feldstudien letztlich nur zu vermitteln vermögen – selbst mit Stichprobengrößen von bis zu einer knappen Million Befragter. Die Gültigkeit subjektiver Angaben über die Schlafdauer erscheint dabei fast als Randproblem. Dennoch sind wir primär auf solche Untersuchungen angewiesen, wenn wir wissen wollen, wie sich Schlafstörungen letztlich im komplexen gesellschaftlichen Bedingungsgeflecht verbreiten und verteilen, was weder im Versuchsslabor noch in der Klinik hinreichend simuliert bzw. erfaßt werden kann.

Auf den letzten ein bis zwei Seiten der Gliederungseinheiten finden sich jeweils (Einzel-)Zusammenfassungen und Schlußfolgerungen. Entlang

61 Nicht immer ergibt sich auch Jahrzehnte danach ein wesentlich anderes Bild. So läßt beispielsweise, um eine wahrhaft ergiebige Fundgrube zu nennen, ein Rückblick auf Nathaniel Kleitmans thematisch weitgestreute Pionierarbeiten mache neue Erkenntnis als nur sehr graduellen Fortschritt erscheinen.

dieser Markierungen läßt sich rasch ein Überblick verschaffen. In der abschließenden Zusammenfassung und Diskussion wird auf diese Zwischenbilanzen des Erkenntnisgewinns verwiesen und nach Möglichkeit auf Wiederholungen von schon Zusammengefaßtem verzichtet.

A. Physiologische, chronobiologische und sozialwissenschaftliche Voraussetzungen

I. Phänomenologie des Schlafs

Die globale Beurteilung des Schlafs als Ruhezustand bestätigt sich bei der Messung von Vitalfunktionen wie Körpertemperatur, Herz-, Atemfrequenz und Blutdruck: Im Durchschnitt liegen Meßwerte dieser Parameter während des Schlafs unter dem jeweiligen Tagesmittel.[62] Zwei Phänomene fordern jedoch eine differenziertere Sichtweise und Erklärung: Zum einen sind periodische Ausnahmen, zumindest Einschränkungen in der Form zu beobachten, daß z. B. die Herzfrequenz und der Blutdruck während des Schlafs etwa alle 90-100 Minuten phasisch ansteigen bzw. stark schwanken.[63] Zu diesen Zeiten werden Salven schneller Augenbewegungen (bei geschlossenen Lidern) registriert, die diesem Schlafstadium schließlich auch seinen Namen gegeben haben: Rapid Eye Movement Sleep, kurz REM-Schlaf.[64]

Der Widerspruch, der im Stadium REM zwischen einer relativ hohen Weckschwelle einerseits und der wie im Wachzustand desynchronisierten (EEG-)Grundaktivität andererseits – bei „erloschenem" (Skelett-)Muskeltonus[65] – zu beobachten ist, kommt in der Bezeichnung „paradoxer Schlaf" – im Gegensatz zum „orthodoxen", der Restkategorie – zum Ausdruck.[66] Zum anderen sinken die physiologischen Meßwerte im Durchschnitt auch dann ab, wenn während einer Nacht nicht geschlafen, ja nicht einmal liegend geruht wird.[67] Beim Wechsel

---

62 Vgl. hierzu z. B. Baust, 1970, S. 116ff.

63 Vgl. a.a.O., S. 121-129; vgl. zur Schlafzyklik insbes. die umfangreiche Untersuchung von Feinberg und Floyd, 1979.

64 Diese Namensgebung ist eine Schöpfung der letzten Entdecker dieses Phänomens: Aserinski und Kleitmann, 1953. Das bloße Vorkommen schneller Augenbewegungen im Schlaf wurde allerdings schon in der Prä-EEG-Ära berichtet; vgl. hierzu Schiller, 1984.

65 Vgl. hierzu z. B. Koella, 1973, S. 32f.

66 Morrison und Reiner, 1985, S. 97, fassen die Paradoxien so zusammen: „... EEG desynchronization, PGO spikes, postural muscle atonia, muscle twitches, altered thermoregulatory, cardiovascular and respiratory control, decreased sympathetic tone, total silence of some neurons and great activity in others – form a mystifying group ... ".

67 Vgl. hierzu z. B. Moses et al., 1978, sowie Åkerstedt 1979.

von Tag- zu Nachtschichten dauert es trotz eines vergleichbar langen Tagesschlafs ca. eine Woche, bis sich die gesamte physiologische Rhythmik wenigstens teilweise auf die Nachtaktivität umgestellt hat.[68]

Hieraus ist zu schlußfolgern, daß der Schlaf physiologisch weder ein sehr homogener Zustand ist, noch daß er allein deshalb während der Nacht stattfinden muß, weil z. B. Dunkelheit eine Conditio sine qua non wäre.[69] Hervorstechend ist vielmehr der rhythmische Charakter des Schlaf-Wach-Verhaltens: sowohl hinsichtlich seiner – subjektiv über Ermüdung und Schlafbedürfnis vermittelten – zirkadianen, d. h. ungefähr 24-stündigen Periodik[70], als auch in bezug auf die zyklische Organisation der „Binnenstruktur" mit ihrem ultradian periodischen Wechsel zwischen REM- und NREM-Schlaf und den sich daraus ergebenden Schlafzyklen von durchschnittlich ca. 90 bis 100 Minuten.

An dieser Stelle sei die ultradiane Schlafzyklik, wie in diesem Zusammenhang üblich, graphisch dargestellt. Aus eigenen Labordaten wurden zwei Schlafprofile desselben Schläfers ausgewählt, die im Abstand von drei Tagen aufgezeichnet wurden. Der Vergleich der beiden Schlafstadiendiagramme in Abb. I zeigt – bei fast gleicher Schlafenszeit („Licht aus" um 0.33 vs. 0.36 Uhr) und einer nur um eine Minute differierenden Dauer der Schlafperiode (ca. 6,5 Std. bis zum spontanen Erwachen) – eine im großen und ganzen ähnliche zyklische Organisation. Dies wird durch die nichtsdestoweniger vorhandenen intraindividuellen Schwankungen überlagert, jedoch nicht verunklart. So zeigt sich insbesondere die für den unauffälligen Nachtschlaf typische inverse Verteilung von Tief- und REM-Schlafstadien über die jeweils ca. sieben Schlafstunden in beiden Schlafprofilen gleichermaßen deutlich. Des weiteren findet sich kaum ein Unterschied in den absoluten Mengen und (Prozent-)Anteilen des Tiefschlafs (Stadien 3 und 4) mit 88 vs. 90 Minuten bzw. je 23 Prozent der „reinen" Schlafzeit (Total Sleep Time: „Zeit im Bett" abzüglich aller Wachphasen). Unterschiede finden sich bei den Summen bzw. Anteilen der REM-Stadien mit 78 vs. 101 Minuten bzw. 20 vs. 26 Prozent

68 Vgl. hierzu z. B. Knauth und Rutenfranz, 1976, S. 91ff., sowie Åkerstedt, 1979.

69 Konstante Helligkeit ändert bei Mensch und Tier grundsätzlich nichts an der Tatsache einer „zirkadianen" Schlaf-Wach-Rhyhtmik, d. h. einer fortlaufenden Wiederholung von aufeinander folgenden Schlaf- und Wach-Episoden, die – ohne äußere „Zwangseinwirkungen" – zusammen eine Periode von ungefähr 24 Stunden zeigen; vgl. jedoch die Erörterung über frei laufende (free-running) Zirkadian-Rhyhthmen im nächsten Unterabschnitt.

70 Die Wortschöpfungen „zirkadian" und „ultradian" stammen von Franz Halberg, einem Pionier der Chronobiologie. Die erste bezieht sich auf die Periode, die zweite auf die Frequenz eines (biologischen) Rhythmus, wobei ein – auf eine Tag-Nacht-Periode bezogen – hochfrequenter Rhythmus eine kleinere Perdiode haben muß.

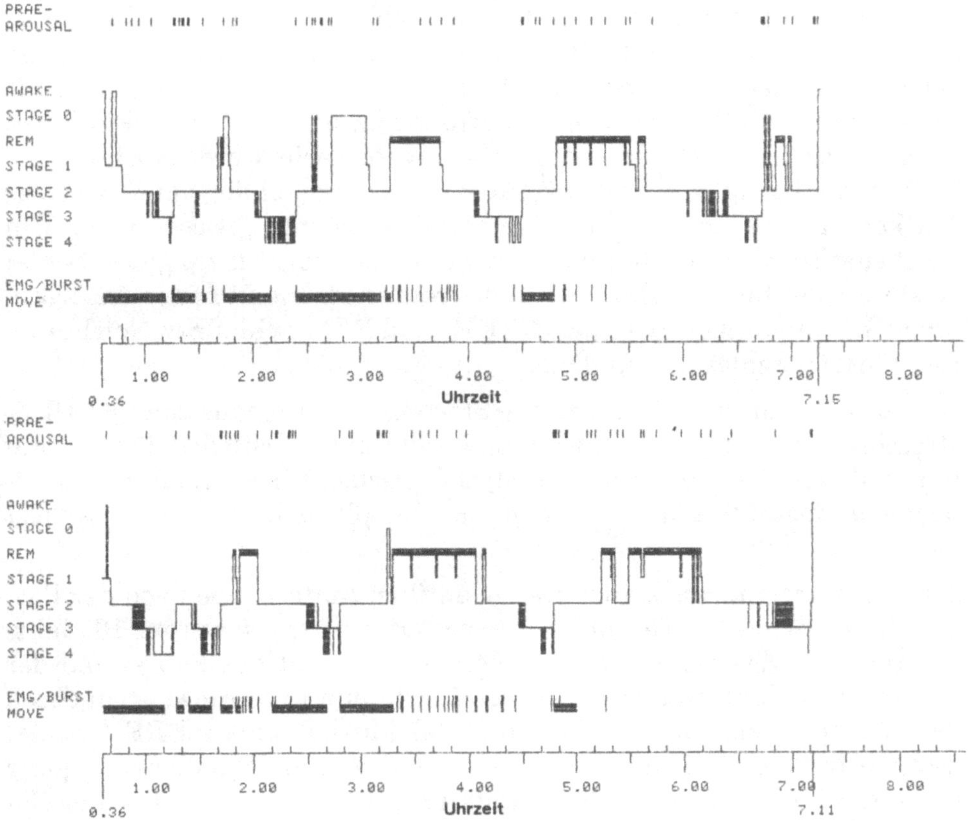

Abb. I: EEG-Schlafprofile eines 28jährigen Mannes, dessen Schlaf in dreitägigem Abstand aufgezeichnet wurde. Die Ableitungen begannen in beiden Nächten kurz nach Mitternacht zur gewohnten Schlafenszeit des Probanden. In der ersten Nacht (oben) benötigte der Proband 10, in der zweiten 7 Min. zum Einschlafen, d. h. zum Erreichen des Schlafstadiums 2 vom Wachstadium (Awake) aus. Nächtliche Wachphasen sind auf der Ordinate mit Stadium 0 bezeichnet. Die Stadieneinteilung 1 bis 4 gibt verschiedene Schlaftiefen an, wobei Stadium 3 u. 4 tiefen Schlaf mit langsamen EEG-Wellen und hoher Weckschwelle bedeuten. Das Schaubild zeigt die zyklischen Schwankungen zwischen NREM-und REM-Schlaf (letzterer ist durch dicke Querbalken hervorgehoben) sowie, allgemeiner, zwischen leichterem und tieferem Schlaf. Weiterhin ist am Beispiel zu sehen, wie der Tiefschlaf überwiegend auf die erste Schlafhälfte, der REM-Schlaf hingegen auf die zweite verteilt ist.

und der „reinen" Schlafzeit mit knapp über sechs bzw. sechseinhalb Stunden. Dies ist in erster Linie auf eine ca. 20-minütige Wachphase gegen Ende der ersten Schlafhälte zurückzuführen (Abb. I oben), die im konkreten Fall durch einen Mückenstich mit Aufwachreaktion (bei starker Anschwellung des Mittelfingers) verursacht wurde.Nach diesem Zwischenfall ging der Schläfer zur Toilette und schlief dann, von der Mückenplage befreit, weiter – fast so, als ob nichts gewesen wäre. Ein Mückenstich reicht mithin nicht aus, um einen im Prinzip guten Schlaf zu stören, der hier der Illustration des relativ stabilen Phänomens zyklischer Schwankungen zwischen NREM- und REM-Schlaf bzw. leichteren und tieferen Schlafstadien dient.

Das in sich – mit und ohne exogene Störungen – durchaus bewegte Hirnstrombild eines insgesamt tiefen, und erholsamen Schlafs deutet darauf hin, daß Schlafen, zumindest in physiologischer Hinsicht, ein höchst lebendiger Zustand und keineswegs ausschließlich Ruhe und Passivität ist.

Johannes Argenterius kritisierte die antiken Auffassungen von der Passivität des Schlafs nach „ganzheitlicher" Ermüdung schon im 16. Jahrhundert mit Verweis auf die unablässige Aktivität des Pulses und der Atmung.[71] In der ersten Hälfte dieses Jahrhunderts wurde experimentell demonstriert, daß die Verminderung des Muskeltonus im REM-Schlaf und die für dieses Schlafstadium charakteristische Pupillenverengung sowie die im Schlaf generell verlangsamte Herzfrequenz mit einer Zunahme der zentralnervösen Hemmungs*aktivitäten* zusammenhängen.[72]

Ob weiterhin das im REM-Schlaf am häufigsten auftretende Träumen eine „Arbeit" ist, sei dahingestellt.[73] Selbst wenn die Hypothese vom Träumen als einer im wesentlichen chaotischen Entladungsaktivität von Neuronen[74] zuträfe, entfiele mit der Tatsache einer – für die Informationsverarbeitung wie immer funktionalen – regelmäßigen neurophysiologischen Desynchronisation nicht, daß es sich auch hierbei um eine „unbewußte" Hirnaktivierung handelt, die gleichsam „sicherheithalber" von sensorischen und motorischen Funktionen entkoppelt ist.

Einschränkend ist jedoch zu vermerken, daß es sich um zwischenzeitliche, relative bzw. selektive Aktivierungen während des Schlafs handelt,

71 Vgl. Wittern, 1978, S. 102f.

72 Vgl. Koella, a.a.O., S. 28f., zu den Experimenten von Hess und Sutherland.

73 Vgl. Lavie und Hobson, 1986, zu der philosophischen und physiologischen Literatur aus dem 17. bis 19. Jahrhundert, die in Freuds „Traumdeutung" nicht erwähnt ist. Dort finden sich Denkansätze, die aktuelle Hypothesen der modernen (neuro-)physiologischen Traumforschung eher antizipieren als psychoanalytische Konzepte.

74 Vgl. Crick und Mitchison, 1983.

die „Bewegung“ in das ansonsten in mehr oder minder langsamen Wellen dahinfließende Schlafgeschehen bringen. Des weiteren ändern diese (neuro-)physiologischen Binnendifferenzierungen des Schlafs als Ruhezustand nichts an der (Grund-)Tatsache, daß die verschiedensten Spezies – nach „äußerlicher“ Verhaltensbeobachtung – zum Schlafen eine ökologisch bzw. sozial sichere „Nische“ aufsuchen und sich in einer je natürlichen Schlafhaltung zur Ruhe begeben, die nicht zuletzt thermoregulatorisch funktional erscheint.[75]

Die intermittierenden physiologischen Aktivierungen während des Schlafs könnten letztlich in der Hinsicht funktional sein, daß der seit der Antike vielstrapazierte Vergleich des Schlafs mit dem Tode poetisch bleibt.[76] Aus dem Tageserleben nachklingende „nervöse Erregungen“, gegen die chemische Schlafhilfen bis zu einem gewissen Grade „abschirmen“[77], haben mit Sicherheit keine physiologische Schlaffunktion – sie stören dieselbe.

II. Endogene Steuerung der zirkadianen Schlaf-Wach-Rhythmik und Schlafregulation

Die Aktivitätsmöglichkeiten – und nicht zuletzt die Gefährdung – des Menschen hängen in hohem Maße von den Lichtverhältnissen der Umgebung ab. Allein deshalb erschien es immer schon als „vernünftig“, in dunkler Nacht zu ruhen und bei Tageslicht aktiv zu sein. Diese „historische“ Vernunftsentscheidung wurde auch durch die Erfindung des elektrischen Lichts nicht ganz hinfällig: Begrenzt doch selbst ökonomistisch reduzierte Rationalität die Verlagerung der wachbewußten Aktivität in die energiekostenintensiv beleuchtete Dunkelheit ebenso, wie sie deren partielle Ausnutzung durch Schichtarbeit – im Rahmen einer komplexeren Kosten-Nutzen-Rechnung – nahelegt.

Der Tagesschlaf von Schichtarbeitern könnte allein deshalb rhythmisch wiederkehren, weil ein bestimmtes Maß an psychophysischer Verausgabung durch unerbittlich kumulierende Müdigkeit eine Erholungsschlafpause erzwingt. Jedoch schläft bekanntermaßen auch der Müßiggänger, und dies nicht nur aus Langeweile.

75 Vgl. Parmeggiani et al., 1985, S. 4.

76 Kürzlich versuchte Vertes, 1986, vgl. insbes. S. 372, darzulegen, daß eine regelmäßige endogene Kurzzeitaktivierung des Gehirns dagegen sichern könnte, daß davon kontrollierte Funktionen, wie z. B. das Herz-Kreislauf-System, nicht „außer Kontrolle geraten“.

77 Vgl. hierzu Kubicki, 1982, S. 45f., über die Dämpfung von Erregungen in und aus den inneren Temporallappenstrukturen.

In Tierexperimenten gelang vor wenigen Jahren mit Läsionen der Nuclei suprachiasmatici bei Nagern und Primaten der Nachweis irreversibler Zerstörungen der Schlaf-Wach-*Rhythmik*: Der Aufeinanderfolge von Wach- und Schlafepisoden fehlt dann jede Regelhaftigkeit. Hingegen bleiben die durchschnittliche zirkadiane Schlafmenge sowie deren NREM- und REM-Anteile erhalten.[78] Bei Primaten blieb nach der Zerstörung der Schlaf-Wach-*Rhythmik* durch die komplette, bilaterale Läsion der Nucl. suprach. jedoch sowohl die Zirkadianrhythmik der Kerntemperatur, als auch des Kortisols erhalten. So mag diesen (auch beim Menschen nachgewiesenen) Kernen – die selbst in vitro eine fortdauernde zirkadiane Variation ihrer Entladungsrate zeigen – zwar eine zentrale Bedeutung als „Schrittmacher" für die endogene Steuerung der zirkadianen Schlaf-Wach-Rhythmik zukommen; die tierexperimentellen Befunde weisen aber ebenso wie nicht-invasive humanexperimentelle Methoden in die Richtung von Hypothesen über eine multioszillatorische Steuerung des (gesamten) physiologischen Systems der Zirkadianrhythmik.[79]

In einem kurzen Abstieg auf den Boden einfacherer Tatsachen sei zwischendurch festgehalten, daß die Funktion des Gehirns bei der Steuerung der Schlaf-Wach-Rhythmik mithin kaum im mehr oder weniger vernünftigem Denken, vielmehr wesentlich im unversehrten Vorhandensein und Zusammenspiel neuronaler Strukturen zu suchen ist.

Die Stabilität der hinsichtlich ihrer anatomischen Substrate und neuronalen Mechanismen nur teilweise aufgeklärten endogenen Steuerung der zirkadianen Schlaf-Wach-Rhythmik[80] manifestiert sich sowohl in beträchtlichen Verharrungstendenzen der Systeme, wie sie z. B. bei einem Zeitzonenwechsel zu erleben sind, als auch in einem über kurz oder lang doch zum Tragen kommenden, (teil-)kompensatorischen Ausgleich, der neben der (Zirkadian-)Rhythmik auch homöostatische Prinzipien demonstriert.

Wer per Flugzeug reist und zu der an seinem Abflugsort gewohnten Schlafenszeit landet, wird schwerlich allzuviel „Gold im Mund der Morgenstunde" eines Ankunftsorts finden können. So z. B. bei einem Flug frühmorgens aus unseren Breitengraden nach Tokyo, wo einem, nach Maßgabe des noch gewohnten Schlaf-Wach-Rhythmus, zu mitternächtlicher Stunde die dort schon aufgegangene Sonne entgegenlacht. Bei

---

78 Vgl. zu der folgenden Ergebnisskizze die Übersicht von Groos, 1983.

79 Zur multioszillatorischen Steuerung der Zirkadianrhythmik vgl. Wever, 1979; vgl. ferner den von Moore-Ede und Czeisler, 1984, herausgegebenen Band über verschiedene mathematische Modelle der Zirkadianrhythmik.

80 Vgl. zum Stand der Forschung die von Borbély und Valatz, 1984, sowie McGhinty et al., 1985, herausgegebenen Bände.

Anpassung an die neue Ortszeit, d. h. wachem Durchschreiten eines gegenüber dem schönsten Sonnenaufgang ziemlich blinden Müdigkeitstals, ergibt sich eine auf mehr als 30 Stunden verlängerte Wachepisode – ein Standardparadigma der Schlafentzugsforschung. Feld- und Laborexperimente führen in einem solchen Fall gleichermaßen zu einem vermehrten Tiefschlaf, dessen Tiefe – weit mehr als dessen (Gesamt-)Länge – mit der Dauer der vorangegangenen Wachepisode kovariiert.[81] Eine unterschiedliche Sachlage ergibt sich jedoch hinsichtlich der im letzten Kapitel skizzierten Synchronisation der Rhythmen in den Vitalfunktionen mit dem Schlaf-Wach-Rhythmus. Im Gegensatz zum zeitzonen-immanenten Schlafentzugsexperiment, bei dem der Erholungsschlaf – nach einem bloßen „Aussetzer“ – in etwa zur gewohnten Schlafenszeit beginnt, so daß auch, z. B., der Puls schon synchron in einem ruhigeren und sich ohnehin weiter reduzierendem Takt schlägt, zeigt der Puls in unserem Beispiel für einen Zeitzonenwechsel – nach der noch nicht umgestellten „inneren Uhr“ – eher auf „high noon“.[82]

Ein noch so tiefer Erholungsschlaf (in bezug auf das durch Anpassung an die neue Ortszeit bedingte Schlafdefizit) ändert in einem solchen Fall letztlich wenig daran, daß die jetzt beim morgendlichen Aufstehen auf dem Tiefstand befindliche, physiologisch völlig „unpassende“ Pulsrate (bzw. die damit angezeigte verminderte physiologische Aktivierung) nicht die Morgenfrische empfinden läßt, die nach einem tiefem Schlaf normaler Länge angemessen wäre. Die damit zusammenhängenden Symptome des sogenannten Jet-lags sind nicht Gegenstand dieses Kapitels.[83] Im aktuellen Zusammenhang ist am Beispiel des Transmeridianflugs nur relevant, daß sich zum einen die – im Rahmen der zunächst unabhängig von der neuen Ortszeit – fortlaufende zirkadiane Variation der Müdigkeit ungeachtet der Morgenrötenästhetik deutlich bemerkbar macht; zum anderen tritt auf Grund des „ergänzenden“ homöostatischen Regulationsprinzips selbst zur Hauptaktivitätszeit der noch nicht umgestellten „inneren Uhr“ ein eher tiefer Schlaf ein, wenn der Schlaf „zur rechten Zeit“ übergangen wurde.

---

81 Vgl. hierzu z. B. Berger et al., 1971, sowie die von Borbély und Tobler, 1985, für die Ratte berichteten Ergebnisse mit weiteren Literaturangaben in bezug auf andere Säuger (ebd., S. 38).

82 Vgl. zu den im hier konstruierten Beispiel unterstellten Phasenlagen der zirkadianen Pulsratenvariation z. B. Wever, 1979, S. 31; die Pulsrate wurde im übrigen in Anlehnung an die Untersuchung von Endo, 1981, ausgewählt, der über den Schlaf nach Flügen von Tokyo nach San Franzisko berichtet, wobei freilich „endogene Mitternacht“ und „exogene Morgenstunde“ nicht zusammenfallen.

83 Vgl. hierzu z. B. Whright et al., 1983.

Nachdem mit einem Beispiel illustriert wurde, wie die von Borbély[84] mit seinem „Zwei-Prozeß-Modell" hypostasierte Interaktion von Zirkadianrhythmik und Homöostase bei der Schlafregulation im Falle eines letztlich simplen Ortszeitenkonflikts in Erscheinung tritt, werden die endogene Steuerung des Schlaf-Wach-Verhaltens im allgemeinen und die der Schlafregulation im besonderen noch einmal aus einer ganz anderen Perspektive angeleuchtet, und zwar unter experimentell kontrollierter Abschirmung von exogenen „Zeitgebern" wie Ortszeit und weiteren sozialen Zeitmarken.

Seit rund zwanzig Jahren werden in einem speziellen Laboratorium[85] Langzeitexperimente unter folgenden Versuchsbedingungen durchgeführt: Einzelne Probanden leben für mindestens einen Monat in einem Apartement, das sich in einem („künstlichen") Betonbunker befindet. Von allen Außenkontakten abgeschirmt und ohne jede (Kalender- und Tages-)Zeitinformation verbringen ein Teil dieser Freiwilligen neben wenigen zwischenzeitlichen Testverpflichtungen den Großteil ihrer Zeit nach eigenem Gutdünken im Rahmen der Möglichkeiten, die sich ihnen dort (noch) bieten.[86] Die Zeitstruktur des Schlaf-Wach-Verhaltens wird mit Hilfe von Sensoren im Fußboden und Bett erfaßt, die Häufigkeiten und Intensitäten der motorischen Aktivität aufnehmen. Darüber hinaus tragen die Probanden eine Rektalsonde zur kontinuierlichen Aufzeichnung der Körpertemperatur.

Innerhalb von ein paar Tagen pendelt sich in einer solchen Situation mehrheitlich ein Schlaf-Wach- und Körpertemperatur-Rhythmus mit einer Periode von ziemlich genau 25 Stunden ein, die sich als Mittel über mindestens einen Monat von Zufallsschwankungen unterscheiden läßt.[87] Dieser Zustand wird als „interne Synchronisation" bezeichnet.[88] Ein

---

84 Vgl. ders., 1982; zur Ausdifferenzierung dieses Modells vgl. Daan et al., 1984.

85 Vgl. zur folgenden Kurzbeschreibung des „Bunkers" in Erling-Andechs die genaueren Angaben bei Wever, 1979, S. 11-17, sowie die tabellarische Übersicht zu (Zeit-)Isolationsexperimenten in Naturhöhlen und künstlichen Laboratorien an verschiedenen Orten ebd., S. 9f.; vgl. ferner Kleitman, 1963, S. 178ff. zum frühesten Höhlenexperiment über die Zirkadianrhythmik im Jahre 1938.

86 Die Probanden schreiben Examensarbeiten, malen oder spielen „ungestört" Trompete etc.

87 Vgl. Wever, a.a.O., S. 74f. und (zur Periodenbestimmung) S. 17ff.

88 Vgl. a.a.O., S. 43ff. Bei etwa einem Drittel der Probanden tritt nach Wever das Phänomen einer „internen Desynchronisation" auf: Während die Temperaturrhythmik wiederum eine Periode von etwa 25 Stunden einnimmt, „befreit" sich die Schlaf-Wach-Zyklik davon mit „freilaufenden" Perioden von bis zu ca. 60 Stunden. Eine Sekundäranalyse der Daten durch Zulley und Campbell, 1985, S. 81ff., ergab freilich, daß solche Extremfälle nur zu 3,8% auftraten; bei knapp einem Drittel Schlafepisoden empfanden die Probanden jedoch einen im Mittel sechseinhalb Stunden langen Schlaf als „Mittagsschlaf" (bei den etwas mehr als 20%

durchschnittlicher Schlafanteil von etwa einem Drittel der Schlaf-Wach-Periode bleibt dabei trotz völliger Ungebundenheit an soziale Schlaf-Wach-Rhythmen und zeitstrukturell standardisierte Leistungsanforderungen, wie einem achtstündigen Arbeitstag, erhalten.[89] Auch die Prozentanteile der einzelnen Schlafstadien am Gesamtschlaf zeigen keine erheblichen Unterschiede zum Schlaf im 24-Stunden-Tag.[90]

In Abweichung vom durchschnittlichen Kerntemperaturverlauf im 24-Stunden-Tag fällt der Beginn der Schlafepisode jedoch schon bald in aller Regel in den Umkreis des Temperaturminimums, das bei exogener Synchronisation der beiden endogenen Rhythmen durch den 24-Stunden-Tag bei der Mehrzahl der untersuchten Personen erst mitten im Schlaf erreicht wird.[91]

Dies bleibt nicht ohne Folgen für die ultradian zyklische Organisation des Schlafs bzw. dessen „Binnenstruktur“ in bezug auf die Verteilung der Schlafstadien über die aufeinander folgenden Schlafstunden: Während beim Schlaf im 24-Stunden-Tag die REM-Episoden gegen Morgen hin – im Durchschnitt – immer länger werden, kehrt sich dieses Verhältnis im intern synchronisierten Freilauf öfter geradezu um. Zumindest wird der REM-Schlaf generell rascher akkumuliert. Dabei zeigt sich eine deutliche Kovariation der Schlafdauer mit der zirkadianen Phasenlage des Temperaturminimums: Bei einem Temperaturminimum im Umkreis des Schlafbeginns dauert die folgende Schlafepisode eher weniger als sieben bis acht Stunden; endet sie hingegen beim Minimum, wurden im Mittel rund elf Stunden (von einem 25-Std.-Tag) gemessen.[92]

Mit diesen Bemerkungen zur Kovariation der Schlafdauer mit verschiedenen Konstellationen der Kerntemperaturphase beim Schlafbeginn ist schon impliziert, daß trotz „interner Synchronisation“ der zirkadianen Schlaf-Wach- und Kerntemperaturrhythmik zumindest die Perdiodenlänge eines der Rhythmen jeweils schwankt. Dabei handelt es sich jedoch keineswegs um bloße Zufallsschwankungen. Vielmehr folgen bei der Kerntemperatur und der Schlaf-Wach-Zyklik auf eine etwas kürzere Periode eine etwas längere und umgekehrt.[93] Interessanterweise folgt – quer zu dieser fortlaufenden „Korrektur“ auf eine aus dem Mittel geschätzte endogene Periodenlänge hin – auf eine besonders lange Wachepisode eher eine besonders kurze Schlaf-Episode (vice versa). Hieraus

der Probanden, die regelmäßig einen zusätzlichen Mittagsschlaf hielten, betrug dessen Länge allerdings nur knapp zweieinhalb Stunden).

89 Vgl. z. B. Weitzman et al., 1980, S. 394.

90 Vgl. ebd. u. Zulley, 1980, S. 379.

91 Vgl. Wever, a.a.O., S. 31.

92 Vgl. Zulley, 1980; Czeisler et al., 1980.

93 Vgl. Wever, a.a.O., S. 32ff.

schließt Wever, daß die Kontrolle einer relativ stabilen zirkadianen Periode den Vorrang vor einer gewissermaßen untergeordneten Steuerung der jeweiligen Dauer zusammengehöriger Wach- und Schlafepisoden hat.

Im Prinzip könnte das Zwei-Prozeß-Modell der Schlaf-Wach-Regulation auch diese Befunde integrieren. Danach wäre, wenn auf eine „etwas längere" Wachepisode eine eher kürzere Schlafepisode folgt, für diese etwas mehr Tiefschlaf zu erwarten (vice versa). Dies trifft jedoch zumindest für die von Weitzman et al.[94] (gleichermaßen unter „Zeitgeberverschluß") erhobenen Daten nicht zu. Beim Vergleich von gewohnheitsmäßigem, nicht als „gestört" emfundenem Kurz- und Langschlaf (unter Alltagsbedingungen) ist eine solche Tendenz wiederum verschiedentlich beobachtet worden.[95]

Wird die Wachepisode hingegen durch Einschlafstörungen verlängert, ist in der Regel das Gegenteil der Fall! Der kürzere Schlaf ist meist auch leichter.[96] Für die Untersuchung von Schlafstörungen ist – neben dem Hinweis auf eine mögliche „Dysfunktion" der sich im Modell so gelungen ergänzenden Regulationsprinzipien des Schlafs – aus dem vorangegangenen festzuhalten, daß die Schlafdauer bzw. die Länge der Zeit, die jemand schlafen „kann", durchaus nicht allein vom Ausmaß der Müdigkeit oder der Dauer und Intensität der vorangegangenen physischen und psychisch-mentalen Beanspruchung abhängt.

Schließlich sollte auch die beträchtliche Variabilität der Schlafstruktur, die – unter Ausschluß einer Vielzahl von alltäglichen „exogenen Störungen" – allein in Zusammenhang mit intraindividuellen Schwankungen der Phasenlage der Kerntemperatur zum Einschlafzeitpunkt gebracht werden konnte, nicht dazu verleiten, Abweichungen vom „Idealtypus"[97] eines „normalen" Schlafs vorschnell als Störungen zu mißverstehen.

III. Hypothesen zur biologischen Funktion des Schlafs

Im Vergleich zu den inzwischen verfügbaren (Teil-)Aufklärungen der Schlafregulation ist bei den Erkenntnissen über die Funktion(-sziele) des Schlafs ein Fortschritt letztlich nur in der relativen Ernüchterung

94 Vgl. dies., 1980, S. 401 (Abb. 5).

95 Vgl. hierzu Abschn. A.III.3.

96 Vgl. hierzu z. B. Goldenberg et al., 1983, S. 320 (Tab. II).

97 Ein „Idealtypus" ist nach Weber (1904) 1982, insbes. S. 190 u. 195, weder „ideal", noch bloßer (statistischer) Durchschnitt: vielmehr wird typisiert bzw., gleichsam zeichnerisch, pointiert, so daß der Idealtypus, streng genommen, in der Realität „nicht vorkommt". Der „klinische Blick" ist in dieser Hinsicht durchaus soziologisch.

zu erkennen, mit der neuerdings eine Reihe von Unklarheiten und Ungereimtheiten „unermüdlich" diskutiert werden. Diese offenkundige Erkenntnislücke liefert Schlagzeilen für die journalistische Berichterstattung über sogenannte Schlafkongresse.[98] Für die von Schlafstörungen Betroffenen ist diese Forschungslage mißlich; denn es kann sie nur zusätzlich beunruhigen, daß sie – vom ersehnten Wohlbefinden einmal abgesehen, dem sie sich aus ihrer Sicht durch besseren Schlaf zweifellos eher annähern könnten – nicht wissen, was ihnen eigentlich entgeht. Sind sie wirklich, wie ihnen in vielen Fällen internistische und labormedizinische Untersuchungen suggerieren wollen, letztlich „kerngesund"?

Seit der Antike wird eine jedem zugängliche, einfache Beobachtung theoretisch erhöht: Menschen und andere Säuger können nicht sehr lange unablässig wach und aktiv bleiben; vielmehr beginnen sie schon nach relativ kurzer Zeit unter diesem Zustand zu leiden oder reagieren darauf mit stärkster Schlafneigung.[99] Schließlich wird, wenn dem Schlaf etwas entgegensteht, immer schwerer entscheidbar, worin das Hauptleiden besteht – im Schlafmangel oder in den Maßnahmen oder widrigen Umständen, die den Schlaf verhindern. Dem gegenüber folgt auf eine Schlafpause zumindest das Gefühl oder die „Befindlichkeit", wieder frisch und von der Ermüdung am Vorabend erholt zu sein.

Für Aristoteles, der – in der ersten Monographie über „Schlafen und Wachen" – die „Erhaltung der Lebewesen" als Zweck des Schlafens postulierte, war es vor allem die „Wahrnehmung", die pausieren muß.[100] Diese Spezifikation ist nach wie vor aktuell, ist doch inzwischen hinreichend geklärt, daß Veränderungen in den Vitalfunktionen wie Atmung, Puls oder Körpertemperatur selbst nach mehrtätigem Schlafentzug letztlich minimal erscheinen, wenn sie mit den Beeinträchtigungen der „Wahrnehmung" visueller und auditiver Reize verglichen werden.[101] So resümiert Horne[102]:

> Apart from the brain, and as far as it is known, no body organ enters any unique and essential physiological state during sleep. A human subject lying relaxed but awake in a darkened and sound dampened room can attain levels of physical relaxation and metabolic rate similar to those of sleep. However, the cerebrum remains in a condition of ‚quiet readiness', prepared to respond to any stimulus. Only during sleep ... is there some release for the cerebrum from its high state of vigilance ... But for most mid and hindbrain structures sleep is not a condition of rest ... all vital functions have to be maintained ... If the

98 Der Verfasser erinnert z. B. „Keiner weiß, warum wir schlafen!"

99 Vgl. Tobler, 1983 und 1985, zu kompatiblen Beobachtungen mit „Ruheentzug" bei Insekten und anderen wirbellosen Tieren.

100 Vgl. hierzu die Darstellung bei Wittern, 1978, S. 11ff.

101 Vgl. die Angaben auf S. 2 u. 27; detaillierter unter A.IV.7.a.

102 Ders., 1985b, S. 26.

> cerebrum does need off-line recovery for whatever purposes ... then of all the sleep stages, hSWS (human slow-wave sleep!) is the best fit for these criteria ... and would seem to be the most appropriate for any brain restitutive role.

Mit dem Vorderhirn ist lediglich ein Areal lokalisiert, in dem während des Schlafs Erholung, Neuorganisation oder (Re-)Produktion stattfindet. Substrate und Mechanismen sowie die Funktion des Schlafs als Conditio sine qua non sind ungeklärt. Allmählich wird einer vorübergehend notorisch „verdrängten“ Tatsache wieder verstärkt Aufmerksamkeit gewidmet: Der Körper wird primär durch Essen und Trinken bei Kräften gehalten. Die immobile Schlafhaltung fördert dabei, weit mehr als z. B. bloßes Sitzen oder „antikes“ Liegen, die Resorption der vor dem Schlafen aufgenommenen Nahrung.[103] Die zeitliche Überschneidung der maximalen Ausschüttung des Wachstumshormons mit dem (kurz nach Schlafbeginn konzentrierten) Tiefschlaf verführte auch berufene Geister der Schlafforschung mitunter zu schwer haltbaren Kausalattributionen auf der Basis von Korrelationen.[104]

Unstrittig blieb, daß Schlafen ein energiesparendes Verhalten ist. Strittig wurde hingegen, ob darin eine zentrale Funktion des Schlafens bestehen könnte; spart bloße Ruhe doch, wie oben zitiert, kaum weniger Energie. So müßte dann auch nach maximaler körperlicher Verausgabung mehr und/oder intensiver geschlafen werden. Selbst ein Marathonlauf führt jedoch nur zu einer geringen Tiefschlafvermehrung, die sich im übrigen nicht von der nach einem gewöhnlichen warmen Bad unterscheidet.[105]

Die gewissermaßen vorprogrammierte, und – bei „geregelter Lebensweise“ – durch ein tageszeitlich relativ invariantes zirkadianes Müdigkeitsmaximum eingeleitete Schlafpause wird nicht einmal durch „reines Nichtstun“ in völlig „reizarmer“ Umgebung verkürzt. Im Gegenteil: Unter konstanter Bettruhe, bei Dämmerlicht und mit der Auflage „gar nichts“ zu tun, nicht zu lesen, möglichst auch an nichts zu denken, wird deutlich mehr geschlafen.[106]

Sollte dies nun allein am „Streß“ des experimentell „Zur-Passivität-verdammt-Seins“ liegen oder weist dieses Phänomen nicht vielmehr in die Richtung einer – mit Erholung durchaus kompatiblen – Alternativhypothese: Schlafen als „Anpassung“ an die jeweils mehr oder weniger natürliche, im letztgenannten Beispiel unerhört eintönige Umgebung?

---

103 Vgl. a.a.O., S. 30ff.

104 Vgl. Oswald, 1979b, der solche Kritik allmählich nur noch selbst zu widerlegen vermag.

105 Vgl. Horne, a.a.O., S. 33f.

106 Vgl. Campbell, 1983.

Für die Idee, daß der Schlaf, zumindest jedoch Teile der artenspezifischen Ausprägung der Schlafstruktur bzw. der übergreifenden Schlaf-Wach-Organisation des Verhaltens, der jeweiligen Anpassung an die Umwelt dient, spricht eine Fülle von Beobachtungen in der Tierwelt, die sich als Hinweis auf mitunter höchst „intelligent“ erscheinende Anpassungsleistungen ausnehmen. Denken wir nur an den Winterschlaf[107] einiger Säugetiere oder an bestimmte Delphinarten in strudelreichen Gewässern, die, ohne mit dem Schwimmen aufzuhören, mit jeweils nur einer Gehirnhälfte schlafen.[108]

Die Schwäche jeder Reproduktions- bzw. Neuorganisationshypothese offenbart sich in einer einfachen Frage, die Webb[109] aus dem Blickwinkel der Anpassungshypothese[110] stellte: Warum muß sich denn ein (kleines) Opossum mit 18-19 Stunden Schlaf von bloß fünf oder sechs Stunden Energieverausgabung erholen, während vergleichsweise „riesige“ Grasfresser nach 20 oder 22 Stunden wachen Energieverschleißes mit zwei bis vier Stunden Schlaf auskommen? Die im vorangegangenen skizzierten Prinzipien der Schlafregulation, Zirkadianrhythmik und Homöostase, sind „prinzipiell“ neutral gegenüber Erholung, Wiederherstellung, Neuorganisation, Energiebalance oder Anpassung. Neuere Forschungen über endogene Schlafsubstanzen[111], die während des Wachens aufgebaut werden, könnten die Auffassungen über die Schlafregulation schließlich auch in der Richtung differenzieren, daß vertiefter bzw. verlängerter Schlaf nach Schlafentzug als Phänomen einer in diesem Ausmaß unnötigen „Überdosierung“ imponiert. Die Tatsache, daß nach Schlafentzug – im Rahmen einer nur um ca. 30% verlängerten Schlafdauer – ca. 80% des „versäumten“ Stadiums 4 und ca. 50% REM, aber praktisch kein Leichtschlaf „nachgeholt“ wird, nimmt Horne zum Anlaß, auch weiterhin zwischen „obligatorischem“ und „fakultativem“ Schlaf zu unterscheiden.[112]

So können wir in bezug auf Schlafstörungen, die zu kürzerem, leichterem und häufiger unterbrochenem Schlaf führen, derzeit wissenschaftlich wenig mehr aussagen, als die Betroffenen selbst am besten wissen: daß sie sich „unausgeschlafen“ fühlen, matt, reizbar, nervös und/oder deprimiert. Keineswegs alle, die wenig Tiefschlaf und/oder eine unterdurch-

---

107 Vgl. hierzu Berger, 1984.

108 Vgl. hierzu Mukhametov, 1985, der, a.a.O., S. 72, hervorhebt, daß dies der Idee des schlafenden Energiesparens widerspricht.

109 Vgl. ders., 1983, S. 143.

110 Vgl. hierzu ein Modell bei Daan, 1983.

111 Vgl. hierzu Inoué, 1985.

112 Vgl. ders., a.a.O., S. 27. Diese Berechnungen basieren auf Schlafentzugsexperimenten zwischen zwei und elf Tagen.

schnittliche Schlafdauer erreichen, fühlen sich entsprechend.[113] Wem es jedoch so ergeht, der wird trotz seiner Zerschlagenheit tagsüber nachts kaum besser schlafen können. Dieses Henne-Ei-Problem kulminiert in einer dominanten Symptomatik aus dem depressiven Formenkreis: unablässig müde und erschöpft, dennoch schlaflos bzw. schlafgestört zu sein.[114]

IV. Biologische, soziokulturelle, situative und persönlichkeitsbedingte Variabilität

Bekanntermaßen verteilen sich – in großen Stichproben – viele biologische Parameter (z.B. Körpergröße und -gewicht) zumindest in Annäherung an die Form der Gaußschen Glockenkurve. Die Schlafdauer und viele Parameter der Binnenstruktur des Schlafs bilden hiervon keine Ausnahmen.[115] Dennoch kann – wie etwa bei der Verteilung des Intelligenzquotienten in der Bevölkerung – auch im Zusammenhang mit dem Schlaf nur mit Einschränkung von einer „natürlichen“ biologischen Variabilität gesprochen werden.

Selbst nach einer sozialen Isolation über einen Monat und mehr, wie sie oben für tages- und kalenderzeitfreie Versuche in Bunkern und Höhlen beschrieben wurde, dürfte der Einfluß sozialisatorisch erworbener Prägungen des Schlafverhaltens gegenüber genetischen Faktoren[116] nicht gänzlich erloschen sein. Bei wesentlich längerer sozialer Isolation wären wiederum Deprivationserscheinungen nicht ganz auszuschließen. Kurzum: Nicht nur die allenthalben unstrittige interkulturelle Variabilität des Schlaf-Wach-Verhaltens, sondern auch die in „rein“ physiologischen Parametern evidente, sind ein in weit zu fassendem Sinne interdisziplinäres Thema.

---

113 Vgl. hierzu Kubicki, 1982, S. 39ff., der, nicht zuletzt im Hinblick auf die für Benzodiazepin-Hypnotika typische Reduktion von Tiefschlaf- und REM-Stadien, in der durch diese Schlafmittel gleichsam geordneten zyklischen Schlaforganisation den wichtigeren Aspekt für die „Erholsamkeit“ des Schlafs sieht.

114 Bei den als „endogen“ diagnostizierten Depressionen ist der Schlaf u.a. nicht nur leichter; auch dessen zyklische Organisation ist durch eine erhöhte Variabilität gekennzeichnet; vgl. hierzu van den Burg und van den Hoofdakker, 1980, S. 689ff. (die es vorziehen, auch in diesen Fällen nur von „schweren“ Depressionen zu sprechen.

115 So ist insbesondere die REM-Latenz bei psychisch unauffälligen wie (im klinisch-psychiatrischen Sinne) depressiven Personen bimodal verteilt; vgl. hierzu Schulz, 1981, S. 76f.

116 Partinen et al., 1983a, falsifizieren mit ihren Ergebnissen zumindest die Nullhypothese, daß zwischen Schlafdauer und genetischer Disposition keinerlei Zusammenhang bestehe.

Eine begrifflich-analytische Trennung in biologische und soziale Variabilität dient dabei vor allem heuristischen Zwecken. Weder die Alters- noch die Geschlechtsabhängigkeit der Ausprägung von Schlafparametern können z. B. derzeit ohne in vielen Punkten ungeklärte empirische Überlappungen in eine „rein“ biologische oder soziale Variabilität aufgelöst werden. Demgemäß können mehr oder minder extreme Abweichungen oder Normvarianten in alters- oder geschlechtshomogenen Stichproben weder der einen noch der anderen Seite umstandslos zugeschlagen werden. In dem Maße jedoch, wie Lebensumstände und Persönlichkeitsmerkmale z. B. individuelle Unterschiede in der Schlafdauer nicht hinreichend zu erklären vermögen, nimmt die Idee einer natürlichen biologischen Variabilität durchaus empirisch umreißbare Gestalt an – soweit das sozialwissenschaftliche Erklärungsdefizit nicht allein mit methodischen Mängeln der Untersuchungen zu erklären ist.

Wie schon in der Einleitung diskutiert wurde, kann das Problem der Schlafstörungen beileibe nicht restlos als unfreiwillig unterdurchschnittliche Schlafdauer mit der zwangsläufigen Folge einer überdurchschnittlichen Tagesmüdigkeit begriffen werden. Vielmehr bedarf es näherer Erläuterungen, unter welchen Vorraussetzungen unfreiwillige Schlafdefizite schlafgestörter Personen – im Gegensatz zu der „freiwilligen“ Schlafbeschränkung der sogenannten Kurzschläfer in bezug auf den bloß statistischen Durchschnitt – nicht zu einer überdurchschnittlichen Tagesmüdigkeit führen. Nicht zuletzt fragt sich, inwieweit und warum auch eine durchschnittliche Schlafdauer – sei es auf Grund individuell überdurchschnittlicher Schlafbedürfnisse oder aus anderen Gründen – von überdurchschnittlicher Tagesmüdigkeit begleitet sein kann.

Ohne Berücksichtigung der Variabilität des subjektiv nicht als gestört empfundenen und/oder mittels Schlaf-EEG-Aufzeichnungen nicht als auffällig oder normabweichend identifizierbaren Schlafs würden Schlafstörungen entweder mit Normvarianten gesunden Schlafs vermischt oder auf Grund einer vordergründigen „Unauffälligkeit“ nicht als relevante Gesundheitsproblematik, zumindest als Wohlbefindlichkeitsbeeinträchtigung ernstgenommen. Unvermeidbar, deswegen nicht weniger absichtlich, werden Schlafstörungen mithin im folgenden auch implizit durch Abgrenzung definiert.[117]

117 Die „identifizierende“ Definition erfolgt hauptsächlich in den Kapiteln I u. II im zweiten Teil dieser Arbeit; vgl. zur „Dialektik“ der Definition durch Abgrenzung und Identifikation Segeth, 1971, S. 234.

1. Ontogenese und interkulturelle Unterschiede des zirkadianen Schlaf-Wach-Verhaltens

Das Schlaf-Wach-Verhalten der Neugeborenen ist – aus einer 24-Stunden-Perspektive betrachtet – zunächst noch „polyphasisch“: Schlaf- und Wachepisoden wechseln „spontan“ etwa alle zwei bis vier Stunden.[118] Auf diese Weise verschlummern Säuglinge zunächst eher 60 als 50 Prozent ihres Daseins.[119] Eine längere Nachtschlafepisode entwickelt sich erst allmählich, und zwar von ca. vier Stunden im Alter von zwei Wochen bis auf ca. sieben Stunden beim fünf Monate alten Säugling.[120]

Der durch Tagesschlafepisoden „ergänzte“ Nachtschlaf umfaßt im ersten Lebensjahr einen relativ konstanten Anteil von um die 50 Prozent „aktiven Schlafs“: einem videometrisch evaluierten Stadium REM, das – im Vergleich zu der wenig „kindgemäßen“ EEG-Ableitung – primär REM-Schlaf enthält, Leichtschlafstadien nicht streng abgrenzt, Wachphasen jedoch ausschließt.[121] Hingegen nimmt der „ruhige Schlaf“, die Restkategorie, von zunächst einem Viertel auf schließlich knapp die Hälfte zu, was „rechnerisch“ auf Grund einer parallelen Abnahme der Zeiten für zwischenzeitliche Säuglingspflege, Ernähren, Liebkosen, Beruhigen und erneutes In-den-Schlaf-Wiegen möglich ist.[122]

Im Kindergarten- und Vorschulalter wird die nächtliche Schlafepisode noch oft durch einen (Nach-)Mittagsschlaf erweitert.[123] Danach halten nur noch wenige Jugendliche und und Erwachsene regelmäßig Mittagsschlaf, wobei freilich ein erheblicher Unterschied zwischen mediterranen, lateinamerikanischen und anderen durch extreme Tageshitze beeinflußten Schlafkulturen vorliegen dürfte. So kamen Lugaresi et al.[124] in San Marino auf 8,4% regelmäßige und 35,8% gelegentliche (Nach-)Mittagsschläfer unter einer in bezug auf den Altersaufbau repräsentativen Stichprobe von Personen zwischen 3 und 94 Jahren. Soldatos et al.[125] fanden in Athen sogar 15% und (insgesamt) 42,2% einer Stichprobe aus Erwachsenen, die täglich bzw. zumindest gelegentlich

118 Vgl. Kleitman, 1963, 132f., insbes. die Graphik auf S. 137, die durch die gesamte einschlägige Literatur ging.

119 Vgl. a.a.O., S. 116 (Tab. 13.1).

120 Vgl. Anders und Keener, 1985, S. 183 (Tab. 5).

121 Vgl. a.a.O., S. 180; vgl. S. 177f. zum videometrischen Scoren von Schlafstadien und zur Übereinstimmung mit visuellen EEG-Analysen.

122 Vgl. a.a.O., S. 180 (Tab. 3).

123 Kleitman, a.a.O., S. 117, mokiert sich in diesem Zusammenhang über den „‚play nap‘ – a period of lying down by parent's request, without falling asleep.“

124 Vgl. dies., 1983, S. 4f.

125 Vgl. dies., 1983, S. 203.

Mittagsschlaf halten. Zu einem ähnlichen Ergebnis gelangte Lavie[126] in einer Studie über Industriearbeiter in Israel: 16,4% der Befragten gaben an, oft oder immer (nach-)mittags zu schlafen; weitere 32,1% pflegen dies zumindest ab und an zu tun. In Schweden ist diese Gewohnheit jedoch nach einer Studie von Hetta et al.[127] bei Frauen und Männern zwischen 45 und 64 Jahren (in der Ausprägung „oft und/oder sehr oft") nur bei 2,8 bzw. 4,4% verbreitet.

Generell, d. h. relativ unabhängig vom intrakulturellen Durchschnittsniveau lebt diese Gewohnheit vom mittleren Erwachsenenalter an allmählich wieder auf. Im Rentenalter wird schließlich noch häufiger ein zusätzlicher Tagesschlaf abgehalten.[128] *Zusammenfassend* ist für den weiteren Gang der Darstellung hervorzuheben: Erstens wird die nach der Geburt sich rasch stabilisierende Zirkadianrhythmik des Schlaf-Wach-Verhaltens – mit einer klar dominierenden nächtlichen Schlafepisode – im höheren Lebensalter wieder instabiler. Zweitens lassen sowohl die Tatsache, daß Personen im Rentenalter wieder häufiger Mittagsschlaf halten, als auch die Mühen, die Eltern oft dabei haben, den Schlaf ihrer Kinder nach Möglichkeit dem ihren anzupassen[129], eine enge Verflechtung von Ontogenese und sozialer Prägung erahnen. Dies zeigt sich auch bei Versuchspersonen, die unter der Auflage, nichts weiter zu tun als drei Tage und Nächte bei Dämmerlicht ruhig im Bett zu liegen, während dieser relativ kurzen Zeit schon ziemlich aus ihrem jahrzehntelang gewohnten zirkadianen Schlaf-Wach-Rhythmus geraten.[130] Drittens ermahnen die Variationen der Mittagsschlafgewohnheiten zu einer vorsichtigen Interpretation der Altersabhängigkeit bei subjektiven Angaben zur Schlafdauer, die ein Gegenstand der folgenden Ausführungen ist.

---

126 Vgl. ders., 1981, S. 150.

127 Vgl. dies., 1985, S. 374.

128 Vgl. hierzu Lugaresi et al., a.a.O., S. 5, die berichten, daß ein Drittel der über 65jährigen regelmäßig nachmittags schlafen.Vgl. auch die Daten von Tune, 1969, die Abb. V auf S. 48 dieser Arbeit zugrunde liegen.

129 Anders und Keener, a.a.O., S. 181, sehen in der etwas stärkeren Konzentration des Schlafs auf die Nacht, die sie im ersten Monat bei ihrer Vergleichsgruppe von Frühgeborenen beobachteten, einen Einfluß „professioneller" Säuglingspflege.

130 Vgl. hierzu Campbell, 1983, S. 212ff., der in einem solchen Experiment beobachtete, daß die Vpn schon nach kurzer Zeit zwischen jeweils ca. dreistündigen Wach- und Schlafepisoden hin- und herpendelten, wobei freilich ein Rest Zirkadianrhythmik zu erkennen war: die Dämmerlichtschlafepsioden, bei denen draußen Tageslicht gegeben war, enthielten einen weit größeren Leichtschlafanteil, d. h. (bei fortlaufender Temperaturrhythmik auf „hohem Niveau") wenig REM und Tiefschlaf. Letzteres spricht in der Tat nicht für eine allein von der vorausgegangenen Wachzeit abhängigen Tiefschlafneigung, wie dies oft grob vereinfachend kolportiert wird.

2. Alters- und Geschlechtsabhängigkeit

In ihrer Abhandlung „Der Schlaf als medizinisches Problem am Beginn der Neuzeit“ kommt Wittern[131] zu dem Ergebnis:

> Als durchschnittliche Dauer des täglichen Schlafes beim gesunden Menschen werden von den meisten Autoren des 16. und 17. Jahrhunderts sieben Stunden angesetzt; nur wenige halten sechs Stunden für ausreichend, einige Autoren lassen aber auch acht oder sogar neun Stunden Schlaf pro Tag als normal gelten. Allerdings wird stets auch auf die individuellen Schwankungen hingewiesen, die von Faktoren wie Alter, Temperamentum und Lebensweise abhängen.

Würde die „allmähliche Verringerung, die Beseitigung des Tagesschlafens“[132] in den folgenden Jahrhunderten mit einer Tages- bzw. Mittagsschlafdauer von ca. einer Stunde veranschlagt, ergäbe sich eine historisch relativ invariante Größe von etwa acht Stunden pro Tag als am häufigsten genannte Schlafdauer für Erwachsene. Grundsätzlich widerspricht auch die modernen Schlafforschung nicht der Auffassung, daß acht Stunden Schlaf pro Tag „normal“ seien. Aus Abb. II ist zu ersehen, daß die Angaben zur gewohnten Schlafdauer von zwei Stichproben mit insgesamt weit über 800 000 Befragten am häufigsten im Bereich um acht Stunden liegen.

Abbildung II.1 basiert auf einer Mammut-Umfrage im Auftrag der American Cancer Society aus den Jahren 1959-60. Abb. II.2 veranschaulicht ein Ergebnis der Kohortenanalyse (erwachsener) finnischer Zwillinge. In der USA-Stichprobe sind – im Vergleich zur nationalen Population – Frauen zwischen 40 und 60 Jahren und Männer zwischen 45 und 69 Jahren überrepräsentiert, jüngere und ältere Personen beiderlei Geschlechts hingegen unterrepräsentiert.[133] Die Repräsentativität der Altersverteilung in der finnischen Zwillingskohorte wurde nicht spezifiziert. Im Vergleich mit der Mehrheit der Länder, aus denen Feldstudienergebnisse über Schlafvariablen vorliegen, ist die finnische Bevölkerung durch einen bis vor kurzem anhaltenden Geburtenüberschuß im Durchschnitt wesentlich jünger. In deutlichem Unterschied zu der Stichprobe aus den USA sind unter den befragten finnischen Zwillingen weit mehr Personen unter 40 Jahren, nämlich 67 vs. 9,3%[134] Dieses „Mißverhältnis“ wird darüber hinaus durch unterschiedliche Altersgrenzen (30 vs. 18 Jahre und älter) und vor allem durch die Überrepräsentation älterer Personen in der USA-Studie verschärft.

131 dies., 1978, S. 49.
132 Gleichmann, 1980, S. 236; vgl. dazu Kap. A.V.
133 Vgl. Hammond, 1964, S. 14 (Erstpublikation dieser Studie).
134 Errechnet nach Angaben bei Kripke et al., ebd., und Partinen et al., ebd.

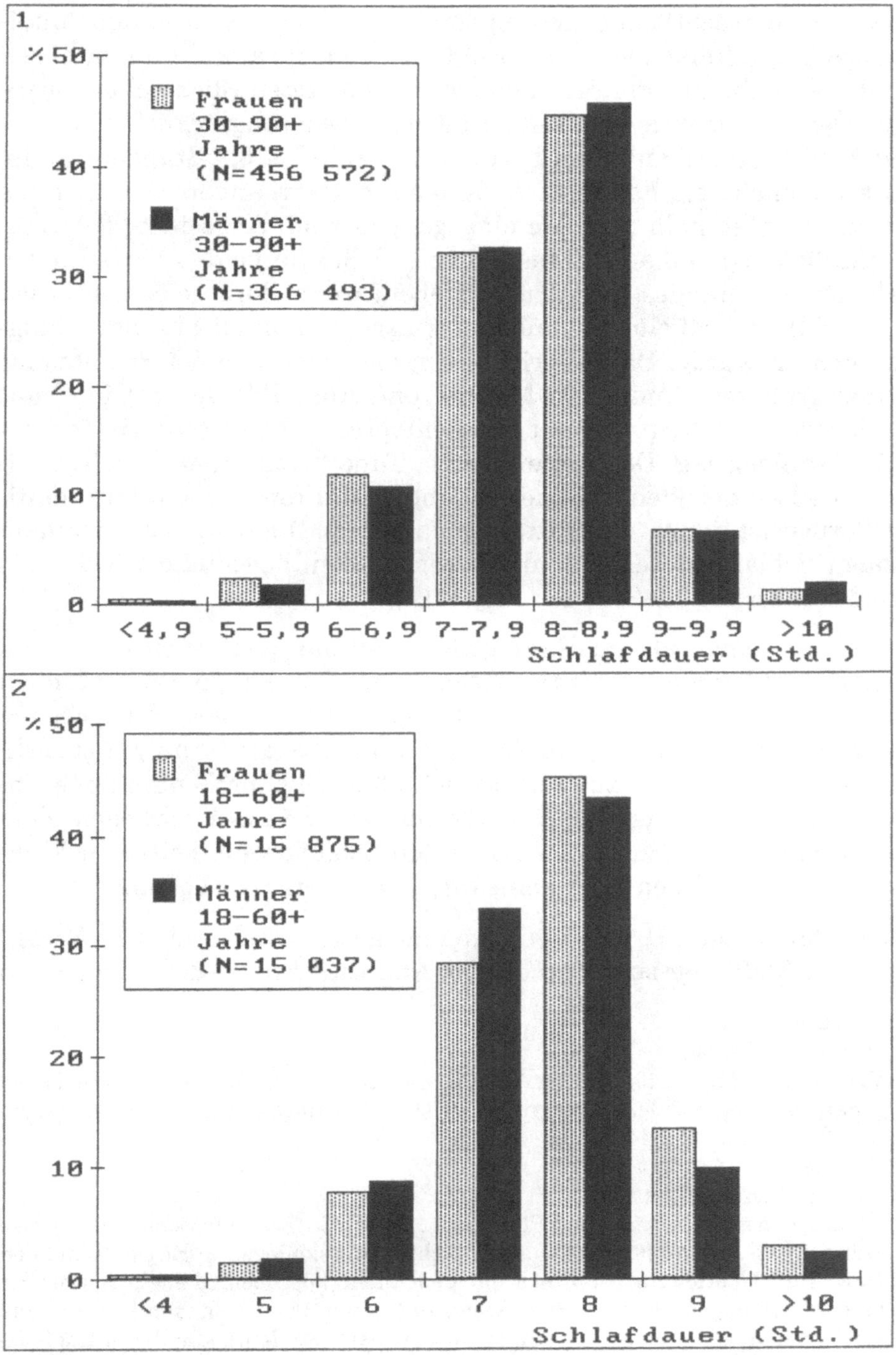

Abb. II: Verteilung der geschlechtsdifferenzierten Schlafdauer nach Daten aus Kripke et al., 1979, S. 105 (II.1). Die Werte für Abb. II.2 sind errechent nach Angaben bei Partinen et al., 1983b (fortan nur mehr 1983), S. 31.

Trotz einer beträchtlichen Heterogenität der Stichproben in den Anteilen einzelner Altersklassen innerhalb der gemeinsamen Altersgrenzen sind die Verteilungen der Schlafdauer auf den ersten Blick nahezu identisch. Der Vergleich leidet freilich an der etwas unglücklichen Kodierung der US-amerikanischen Studie mit z. B. 8 bis 8,9 Stunden. Es ist jedoch anzunehmen, daß in diese Kategorie kaum andere Angaben als acht oder achteinhalb Stunden eingegangen sind. Angesichts des rapiden Häufigkeitsabfalls für 9 bis 9,9 bzw. 9 Std. in beiden Verteilungen erscheint es zumindest leicht übertrieben, wenn Borbely[135] aus diesen Daten schließt, daß eine Schlafdauer zwischen 8 und 9 Std. am häufigsten genannt wurde. Dafür spricht auch die Verteilung der Schlafdauer in einer früheren Studie von McGhie und Russel[136], deren Gipfel mit 62% der (2444) Befragten – mit einer entsprechenden Kategorisierung – bei 7-8 Stunden lag. Des weiteren kam Tune[137] mit einer Gleichverteilung der Altersdekaden zwischen 20 und 79 Jahren sowie unter (additiver) Berücksichtigung der Mittagsschlafzeiten (!) auf ca. siebeneinhalb Stunden Schlaf pro Tag. Für die finnische Zwillingsstudie wurden als Gesamtmittelwert 7,9 Stunden angegeben.[138]

So darf zum einen als gesichert gelten, daß die durchschnittliche und häufigste Schlafdauer im Erwachsenenalter bei knapp acht Stunden liegt. Es könnte zum Teil auf die Unterschiede in den vorgegebenen Fragen und die Kodierung der Antworten für die EDV-Analyse zurückzuführen sein, daß hierzu trotz respektabler Stichprobenumfänge unterschiedliche Ergebnisse im Rahmen von bis zu ±1 Std. vorliegen. Zum anderen sind Unterschiede zwischen den Schlafgewohnheiten in Finnland, England und den USA keineswegs ganz auszuschließen.[139]

In den Abbildungen II.1/2 war kaum eine geschlechtsspezifische Verteilung der Schlafdauer zu erkennen. Die Altersstrukturen der Stichproben

135 Ders., 1984, S. 63.

136 Vgl. dies., 1962, S. 645. In dieser Studie war jedoch – im Gegensatz zu den oben genannten – die mittlere Altergruppe zwischen 45 und 54 Jahren unterrepräsentiert; vgl. a.a.O., S. 644.

137 Vgl. a.a.O., S. 436.

138 Vgl. Partinen et al., a.a.O., S.30.

139 So kommen z. B. Partinen und Putkonen, 1981, S. 384, zu dem Schluß, daß junge Männer in Finnland länger schlafen als ihre Alterskollegen in England und den USA. Ihre Überlegung, daß dies mit dem mehr ländlichen Lebenstil und der damit verbundenen körperlichen Arbeit in Finnland zu tun haben könnte, fand jedoch bei einer Gruppierung der Stichprobe nach Studenten, anderen Kopf- sowie Handarbeitern und Bauern keine empirische Basis. Dies überrauscht kaum, bestand diese Stichprobe doch ausschließlich aus frisch eingezogenen Rekruten, die durch den initialen Drill möglicherweise ungewohnt erschöpft und ansonsten eventuell gelangweilter als in ihrer gewohnten Umgebung waren.

unterscheiden sich zwar deutlich; wegen der darüber hinaus vorhandenen Unterschiede in der Antwortkodierung bleibt der Einfluß des Altersaufbaus auf die je konkreten Durchschnittswerte der Schlafdauer im Schwankungsbereich von ca. 1 Std. zunächst unklar. Eine Interaktion der Faktoren Alter und Geschlecht könnte bei solch einer groben Mittelwertsbildung jedoch „im doppelten Sinne aufgehoben" sein. Sehen wir uns also die Alters- und Geschlechtsverteilungen genauer an.

Aus Abbildung III (Vorseite) ist ersichtlich, daß von Frauen und Männern in der Altergruppe „60 Jahre und älter" immer noch am häufigsten eine ca. achtstündige Schlafdauer genannt wird. Aus dieser Altersgruppe stammen aber auch die meisten Nennungen im Bereich von sechs Stunden und weniger. Dieser generelle Alterstrend ist beim weiblichen Teil dieser Altersgruppe stärker ausgeprägt. Bei den männlichen Befragten dieses Alters finden sich eher mehr Angaben in Richtung einer neun- und zehnstündigen Schlafdauer. Des weiteren ist ein Trend in Richtung kürzerer Schlafdauer bei Frauen im Gegensatz zu den Männern schon im Alter zwischen zwischen 50 und 59 Jahren zu beobachten. Der Einfluß des Klimakteriums in seiner physiologischen und psychosozialen Dimension wird im Zusammenhang mit der Häufigkeit von Schlafstörungen im zweiten Teil dieser Arbeit noch eingehend erörtert.

An dieser Stelle sei vorerst lediglich festgehalten, daß die Schlafdauer mit fortschreitendem Lebensalter generell abnimmt, der Verlauf dieser Tendenz aber geschlechtsspezifische Ausgeprägungen und Ausnahmen zeigt: Bei Frauen setzt die relative Häufung einer Schlafdauer unter sieben bis acht Stunden schon im Zeitrahmen des Klimakteriums ein, bei Männern erst im Rentenalter. Während bei Männern dann gleichzeitig eine längere Schlafdauer öfter auftritt, ist dies bei Frauen über 60 Jahren in dieser Stichprobe kaum sichtbar.[140]

Kommen in diesen Alterstrends der Schlafdauerverteilung nun eine Veränderung des Schlafbedürfnisses oder dessen Beeinträchtigung durch Schlafstörungen bzw. soziale Zwänge zur Schlafreduktion zum Ausdruck?

Würde nur das Schlafbedürfnis mit dem Alter kovariieren, sollte die Zufriedenheit mit dem Schlaf relativ konstant bleiben. Abb. IV zeigt, daß

---

140 Den Daten der Studie von Kripke et al, a.a.O., S. 105, Tab. 1, ist allerdings zu entnehmen, daß sich bei beiden Geschlechtern in der siebten Lebensdekade der Anteil einer Schlafdauer von zehn und mehr Stunden von ca. 1,5 auf 3% verdoppelt. Unter den Personen im Alter zwischen 80 und 89 Jahren steigt dieser Anteil weiter auf etwa 10%. Bei den – ingesamt noch ca. 500 – Personen mit über 90 Jahren gipfelt die Häufigkeit von Angaben einer extrem langen Schlafdauer schließlich bei rund 30%.

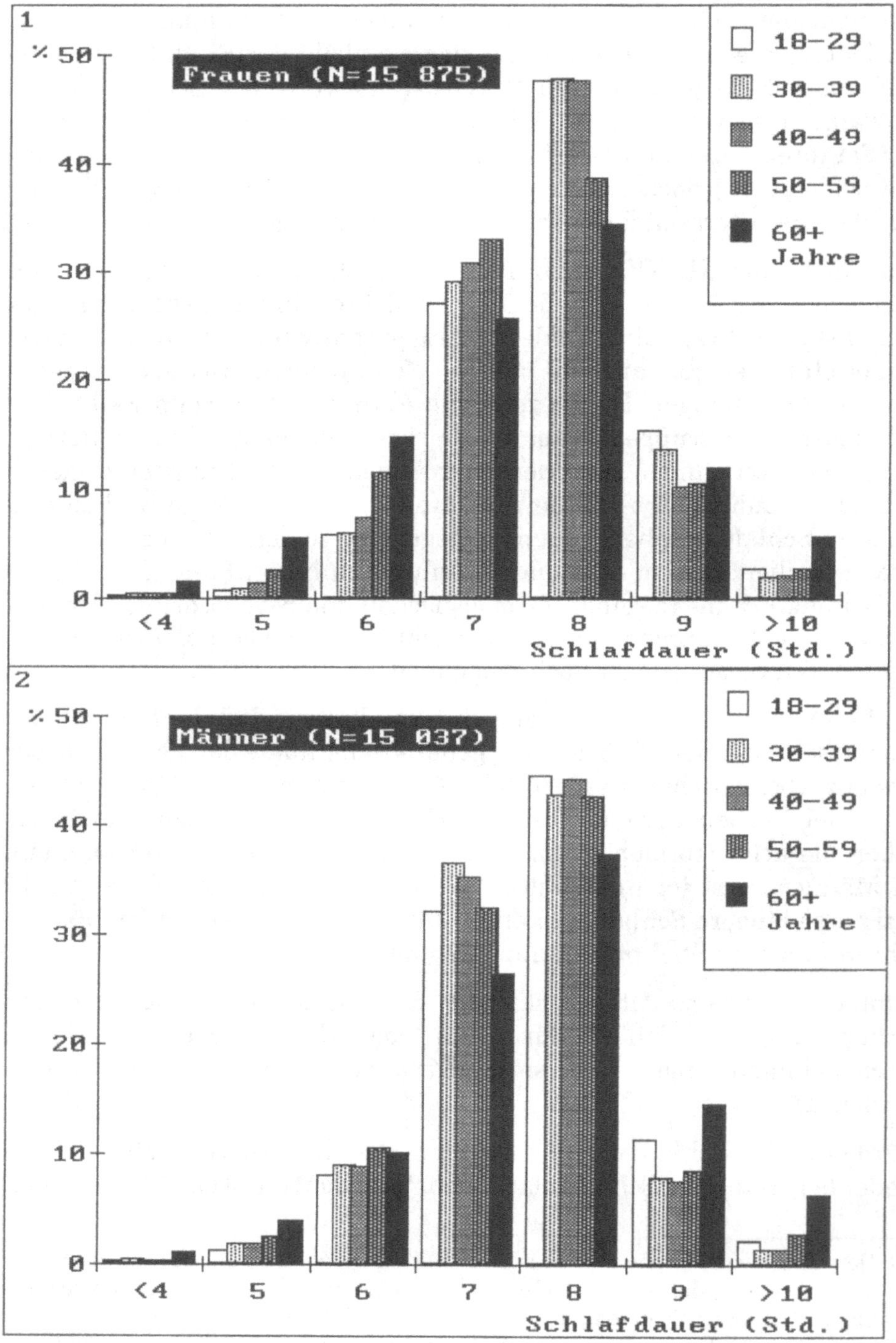

Abb. III: Interaktion von Alters- und Geschlechtsabhängigkeit der Schlafdauer nach in den Abbn. II.1/2 gemittelten Daten.

dies keineswegs der Fall ist; vielmehr steigt die Häufigkeit von Personen, die ihren Schlaf als „ziemlich schlecht oder schlecht" einstufen, mit fortschreitendem Lebensalter kontinuierlich an.

Ein Vergleich der Abbn. III u. IV eröffnet wiederum, daß bei den Frauen dieser Stichprobe ein besonders steiler Anstieg der Häufigkeit schlechten Schlafs von der fünften zur sechsten Lebensdekade (Abb. IV) mit häufigeren Nennungen kürzeren Schlafs (Abb. III) zusammenfällt. Dies deutet zumindest auf einen schwach ausgeprägten Zusammenhang zwischen Schlafdauer und subjektiver Schlafqualität, der niemanden überrascht. Eine ganz andere Frage ist jedoch, ob die Schlafqualität in erster Linie bzw. in sehr hohem Maße von der Schlafdauer abhängt.

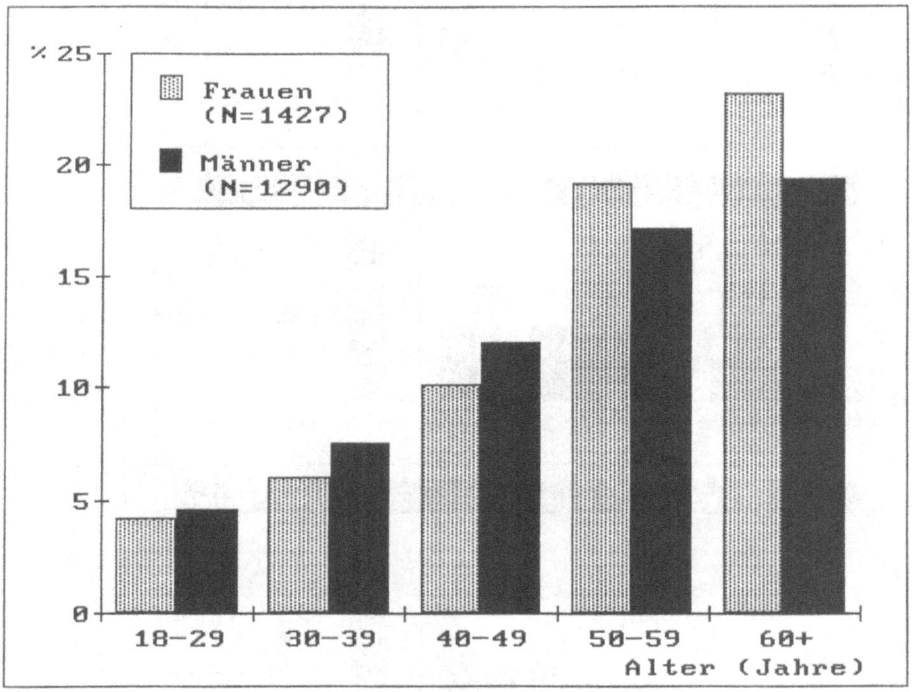

Abb. IV: Prozentanteile schlechter Schläfer in einzelnen Altersgruppe nach Daten aus Partinen et al., 1983, S. 31.

In Abbildung V ist der „Lebenslauf" mehrerer Schlafparameter aus einer auf „gute" Schläfer beschränkten Befragung in England dargestellt. Für die nächtliche Aufwachhäufigkeit und die Anzahl zusätzlicher Tagesschlafepisoden sind im Vergleich zur Schlafdauer und zur Einschlafzeit weit stärkere Abhängigkeiten vom Lebensalter zu erse-

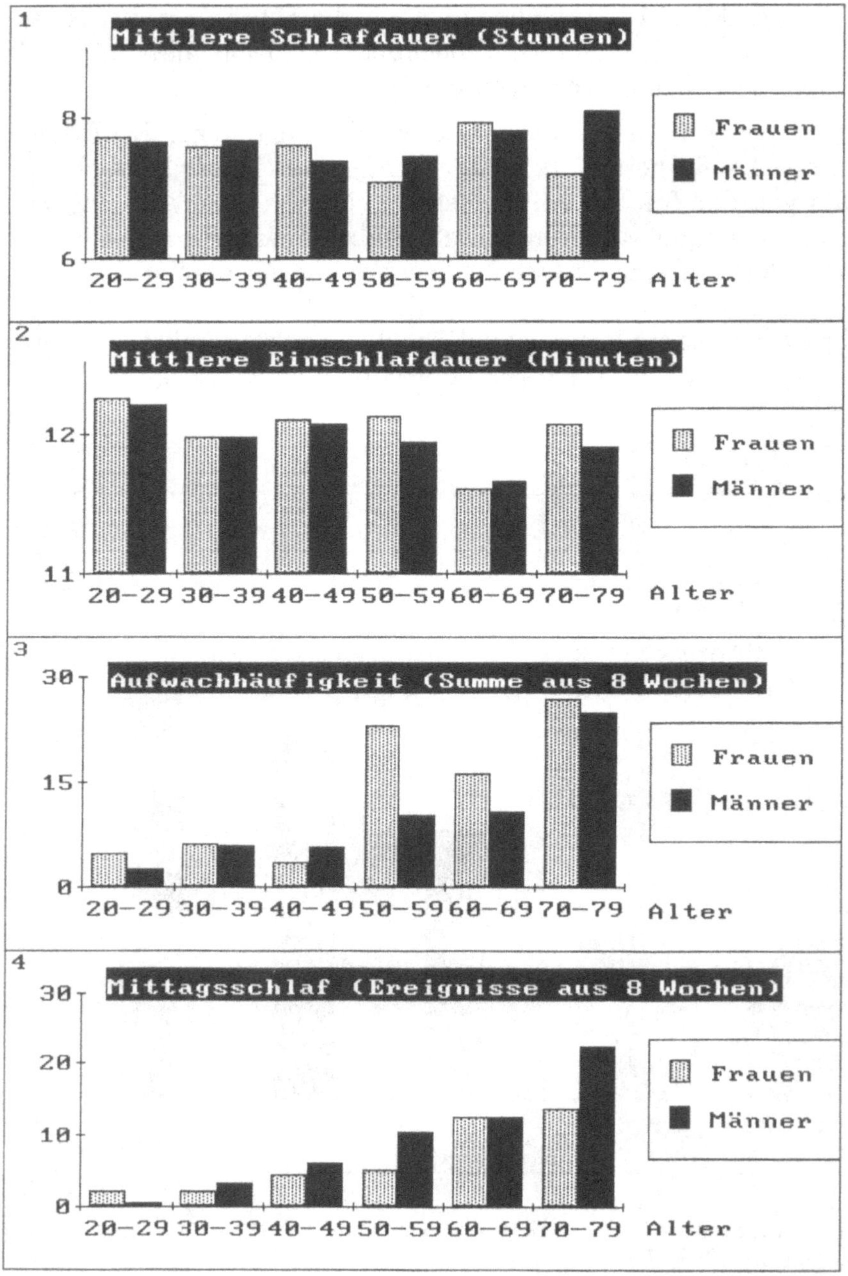

Abb. V: Nach Daten aus Tune, 1969, S. 436, von je 10 Frauen und Männern pro Altersgruppe, die sich für gute Schläfer halten ($N = 240$); Mittelwerte aus standardisierten Schlaftagebüchern über acht Wochen.

hen. Dies zeigt sich schließlich auch in den Normdaten aus Schlaf-EEG-Untersuchungen organisch gesunder und psychisch unauffälliger Personen bei Williams et al., die in Abb. VI (nächste Seite) dargestellt sind. Einem Vergleich der Bettliegezeit mit der effektiven Schlafzeit ist zu entnehmen, daß der im Querschnitt der zitierten Befragungsstudien vorhandene Trend zu einer erneuten, leichten Zunahme der Schlafdauer im höheren Lebensalter durchaus eine Entsprechung in Form der im Schlaflabor kontrollierten Bettliegezeit bis zum endgültigen Erwachen und Aufstehen findet. Auf Grund häufigeren Aufwachens während des Schlafs bzw. insgesamt längerer Zeit nächtlichen Wachliegens wird dennoch letztlich nicht mehr geschlafen.

Angesichts der zunehmenden Schlaffragmentierung mit fortschreitendem Lebensalter, die einerseits, nach schlechterem Nachtschlaf, zusätzliche Tagesschlafepisoden provoziert, andererseits dadurch wiederum verstärkt wird, überrascht es nicht, wenn im zweiten Teil dieser Arbeit „Durchschlafstörungen" als die häufigsten unter den Einzelsymptomen eines als gestört empfundenen Schlafs ausgewiesen werden.

Auf das Problem einer Überlappung bei der Differenzierung von natürlichen altersbedingten Schlafveränderungen und Schlafstörungen bei einer gewissen Merkmalsidentität wird in der Literatur mehrfach verwiesen.[141] Verschlechterungen des Nachtschlafs durch „ergänzende" Tagesschlafepisoden, die durch eine relative Abnahme sozialer Verpflichtungen im späteren Erwachsenenalter eher möglich sind, demonstrieren im übrigen die Interaktion physiologischer und sozialer Bedingungsfaktoren des Schlafs.

An den bisherigen Abbildungen einer nach Geschlechtern differenzierten Altersabhängigkeit von Schlafparametern aus Befragungsstudien fiel auf, daß der Schlaf von Frauen in der sechsten Lebensdekade „Spontaneinflüssen" unterworfen zu sein scheint: Die Schlafdauer sinkt abrupt – und steigt dann wieder an; die Häufigkeit nächtlichen Erwachens zeigt eine gegenläufige Tendenz. In diesem Alter steigt dann auch die Häufigkeit der Selbstbeurteilung „schlechter Schlaf" am steilsten an. Soweit sich ansonsten kleinere Unterschiede – z. B. in der Schlafdauer im frühen und mittleren Erwachsenenalter – zeigten, glichen sie sich später wieder aus. Aus den EEG-Daten von Williams et al.[142] ist dagegen eine

141 Vgl. z. B. Spiegel, 1984, mit weiteren Literaturhinweisen.

142 Vgl. a.a.O., S. 51. Im Zusammenhang mit den Prinzipien der Schlafregulation (A.II) ist bemerkenswert, daß bei den Frauen dieser Normstichprobe auch ein etwas „intensiverer" bzw. tieferer Schlaf zu verzeichnen war, vgl. a.a.O., S. 79f.; dieser Befund wird durch die etwas größere Häufigkeit des nächtlichen Erwachens bei Männer zusätzlich gestützt, vgl. a.a.O., S. 72f.

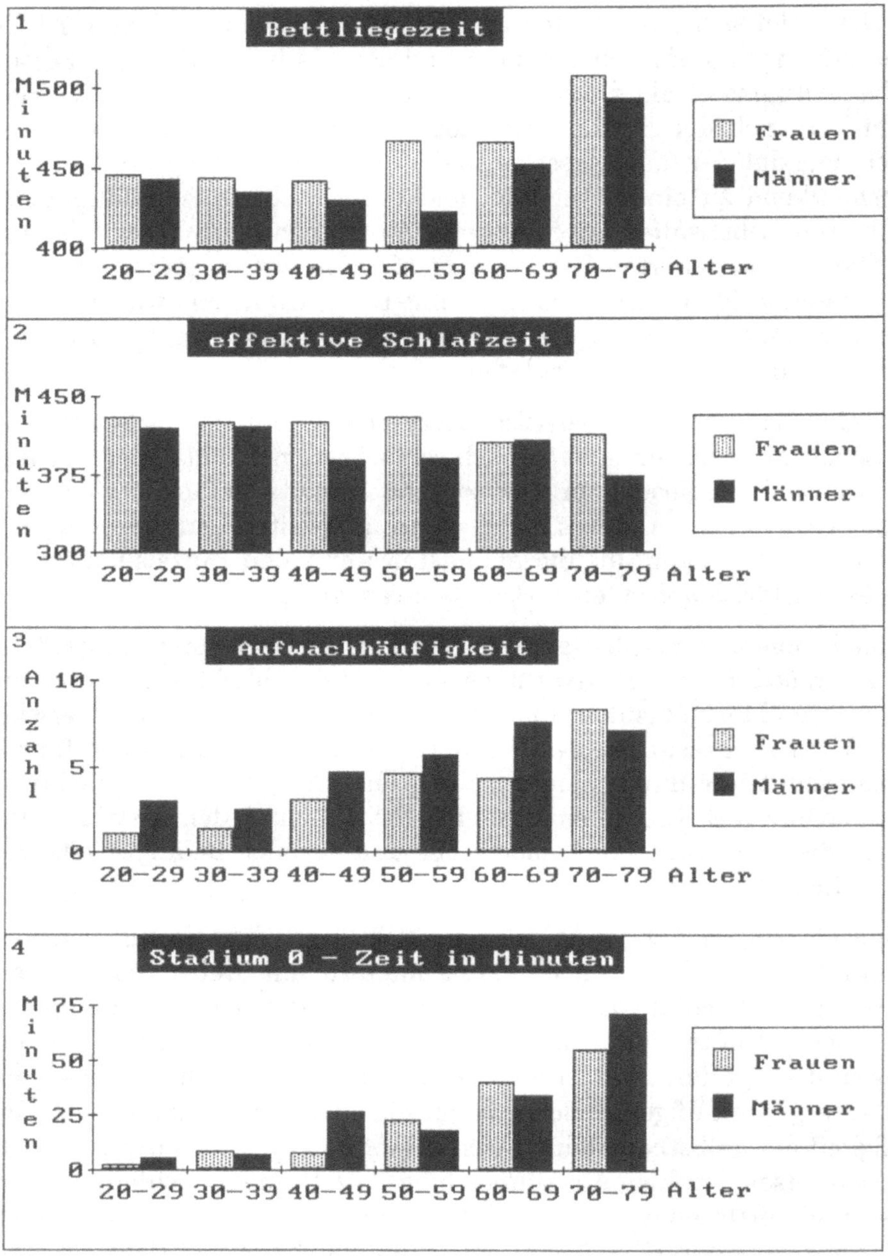

Abb. VI: Nach EEG-Daten von Normalschläfern aus Williams et al., 1974; N = 240; je 10 Frauen und Männer pro Altersgruppe (wie in Abb. V nach Tune).

konsistente, freilich nur geringfügig längere Schlafdauer bei Frauen zu erkennen, was die Autoren selbst nicht unerwähnt ließen.

Auch zum Thema „Geschlechtsunterschiede im Schlaf-Wach-Verhalten" trugen die kalender- bzw. tageszeitfreien Langzeitexperimente höchst interessante Ergebnisse bei. So berichtet Wever[143], daß die Periode des „frei laufenden" Schlaf-Wach-Zyklus bei Frauen im Durchschnitt um eine halbe Stunde kürzer war (24,7 vs. 25,2; N = 11 vs. N = 16). In bezug auf die jeweiligen Periodenlängen nimmt die mittlere Schlafepisode bei dieser Frauen-Stichprobe mit 9,8 vs. 8,4 Std. einen um achtzehn Prozent größeren Anteil ein.[144] Diesem Ergebnis zufolge hätten Frauen ein stärkeres Schlafbedürfnis als Männer. Im Hinblick auf die mutmaßlich nivellierende Wirkung einer kollektiven Anpassung an den sozialen Schlaf-Wach-Rhyhthmus ist jedoch kaum zu erwarten, daß dies im Geschlechtervergleich der „alltäglichen" Schlafdauer gleichermaßen deutlich zum Ausdruck kommt.

Eine interessante Differenzierung zu diesem Thema erbrachten Hetta et al. mit einer Befragung von 949 Frauen und 900 Männern im Alter zwischen 45 und 64 Jahren: Während die Mittelwerte der geschätzen Schlafdauer mit je 6,9 Std. für beide Geschlechter identisch sind, äußerte sich der weibliche Teil der Stichprobe mit 7,5 vs. 7,3 Std. zumindest ansatzweise in Richtung eines etwas ausgeprägteren Schlafbedürfnisses.[145] Dieser kleine Unterschied von 12 Minuten (Standardfehler: 1,8 Min.) wird dadurch etwas aufgewertet, daß in dieser Befragung immerhin 24,7% der Frauen gegenüber „nur" 16,8% der Männer das Gefühl hatten, zu wenig Schlaf zu bekommen.[146] Leider liegt (noch) keine Vergleichsuntersuchung mit einer ähnlichen Fragendifferenzierung nach Schlafdauer und Schlafbedürfnis vor, die nicht gerade Frauen im Altersumkreis des Klimakteriums erfaßt.

In bezug auf ein mutmaßlich etwas *ausgeprägteres Schlafbedürfnis bei Frauen* ist die Datenlage wie folgt zu charakterisieren:

a) Ein großer Unterschied der (mit Aufzeichnungen der motorischen Aktivität) objektivierten, „selbstgewählten" Schlafdauer ergab sich unter Versuchsbedingungen der Isolation von Tageszeitinformation und sozialen Kontakten bei wenigen (überwiegend jungen[147]) Erwachsenen.

143 Vgl. ders., 1984, S. 38.
144 Vgl. a.a.O., S. 40.
145 Vgl. dies., 1985, S. 374.
146 Vgl. ebd.
147 Vgl. Wever, 1984, S. 38.

b) Ein kleiner, über das gesamte Erwachsenenalter konsistenter Unterschied zeigte sich in „zeitgenauen" EEG-Aufzeichnungen der Schlafdauer (bis zum spontanen Erwachen) bei einer Normstichprobe von insgesamt über 200 Personen.
c) Weniger „exakte" Angaben aus einer Befragung von noch größeren Stichproben erbrachten nur einen kleinen Unterschied im zeitlich spezifizierten Schlafbedürfnis, jedoch einen deutlichen Unterschied im „unspezifischen" Gefühl, nicht genug Schlaf zu bekommen.

Für Geschlechtsunterschiede in der Prävalenz von Schlafstörungen, zumindest in dem Empfinden, schlecht zu schlafen, könnte ein Unterschied im Schlafbedürfnis nun gerade bei alltagspraktisch nahezu gleicher Schlafdauer durchaus relevant sein. Freilich können mit dem empirisch kaum falsifizierbaren Konstrukt eines größeren Schlafbedürfnisses bei Frauen nicht alle Widersprüche zwischen subjektiven Angaben und EEG-Messungen[148] geglättet sowie gerade noch zu vereinbarende Ergebnisse[149] als methodenübergreifende Konsistenz gewertet werden. Dem steht allein die Tatsache entgegen, daß Befragungs- und EEG-Ergebnisse aus unterschiedlichen Stichroben stammen. Jeweils EEG-kontrollierte Befragungsergebnisse mit standardisierter Altersstruktur von Stichproben aus verschiedenen Ländern wären für eine entschiedenere Antwort auf die Frage nach Geschlechtsunterschieden des Schlafs im „ungestörten" Vorfeld der Schlafstörungen zweckdienlicher. Mangels einer solchen Datenbasis ist hier vorerst empirisch-„sensitive" Zurückhaltung angeraten.

3. Kurz- und Langschläfer

Im vorangegangenen wurde bereits dargelegt, daß die Schlafdauer (bis zum spontanen Erwachen) vom Alter, dem Geschlecht und der Kerntemperaturphase beim Einschlafen abhängen. Der Einfluß dieser Faktoren wird wiederum durch ein komplexes Geflecht sozialer Anpassungen moduliert. So zeigte sich z. B. die Abhängigkeit der Schlafdauer vom Geschlecht und der Kerntemperaturphase unter experimentellem Ausschluß (aktueller, d. h. nicht „internalisierter") exogener Einflüsse weit deutlicher als in Befragungsstudien. Die Altersabhängigkeit des Schlafs kam dagegen schon in Befragungen deutlich zum Vorschein. Einschneidend sind die Altersunterschiede freilich erst dann, wenn mittlere Altersgruppen mit Säuglingen oder Greisen verglichen werden.

148 Vgl. Abb. V u. Abb. II.1 mit Abb. VI.
149 Vgl. Abb. II.2 mit Abb. VI.

Laien und Schlafforscher sind gleichermaßen vom extremen Kurzschlaf historischer Persönlichkeiten beeindruckt, bei denen selbst (Erholungs-)Schlafgewohnheiten interessant genug erschienen, um in Form mehr oder weniger verläßlicher Anekdoten tradiert zu werden. Napeoleon, Churchill, von Humboldt und Edison werden angeführt, um auf hervorragende Tatkraft und Leistung bei nur etwa fünfstündigem Kurzschlaf zu verweisen. Dem gegenüber erschweren wiederum Goethe und Einstein als prominente Vertreter der Langschläfer mit ca. zehn Stunden Schlafdauer ein vereinfachtes Bild vom Zusammenhang zwischen Schlaf und Leistungsvermögen. „Gewöhnlichen Sterblichen", denen auch noch so extreme Schlafgewohnheiten nicht zur Berühmtheit verhelfen, bleibt oft nur der Weg zum Arzt, um sich (und nicht zuletzt ihre Angehörigen) wenigstens mit einem organischen Negativbefund zu beruhigen, selbst wenn sie trotz bzw. außer ihrer extremen individuellen Abweichung von der durchschnittlichen Schlafdauer keine Beschwerden wie Tagesmüdigkeit oder Stimmungsbeeinträchtigungen verspüren.

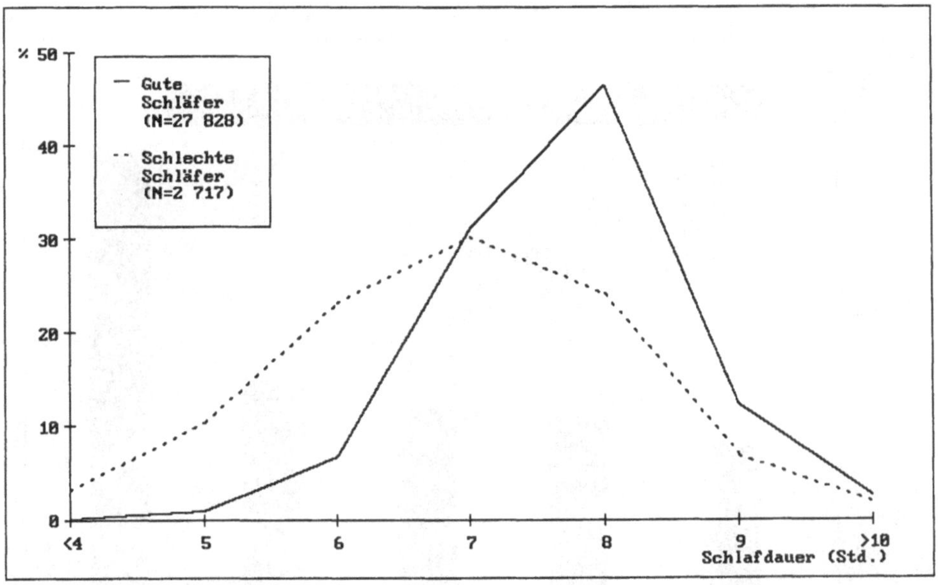

Abb. VII: Verteilung der Schlafdauer bei guten und schlechten Schläfern nach Daten von Partinen et al., 1983, S. 31.

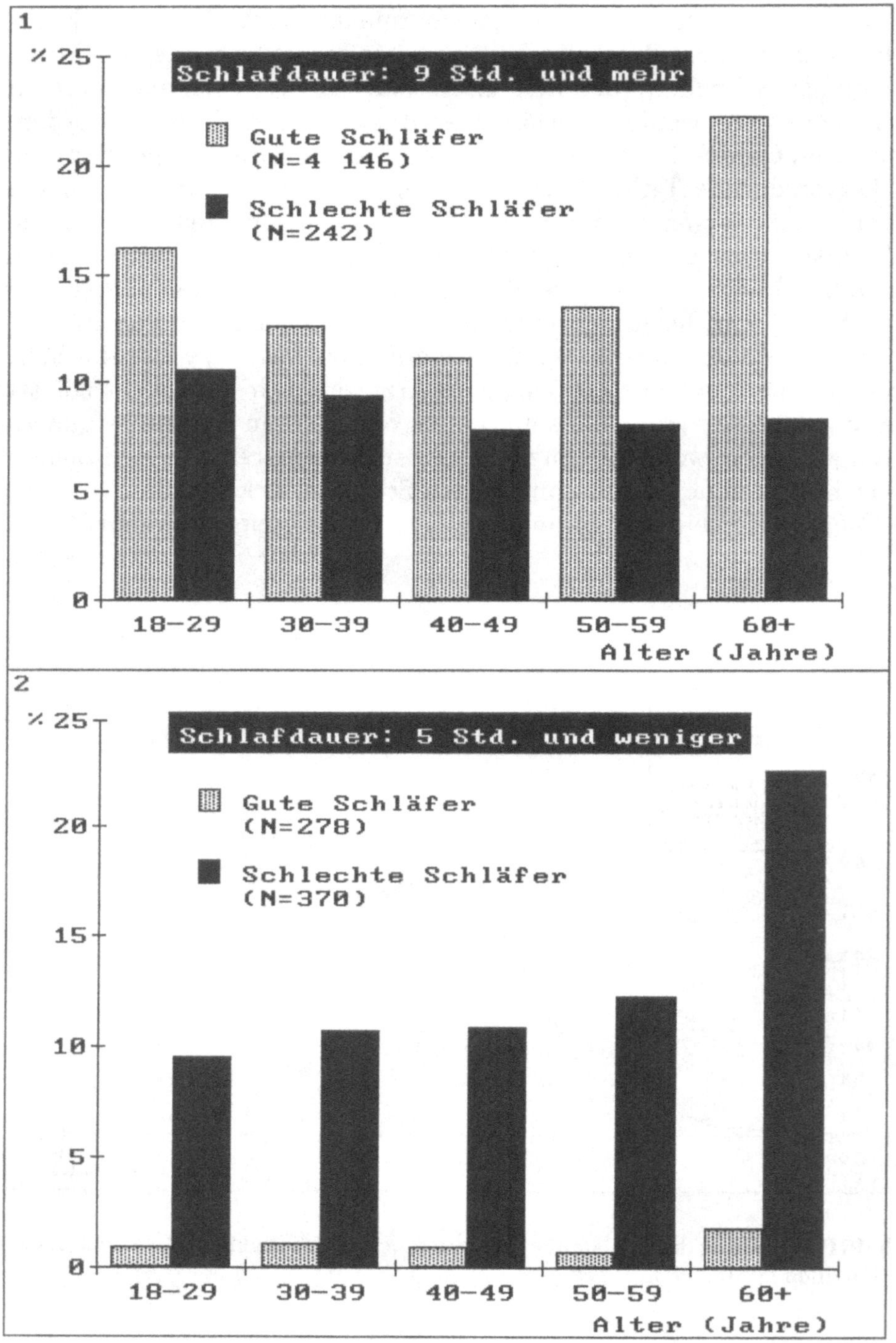

Abb. VIII: Altersverteilung von kurzem und langem Schlaf bei (subjektiv) guten vs. schlechten Schläfern (% pro Altersgruppe) nach Daten von Partinen et al., 1983, S. 31.

Der Schlaf beschwerdenfreier Kurzschläfer ist im Zusammenhang mit Schlafstörungen allein schon deshalb interessant, weil deren numerisches „Schlafdefizit" das der „schlechten Schläfer" deutlich überragt. Abb. VII zeigt die Verteilung der Schlafdauer von Befragten, die ihren Schlaf entweder als „ziemliche gut bzw. (uneingeschränkt) gut" oder als „ziemlich schlecht bzw. (uneingeschränkt) schlecht" beurteilen. Die weitreichende Überlappung sowie der ca. einstündige Unterschied in der durchschnittlichen bzw. häufigsten Schlafdauer im gewählten Beispiel stimmt mit einer Reihe von anderen Studien überein.[150] Des weiteren zeigt sich die im vorangegangenen schon erwähnte schwache Korrelation zwischen Schlafdauer und Schlafqualität in der Form, daß ein weit höherer Prozentsatz unter allen „Kurzschläfern" (weniger als sechs Stunden) sich als schlafgestört einstufen. Bei den „Langschläfern" (über neun Stunden) dominieren, etwas schwächer ausgeprägt, die mit ihrem Schlaf Zufriedenen. Unter den guten Schläfern verbleiben allerdings immer noch zwischen ein bis knapp zwei Prozent Kurzschläfer, die fünf Stunden und weniger schlafen. Ein weitaus größerer Teil (zwischen ca. 12 und 22 Prozent) erfreuen sich freilich eines ungestörten Schlafs von neun Stunden und mehr.

In Abb. VIII werden, wiederum getrennt nach subjektiv guten und schlechten Schläfern, extreme Abweichungen der Schlafdauer extrahiert und nach Altersgruppen unterteilt. Auf diese Weise wird eine Interaktion mit dem Altersfaktor sichtbar: Im höheren Erwachsenenalter häuft sich bei den schlechten Schläfern primär „unfreiwilliger" Kurzschlaf. Im Gegensatz dazu erhöht sich bei den guten Schläfern der Anteil freiwilligen bzw. ungehinderten Langschlafs in weit höherem Maße als die Zahl der „freiwilligen" Kurzschläfer, die sich jedoch immerhin verdoppelt.

Bei den wenigen Stichproben, die aus diesen letztlich nur in bezug auf ihre gewohnte Schlafdauer extremen (5,5 bis 6,5 Std. und weniger vs. 9,5 Std. und mehr), ansonsten aber subjektiv beschwerdenfreien, organisch gesunden und psychologisch „unauffälligen" Populationen im Schlaflabor untersucht wurden, fanden sich keine Hinweise auf subjektiv möglicherweise nicht registrierte Störungen eines physiologisch angemessenen Schlafablaufs.[151] Bei eher größeren Tiefschlafmengen (Stadium 3

150 Dies trifft z.B. auf die zu Beginn dieser Arbeit (S. 3f.) zitierten Schlaf-EEG-Untersuchungen an Personen zu, die über Schlafmangel klagen.

151 Vgl. Webb und Agnew, 1970 ($N = 54$), sowie Hartmann et al., 1971 ($N = 40$). Mit „psychologisch ‚unauffällig'" ist gemeint, daß sich, wie bei Webb und Friel, 1971 (separate Publ. d. psychol. Ergebn. aus ders. Studie), keine signifikanten Unterschiede in Persönlichkeits- (u.a. MMPI) und Befindlichkeitsskalen (Zung Depression Scale) zeigten. Hartmann, 1973, S. 62ff., berichtet zwar, daß „seine" Langschläfer nervöser, ängstlicher, und grüblerischer erschienen sowie in der

und 4) mangelt es den Kurzschläfern rein numerisch an Leicht- und REM-Schlaf: Die Kurzschläfer unterschreiten den Normwert bei ca. 100 Min. um etwa ein Drittel, die Langschläfer überschreiten ihn in einem ähnliche Ausmaß.

Die nach Dements „sensationeller" Entdeckung psychischer „Verwirrungen" durch Entzug des traumreichen REM-Schlafs[152] zunächst überbewertete, inzwischen mehrfach falsifizierte Bedeutung des REM-Schlafs für Erholung, Problemverarbeitung und geistige Unversehrtheit[153] ist letztlich schon mit diesen Unterschieden der Menge[154] des Stadiums REM bei psychisch „unauffälligen" Kurz- und Langschläfern schwer zu vereinbaren. Im übrigen läßt die überdurchschnittliche Menge an REM-Schlaf, die Langschläfer akkumulieren, durchaus nicht zwingend auf ein besonders ausgeprägtes Bedürfnis nach dieser „Schlafsorte" schließen; vielmehr scheint es im Rahmen der bislang ergründeten Logik der Stadien-Struktur des Schlafs kaum andere Verlängerungsmöglichkeiten als durch zusätzliche Akkumulation der Stadien REM und 2 zu geben.

Der „längere" Tiefschlaf bei den Kurzschläfern, d. h. deren insgesamt größere Summe an Schlafepochen in den Stadien 3 und 4, erscheint im Rückblick auf die Regulationsprinzipien des Schlafs nach Borbélys Zwei-Prozeß-Modell durchaus „plausibel": In „Notfällen" – wie beim Schlafentzug – wird gewissermaßen eine Intensitätsdimension des Schlafs mobilisert, so daß die aus homöostatischer Sicht „verlorene" bzw. auszugleichende Schlafmenge, zumindest teilweise mit Hilfe einer Schlafvertiefung ausbalanciert werden kann, ohne einen „Prozeßkonflikt" im zirkadianen Phasenbereich erhöhter physiologischer Aktivation heraufzubeschwören, wie es im Falle eines rein quantitativen Ausgleichs unver-

---

Introversionsskala des MMPI höher, in der „Lügenskala niedriger „scoreten", was er mit der dem höheren Alter (20 Jahre und älter) im Vergleich zu den Siebzehn- bis Achtzehnjährigen der Webbschen Stichprobe bringt; Wagner und Mooney, 1975, S. 436, die in einer Replikationsstudie zu ähnlichen Ergebnissen gelangten, bestreiten aber die klinische Relevanz solcher, wenn auch signifikanten Unterschiede innerhalb des Normbereichs von Persönlichkeitsskalen.

152 Vgl. ders., 1960; „Widerruf", 1965.

153 Eine Kurz-Übersicht zu den falsifizierenden experimentellen Ergebnissen zwischen 1963 und 1972 findet sich bei Johnson, 1973.

154 Auch die REM-Dichte, d. h. die Anzahl von schnellen Augenbewegungen pro Zeiteinheit während der REM-Episoden, war nach Hartmann, 1973, S. 60, bei den Langschläfern „dichter"; die Kurzschläfer hatten mithin keine kompensatorisch „intensiveren" REM-Episoden. Dies überrascht kaum, wenn man, wie der Verfasser, zu der Auffassung neigt, daß das mitunter in Schlafableitungen präsente Phänomen „REM sine REM" (Kubicki), ein EEG-Muster mit signifikanten Merkmalen des Stadiums REM (insbes. einem deutlich erniedrigten Muskeltonus) – aber ohne Augenbewegungen -, im drogenfreien Schlaf vornehmlich in Verbindung mit überdurchschnittlichen Tiefschlafanteilen auftritt.

meidbar wäre. Warum sollte, bei einer solchen „Harmonie" mit der endogenen Schlaf-Wach-Regulation, demzufolge ein kürzerer, dafür tieferer Schlaf nicht auch ausreichende Erholungsdienste tun?

Bei aller „prinzipiellen" Vereinbarkeit mit dem (ca. zehn Jahre später postulierten) Regulationsmodell mangelte es zunächst an einer Idee betreffs besonderer physiologischer Konstellationen, die eine Ausbildung extremer Kurz- und Langschlafgewohnheiten fördern, zumal die bescheidenen Ergebnisse aus den psychologischen Vergleichen nur kurzfristig Erklärungshoffnungen aufkeimen ließen. Insofern, als die im vorangegangenen berichteten tages- und kalenderzeitfreien Versuche[155] (ein paar Jahre nach der EEG-Charakterisierung von Kurz- und Langschläfern) intra-individuelle Unterschiede ähnlichen Maßstabs beim Schlafen mit auf- versus absteigender Körpertemperatur demonstriert hatten, war es naheliegend, Kurz- und Langschläfer unter diesem Gesichtspunkt zu untersuchen.

Dieser Aufgabe hat sich eine Forschungsgruppe um Benoit[156] angenommen.Bei freier Wahl der Schlafenszeit, d. h. in Relation zur jeweils unterschiedlichen tageszeitlichen Lage der Schlaf-Wach-Zyklen, erreichten die Kurzschläfer dieser Studie die Maxima ihrer (mit visuellen Analogskalen gemessenen) subjektiven Aktiviertheit und Stimmung früher als die Langschläfer. Die Tagesverläufe der Körpertemperatur zeigten jedoch keine Gruppenunterschiede.[157] Dennoch scheidet der Temperaturverlauf in diesem – freilich nur auf „Indizien-Basis" geführten – „Erklärungsverfahren" nicht schon aus; obwohl die Kurzschläfer dieser Studie nach der Phasenlage ihrer subjektiven Aktiviertheit eher als Morgentypen zu betrachten wären, die gemeinhin früher aufstehen, aber auch früher ins Bett gehen, war letzteres überhaupt nicht der Fall. Im Gegenteil: Nach den Schlaftagebüchern, die im Rahmen dieser Studie über zwei Wochen geführt wurden, pflegten diese Kurzschläfer im Vergleich zur Langschläfergruppe nur wenig früher aufzustehen (7.52 vs. 8.08 Uhr), aber viel später ins Bett zu gehen (1.22 vs. 23.18 Uhr). Selbst bei identischem Temperaturverlauf der Vergleichsgruppen wäre mit diesem späteren Schlafbeginn der Kurzschläfer damit eher eine „aufsteigende Tendenz" der Temperatur pararell zur Schlafepisode gegeben, die nach einschlägigen Untersuchungen wiederum eher mit einer kurzen Schlafepisode verbunden ist. Die Kurzschläfer aus dieser Studie schlafen mithin nicht wegen ihres individuellen Temperaturverlaufs kürzer; vielmehr scheinen sie ihr relativ geringes Schlafbedürfnis in Einklang mit einer

155 Vgl. die Literaturhinweise auf S. 37f.
156 Benoit et al., 1981 ($N = 14$).
157 Vgl. a.a.O., S. 344.

kurzschlaffördernden physiologischen Konstellation zu bringen, indem sie ihre Schlafenzeit in bezug auf dessen Phasenlage zur Kerntemperatur optimal „timen“. Immerhin erreichen sie auf diese Weise etwas mehr Tiefschlaf als die Langschläfer, die ihr Schlafqualitätsglück wohl mehr in der Quantität suchen und glauben, früher ins Bett gehen zu müssen, um morgens frisch zu sein.

Aus einer Studie von Taub und Berger[158] ist im Zusammenhang mit der Körpertemperatur noch eine Besonderheit von Langschläfern (9,5 bis 10,5 Std.) zu erwähnen: Im Vergleich einer Kontrollgruppe (7-8 Std.) wurde bei ihnen (sublingual) eine um ca. 0,3°C höhere Durchschnittstemperatur während des Tages gemessen. Dies wirft zunächst die Frage auf, ob in weiteren Vergleichsstudien nicht doch einmal verläßliche 24-stündige Kerntemperaturaufzeichnungen angezeigt wären. So bieten sich derzeit nur zwei eher spekulative Begründungen an: Zum einen erschiene ein kurzer und tiefer Schlaf bei möglicherweise auch in der Nacht etwas höherem Temperaturniveau – vom Verlauf einmal ganz abgesehen – physiologisch doch dissonant. Hingegen paßt in ein schematisches Aktivationsbild, daß die Langsschläfer dieser Studie kürzere Reaktionszeiten und weniger Fehler in einem auditiven Vigilanztest präsentierten.[159] Sie schlafen gewissermaßen nicht ganz umsonst so lange.

Zum anderen wäre es zwar denkbar, daß die Durchschnittstemperatur – bei extrem großer Amplitude – auch während des Nachtschlafs tiefer liegt. Dann wäre freilich Langschlaf in der Nacht und höhere Tagesdurchschnittstemperatur mit der in unterschiedlichsten experimentellen Situationen präsenten Korrelation zwischen Temperaturamplitude und („spontaner“) Schlafepsiodendauer gut vereinbar.[160] So gelangen wir in bezug auf Kurz- und Langschläfer zu der Auffassung, daß sich im „Schlafalltag“ guter Schläfer eine weit ausgeprägtere biologische und soziale Variabilität der gewohnheitsmäßigen Schlafdauer zeigt bzw. herausbildet, als es im Maßstab der durchschnittlichen Schlafdauerdifferenz zwischen subjektiv guten und schlechten Schläfern zu erwarten wäre. Extreme interindividuelle Unterschiede in der Schlafdauer konnten mit Einschränkungen, die vor allem der Mangel an verläßlichen Aufzeichnungen der Rektaltemperatur über Tag und Nacht gebietet, zumindest teilweise mit den Ergebnissen vereinbart werden, die in Kap. II zur intraindividuellen Variation der Länge von Schlafepisoden in Abhängigkeit von auf- vs. absteigender Körpertemperatur vorgetragen wurden. Die Kurzschläfer aus einer der berichteten Untersuchungen gehen bei

158 Vgl. dies., 1976, S. 416 (°F geschätzt u. umgerechnet n. Abb. 3).
159 Vgl. a.a.O., S. 415.
160 Vgl. dazu Wever, z. B. 1985.

einem den Langschläfern ähnlichen Temperaturverlauf so spät ins Bett, daß sie bei überwiegend aufsteigender Temperatur schlafen dürften.

Im Gegensatz zu dem durch Einschlafverzögerung, intermittierende Wachzeiten oder Früherwachen verkürzten Schlaf ist der beschwerdenfreie Kurzschlaf gegenüber dem Schlaf der Lang- und Durchschnittschläfer durch einen eher größeren Tiefschlafanteil gekennzeichnet. Ebenfalls im Gegensatz zu einem als „gestört“ oder „schlecht“ empfundenen, unfreiwilligen Kurzschlaf liegt der „freiwillige Kurzschlaf“ durchaus auf der durch die Ausführungen in den Kapiteln II und III über die Prinzipien der Schlafregulation und die besondere Funktion des Tiefschlafs vorgezeichneten Erwartungslinie.

Am Ende dieser Vergleiche von extremen, aber beschwerdenfreien Kurz- und Langschläfern bleibt hervorzuheben, daß sich *beide* Gruppen im Schlaf-EEG klarer von Personen mit Schlafmangelbeschwerden unterscheiden als die sogenannten Normalschläfer. Langschläfer, die im Vergleich zu einer (schlafgesunden) Kontrollgruppe bessere Leistungen in Reaktions- und auditiven Vigilanztests aufweisen, bestärken die von moderatem Schlafmangel Betroffenen in deren Auffassung, mehr Schlaf wäre nötig, täte zumindest „gut“. Kurzschläfer, die dennoch eine überdurchschnittliche Tiefschlafmenge erreichen, illustrieren sowohl die offensichtliche, wenn auch “mechanistisch“ wenig geklärte Bedeutung des Tiefschlafs, als auch die „Intensitätsdimension“ als Möglichkeit der Schlaf-Wach-Regulation. Schlafmitteltherapie mit Benzodiazepin-Hypnotika macht – in klinisch empohlenen Dosen – aus Ein- und Durchschlafgestörten letztlich im besten Falle Quasi-Durchschnittsschläfer mit leichten – pharmakogenen – Tief- und REM-Schlafdefiziten im Vergleich zum Normalschlaf. Jedoch bleibt als pharmakotherapeutischer Effekt, daß sie nun immerhin mehr Tief- und REM-Schlaf erreichen als vorher.

4. Persönlichkeitsbedingte Schlafunterschiede und situative Schlafbedürfnisse

> If distinctive personality traits (e.g., anxiety, extroversion-introversion) were closely associated with differences in chronic sleep duration, then one would expect these to have emerged as much more consistent and robust phenomena among populations or across situations than present evidence indicates.

Mit dieser Schlußfolgerung aus einer Übersichtsarbeit von Taub et al.[161] sei ein längeratmiger Spannungsbogen abgekürzt, der sich aus einer Reihe von inkonsistenten Ergebnissen über den Zusammenhang zwischen Persönlichkeitsmerkmalen und Schlaf*dauer* – im *außer*klinischen Bereich! – aufbauen ließe.

In breiter Übereinstimmung werden jedoch Korrelationen zwischen Klagen über Ein- und Durchschlafstörungen mit „neurotischen Störungen" berichtet. Auch diese Assoziationen lockern sich erheblich, wenn auf Neurotizismus-Scores standardisierter Skalen bestanden wird, anstatt „alles einzusammeln", was mit ängstlich-nervöser Erregung bzw. psychovegetativer Aktiviertheit in Verbindung gebracht werden kann.[162] Damit verfängt sich die Argumentation freilich mit der letztlich trivialen Feststellung, daß bei erheblichem Ärger – seien die Anlässe noch so „alltäglich" – oder bei – mitunter realitätsangemesser – Angst und Furcht[163] überdurchschnittliche „Erregungsbildungen" den Schlaf stören. Kaum anders wirkt Koffein: Von paradoxen Wirkungsausnahmen abgesehen, wird das Einschlafen verzögert; und darauf folgt, – dosisabhängig(!) – im Rahmen einer unspezifischen kardiovaskulären

161 Dies., 1978, S. 9; vgl. hierzu auch Schubert, 1976, S. 168, der nach einer früheren Durchsicht von 20 Untersuchungen in diesem Punkt zu einem ähnlichem, nämlich keinem klaren Ergebnis gelangt.

162 Vgl. hierzu Schubert, a.a.O., passim.

163 Konventionell ist der Begriff „Furcht" an ein (spezifisches) Objekt gebunden; eine real „unsichere Lage" macht begleitende Angstgefühle nicht dadurch neurotisch, daß auf einen übereilte Furcht-Spezifikation verzichtet wird, d. h. keine Phobie in bezug auf eine noch unübersehbare, letztlich dominierende Wirklichkeit aus einer Reihe von gleichermaßen unerfreulichen Möglichkeiten entwickelt wird.

Stimualtion, leichter und – in bezug auf nächtliches Erwachen – eher „brüchiger" Schlaf.[164]

Einen interessanten Einblick in den Bereich möglicher Gründe für die Schwäche der populärerweise nach wie vor oft als selbstverständlich unterstellten Korrelationen zwischen Schlaf und Persönlichkeit bietet eine Untersuchung von Zorick et al.[165]: 84 Patienten, die zumindest so stark unter Schlafmangel litten, daß sie weder Aufwand noch Kosten scheuten, um eine der in den USA nicht mehr so seltenen Schlafambulanzen aufzusuchen, wurden medizinisch, psychiatrisch-psychologisch und polysomnographisch untersucht. Dadurch „zerfiel" die Gesamtgruppe differentialdiagnostisch in elf Untergruppen. Aus dem komplexen Bild, das sich dann darbot, seien an dieser Stelle nur folgende Einzelheiten ausgewählt[166]: Gegenüber einer schlafstörungsfreien Kontrollgruppe zeigten die Patienten mit „psychophysiologischen Schlafstörungen" zwar eine im EEG objektivierbare, um 48 Minuten geringere „effektive Schlafdauer" (TST) und – im Durchschnitt(!) – mehr (Score-)Erhöhungen in den MMPI-Skalen ($2,3 \pm 2,1$ vs. $0,7 \pm 1,1$); statistisch signifikant waren – verglichen mit der Kontrollgruppe – aber „nur" sowohl die um ca. zwei Stunden geringere Schlafdauer als auch die Anzahl der „Erhöhungen" in MMPI-Skalen ($4,2 \pm 2,9$ vs. $0,7 \pm 1,1$) bei der Patientengruppe, deren Persönlichkeit als psychiatrisch „signifikant" diagnostiziert wurde.

Kaum weniger Erhöhungen in MMPI-Skalen ($2,0 \pm 2,1$ vs. $2,3 \pm 2,1$) als die Patienten mit „psychophysiologischen Schlafstörungen" zeigten indes die Patienten, für deren subjektive Schlafbeschwerden sich keine Anhaltspunkte im Schlaf-EEG fanden. Ein Mittelwert von $2,0 \pm 1,6$ war allerdings auch für die Patienten zu errechnen, deren Schlafstörungen auf organische Erkrankungen zurückgeführt wurden, und die nach dem EEG immerhin rund 100 Minuten weniger schliefen als die Kontrollgruppe.

Es sollte nicht unerwähnt bleiben, daß die Patienten mit psychophysiologischen Schlafstörungen außer dem (nicht-signifikanten) 45-Minuten Unterschied in der Schlafdauer noch einen – gegenüber der Kontrollgruppe – signifikant höheren Prozentsatz des Stadiums 1 aufwiesen ($24,2 \pm 12,7$ vs. $14,3 \pm 4,9$). Hingegen war – trotz des ähnlichen MMPI-Befunds – bei den Patienten, deren Schlaf-EEG nicht als gestört erachtet wurde, neben der nahezu kontrollgruppen-identischen Schlafdauer

164 Vgl. hierzu Karacan et al., 1976a, die in dieser Studie im übrigen eine Körpertemperaturerhöhung nach Koffeingabe konstatierten.

165 Vgl. dies., 1981.

166 Die „Einzelheiten" sind a.a.O. im wesentlichen in den Tabellen 1 u. 2, S. 771f., dokumentiert.

ein ebenso wenig abweichender Anteil des Stadiums 1 zu finden. Zu den allein mit der mittleren Anzahl von Skalenerhöhungen wenig spezifizierten psychologischen „Auffälligkeiten" merken die Autoren im übrigen an, daß es sich generell und bei weitem überwiegend um Erhöhungen des Depressions-Scores handele.[167]

Zu letzterem Ergebnis kamen vorher auch Kales et al.[168] mit MMPI-Diagnosen von 124 Patienten, deren Schlafstörung als „primäre Insomnie" bezeichnet wurde. Ohne Bezug auf EEG-Befunde führte dies zu einer Reihe von Schlußfolgerungen über die typische Persönlichkeit der Schlaflosen: neurotisch depressiv, Ärger unterdrückend, unablässig sich sorgend und grübelnd.[169] Dies führe zu einem höheren physiologischen Aktivationsniveau, das den Schlaf störe.[170]

Diesem „hydraulischen" Emotionskonzept (Dreitzel) ist nicht jede Plausibilität abzusprechen. Dennoch warnen Zorick et al.[171] nicht ohne Grund vor einer „Übergeneralisierung" der Persönlichkeitsprofile einiger Patienten mit Schlafmangelproblemen, die zu dem Schluß verführen könnte, alle diese Patienten hätten Probleme dieser Art; nach der oben skizzierten Differentialdiagnose fanden sie z. B. bei Patienten mit Atemfunktionsstörungen und solchen mit „unruhigen Beinen" drastische Schlafdauerverkürzungen, aber keine Auffälligkeiten im Persönlichkeitsprofil.

So ist schließlich eine Überlegung von Taub et al. nicht ganz von der Hand zu weisen: Schlafstörungen würden wohl nicht nur durch Angst, Depressivität oder psychosomatische Übererregung verursacht; es seien auch, ohne Kovariationen prinzipiell in Frage stellen zu müssen, durchaus plausible Umkehrschlüsse denkbar.[172]

Als Zwischenergebnis zu persönlichkeitsbezogenen Schlafunterschieden ist – mit Hilfe eines Exkurses in den Bereich der Schlafstörungen – festzuhalten:

a) Nur bei psychiatrischen Patienten sind – im Vergleich zu psychisch und schlafgesunden Kontrollgruppen – drastische Abweichungen des Persönlichkeitsbildes mit ebenso drastischen (im EEG identifizierbaren) Schlafabweichungen verbunden.

---

167 Vgl. a.a.O., S. 772.
168 Dies., 1976.
169 Vgl. a.a.O., S. 1129.
170 Vgl. a.a.O., S. 1133.
171 dies., a.a.O., S. 772; vgl. wiederum die Tab. 1 u. 2 ebd.; zu Schlafstörungen bei Atemfunktionsstörungen und Restless Legs vgl. unter B.I.2 (S. 152f.).
172 Vgl. dies., a.a.O., S. 10.

b) Bei geringeren Normabweichungen in Persönlichkeitsprofilen von ansonsten körperlich gesunden Personen treten keineswegs ausnahmslos Schlafbesonderheiten auf.

c) bei körperlichen Erkrankungen, die den Schlaf – sei es durch Schmerzen oder z. B. durch vegetative Arhythmien – empfindlich stören, ist im Falle auffälliger Persönlichkeitsprofile eine sekundäre Reaktionsbildung nicht immer abwegiger als eine populäre psychosomatische Totalerklärung.

d) Außerhalb des psychiatrisch „signifikanten" Bereichs dürften die überwiegend schwach ausgeprägten Korrelationen zwischen Persönlichkeitsmerkmalen und Schlafvariablen letztlich nur mit Hilfe großer Fallzahlen und persönlichkeitstheoretisch vagen Sammelkategorien (z. B. psychovegetative Aktiviertheit) statistische Signifikanz erreichen. Die letztgenannten Bedingungen sind in den (später berichteten) großen Feldbefragungen in der Regel gegeben.

Insofern als sich hier Widersprüche zur vorherrschenden öffentlichen Meinung anbahnen, die in der (klinischen) Fachliteratur durchaus Untersützung findet, erscheint es sinnvoll, die konsistente Schwäche der statistisch ausweisbaren Korrelationen zwischen Schlaf und Persönlichkeitsparametern noch auf weiteren Wegen zu überprüfen. Zu diesem Zweck sei es dem Verfasser gestattet, die berichtete Korrelationslage an eigenem Datenmaterial nachzuvollziehen. Danach erfolgt nochmals eine Exkursion in die Klinik.

Im Rahmen einer Vergleichsuntersuchung von Morgen- und Abendtypen[173] im Hinblick auf Unterschiede in der zirkadianen Variation der Kerntemperatur, der (subjektiven) Aktivation sowie verschiedener (Test-)Leistungen füllten 20 Vpn auch eine Kurzform des Eysenckschen Persönlichkeitsinventars[174] aus (Kontrolle einer Dimensions des Einschlußkriteriums „gesund"). An fünf Versuchstagen, die sich über knapp zwei Wochen erstreckten, notierten sie weiterhin jeweils morgens Schlafqualität und „Frischegefühl" auf visuellen Analogskalen eines Fragebogens[175], der zusätzlich Angaben über Schlafenszeit, Einschlaf- und Schlafdauer sowie Aufwachen während des Schlafs abverlangte. Die höchsteKorrelation mit $r = -.66$ ($p = .001$, zweiseitig) präsentierten (bei inversen Polen) Schlafqualität und Morgenfrische. Warum sollte die retrospektive Beurteilung der Schlafqualität im Gefühlsüberschwang,

173 Vgl. Stephan und Dorow, 1985; das Versuchsprotokoll wird in Abschn. A.IV.5 näher beschrieben; Rangkorrelationen zeigen im übrigen nur unwesentlichen Abweichungen.

174 Deutsche Version von Eggert, 1974.

175 Vgl. zu den „Gütekritierien" dieses Morgenfragebogens die Angaben bei Ott et al., 1981.

frisch und erholt zu sein, auch nicht gut ausfallen, selbst wenn die Korrelationen der Schlafqualität mit Einschlaf- und Schlafdauer sowie Aufwachhäufigkeit (−0.11, 0.18, −.16)[176] kaum diesen Namen verdienen?

In einem ebenso bescheidenen Rahmen bewegen sich auch die Korrelationen dieser Schlafparameter mit den Neurotizismus- und Extraversionsscores sowie der „Lügenskala" zur Kontrolle sozial erwünschten Antwortverhaltens:

	Einschlafdauer	Schlafdauer	Aufwachhäufigkeit
Neurotizismus	−.04	−.22	−.01
Extraversion	.11	−.04	.30
„Lügenscore"	.22	.32	.07

Davon abgesehen, daß sich in den bis auf das polungsbedingte Vorzeichen identischen Koeffizienten von $r = 0.48$ für den Zusammenhang zwischen subjektiven Angaben zur Morgenfrische und Schlafqualität mit dem „Lügenscore" ($p = 0.03$) Reaktionen auf die soziale Erwünschtheit von Morgenfrische und gutem Schlaf „widerspiegeln" mögen, sind wir kaum überrascht zu vernehmen, daß die *morgens* beurteilte Schlafqualität schließlich auch in etwa demselben Ausmaß ($r = 0.51$) mit dem Score eines Fragebogens[177] korreliert, der Morgen- und Abendtypen (anhand hoher und niedriger „Punktwerte") differenziert.

Physiologische Korrelate und Dispositionen in bezug auf diese Typologie werden im nächsten Abschnitt ausgeführt.Hier ist, nachdem sich die „Schwäche" von Korrelationen zwischen Schlaf und (Fragebogen-)Persönlichkeit auch in einem willkürlich ausgewählten Datenabfall offenbarten, abermals vorzubringen, daß Persönlichkeitsprofile im Normbereich[178] wenig zur Aufklärung der individuellen Streuung von Schlafparametern beitragen. Darüber hinaus eröffnet der zu einem Replikationsversuch verwendete Datensatz einen Einblick in den Möglichkeitsbereich von anderweitigen Einflüssen auf die subjektive Einschätzung der Schlafqualität, der im weiteren Gang der Darstellung noch nachzudenken gibt.

Betrachten wir jetzt noch einmal psychiatrische Dimensionen von Persönlichkeitsvarianten. Dieser Exkurs berührt auch Unterschiede in den bevorzugte Schlafenszeiten. Es herrscht breite Übereinstimmung in der generellen Auffassung, daß Schlafstörungen bei psychiatrischen Pa-

176 Die Korrelationen dieser Schlafparameter mit der Morgenfrische zeigen nur in bezug auf die Schlafdauer eine relative Ausnahme:dieser Koeffizient beträgt −.37 (inverse Polung!), wodurch das schwache Korrelationsbild allerdings kaum erschüttert wird.

177 Vgl. Östberg, 1976.

178 Die 20 Vpn hatten im Durchschnitt folgende Socres im Normbereich: Neurotizismus = $8,7 \pm 5,3$, Extraversion = $11,3 \pm 3,6$, „Lügenscore" = $2,0 \pm 1,7$.

tienten weit häufiger zu finden sind als in der Normalbevölkerung. So kamen z. B. Sweetwood et al.[179] auf ein Verhältnis von 63 zu 20 Prozent, wenn nur Ein- und Durchschlafstörungen sowie Früherwachen ohne weitere Berücksichtigung des Schweregrades gezählt werden. Dabei waren – mit Ausnahme einer geringeren Häufigkeit von Einschlafstörungen bei Schizophrenen – keine speziellen Zusammenhänge zwischen den verschiedenen Schlafsymptomen und den psychiatrischen Diagnosen zu erkennen. Hingegen wußten Stonehill et al.[180] in bezug auf extreme Ausprägungen von psychiatrisch behandlungsbedürftigen Persönlichkeitsverfassungen ein jeweils „typisches" Schlafverhalten zu berichten. Bei einem generell auf ein Mittel unter sieben Stunden verkürzten Schlaf zeigten sich – vor allem während akuter Krankheitsphasen – nicht zuletzt Unterschiede in der tageszeitlichen Lage der Schlafepsioden: frühes Schlafengehen und frühes Erwachen bei tiefer Traurigkeit; spätes Schlafengehen und spätes Erwachen bei großer Angst. Während im weiteren bei (unspezifischer) Anspannung zwar verzögerter, danach aber relativ guter Schlaf zu beobachten war, traten die größten Schlafstörungen im Zusammenhang mit Ärger auf. Letzteres ist nach der bisherigen Erörterung in der Tat nichts grundsätzlich Neues mehr. Eine „Feinheit", die beim Wegfall sozialer und beruflicher Verpflichtungen in der psychiatrischen Klinik offener zutage trat, ist die Kovariation der bevorzugten tageszeitlichen Lage des Schlafens mit unterschiedlichen, in diesem Falle deutlich persönlichkeitsdisponierten Stimmungslagen.

Wären nun, im Hinblick auf die Bevorzugung früher und später Schlafenszeiten, alle Morgentypen unablässig extrem traurig und alle Abendtypen ständig in panischer Angst[181], könnten diese Beobachtungen über Schlaf- und Persönlichkeitsverfassungen umstandslos als generelle „Tendenzen" in den Alltag der Bevölkerung hineinverlängert werden. Belassen wir es dabei, solche Tendenzen mit noch ungeklärten Einschränkungen als nicht völlig kontraintuitiv von der Hand zu weisen, und damit, die Kliniken verlassend, auf situative Schlafbedürfnisse und -erfordernisse im Alltag der Normalbevölkerung überzuleiten.

Im Rahmen seiner über Jahre hinweg aufrechterhaltenen, weit ausholenden Suchaktion in bezug auf die Funktion des Schlafs hat Hartmann in Zusammenarbeit mit Brewer[182] auch zwei Stichproben von je etwa 250 Personen nach unterschiedlichen Schlafbedürfnissen im Zusammenhang

179 Vgl. dies., 1976, vgl. insbes. Tab. 1, S. 375; Altersangaben a.a.O., auf S. 374.

180 Vgl. dies., 1976, vgl. insbes. S. 390f.

181 Kerkhof, 1985, S. 84, zitiert Beobachtungen von Wuth (1931), daß in Fällen depressiver Erkrankung morgenaktiver Patienten ein Verschiebung zum „Abendtypen" hin erfolgte.

182 Vgl. dies., 1976.

mit verschiedenen Situationen und „Wechselfällen" des Lebens befragt. Das Ergebnis war bei Universitätsmitgliedern und zufällig mit einer Wählerliste ausgewählten Personen konsistent und klar: Nur für Zeiten, „in denen alles glatt läuft" (times when everything is going well) empfinden die Befragten ein geringeres Schlafbedürfnis als gewöhnlich; bei Berufswechseln, verstärkter physischer Beanspruchung,vermehrter geistiger Arbeit, bedrückter oder aufgebrachter Stimmung sowie anderweitig bedingter Streßperioden sei das Gegenteil der Fall.[183] Da längerer Schlaf unausweichlich zu einer überproportionalen Vermehrung des Stadiums REM führt, schien damit wieder ein „Beweis" für die besondere Rolle dieses Schlafstadiums für die Problemverarbeitung gestreßter Persönlichkeiten erbracht. Auf die empirisch nicht haltbare Überschätzung des Erholungswerts REM-Schlafs – als bloße Summe – wurde bereits hingewiesen.[184] Im übrigen ist nicht zu bestreiten, daß mit erhöhten Anstrengungen, die neue oder schwierige Situationen erfordern, ein größeres Schlafbedürfnis einhergehen dürfte.

Kurz vor deren Fertigstellung erschien jedoch eine Arbeit von Hicks und Garcia[185], die dies im doppelten Sinne aufhebt: 30 Vpn führten über vier Monate lang Schlaf- und Streßtagebücher, aus denen zu ersehen war, daß während Zeiten unter *großem* Streß im Mittel um ca. eine Standardabweichung weniger als durchschnittlich an unbelasteten Tagen geschlafen wurde. Danach erhöhte sich die Schlafdauer vorübergehend auf ein Niveau, das um etwa eine halbe Standardabweichung über dem streßfreier Zeiten lag. Bei *geringem* Streß erhöhte sich jedoch die gewohnte Schlafdauer, um danach wieder auf ihr Normalmaß zurückzufallen.

Einfache Erklärungen könnten lauten: Etwas Streß erschöpft und ermüdet mehr, so daß, wenn es die Gesamtsituation noch erlaubt, etwas mehr geschlafen wird, sei es auch nur prophylaktisch auf Grund der Annahme, sich dadurch besser erholen zu können. Wer hat aber schon die Zeit, viel zu schlafen, wenn er sich in äußerstem Streß befindet? Solche ungewollten Schlafverkürzungen führen allemal zu mehr Müdigkeit, die sich in einem stärkeren Schlafbedürfnis niederschlagen dürfte.

Wer gerät nie in Streßsituationen, obgleich sein skaliertes Persönlichkeitsprofil – sei es noch so „labil" – doch konzeptionsgemäß relativ stabil bleiben muß; und selbst wenn die konzeptuell lizensierten Stimmungsschwankungen jeweils andere Modifikationen des Schlafverhaltens nahelegten: Lassen dies dann auch die aktuellen Situationsumstände zu?

183 Vgl. a.a.O., insbes. Tab. 1 u. Abb. 1 auf S. 278f.
184 Vgl. dazu die Ausführungen auf S. 56.
185 Vgl. dies., 1987, insbes. Tab. 1, S. 45.

So mag es – bei der Vielzahl möglicher Konstellationen von Persönlichkeitsdispositionen und situativen Umständen des sozialen Alltags – auch weiterhin schwierig bleiben, Schlaf und Persönlichkeit im Normbereich zu typisieren.

5. Schlaf- und Tagesmüdigkeitsunterschiede zwischen Morgen- und Abendtypen

Wenn in der wissenschaftlichen Literatur von den dort überwiegend so genannten Morgen- und Abendtypen[186] die Rede ist, erfolgt oft ein erläuternd gemeinter Hinweis auf den den volkstümlichen Vergleich mit Lerchen und Eulen.[187] Nun, Lerchen sind in der Tat „Frühaufsteher", Eulen hingegen nicht nur abend-, sondern nachtaktive Vögel, und zwar jeweils aus guten Gründen.

Für Lerchen dürfte das Würmersuchen nachts kaum von vergleichbarem Erfolg gekrönt sein. Hingegen wäre das Hauptgeschäft der Eulen, nachtaktive Nager zu fangen, nur mit erheblichen Effizienzeinbußen als Tagwerk zu gestalten, weil sich diese Beutetiere zur Tagesruhe bekanntermaßen „in ihre Löcher verkriechen". So versäumen Eulen in der Tat nichts, wenn auch sie tagsüber, in Bäumen versteckt, schlafen, um sich nachts dann zum Raubflug zu erheben – zumal sie dank ihres ausgezeichneten Gehörs Sichtbehinderungen bestens kompensieren können. Für Lerchen erscheint es dagegen sinnvoll, zumindest „gut angepaßt", wenn sie sich – als Bodenvögel – frühzeitig auf die Beine machen, um, im Fluge singend, nicht nur die Herzen der Morgenmenschen zu erfreuen, sondern auch die sich in ihrer näheren Umgebung anbahnenden Tagesaktivitäten auszukundschaften.

186 Dem hinteren Lexem des Kopulativs, „Typ" oder „Mensch", entsprechen im Englischen – mit gewissen Konnotationsunterschieden – „type" oder „subject" bzw. „people". Auf eine „Eindeutschung" des z. B. von Moog, 1981, extrahierten und von „Neurotizismus" separierten Faktors „Morning-/Eveningness" wurde bislang verzichtet – diese Wortschöpfung soll auch im Englischen stilistisch etwas schwer verdaulich sein.

187 So z. B. bei Webb und Bonnet, 1978; „owl" und „lark", im Nordamerikanischen „übertragbar", werden im Englischen kaum in dieser Bedeutung verwendet; man spricht von „early birds" – und schweigt höflich über das Gegenteil. Das Pendant zur „Morgenstund'", der „Gold im Mund'" zugespochen wird, lautet: „The early bird catches the worm". „Early to bed and early to rise, makes a man healthy, wealthy and wise" (John Clarke, 1639), wurde wiederum von Benjamin Franklin nach Nordamerika importiert, vgl. Evans, (1904) 1978, S. 51. Neben einer bekannteren Persiflage auf „Early to bed . . . ", „. . . makes you miss all the regular guys" existiert auch: „The early worm is caught by the bird".

Im Humanbereich finden sich in bezug auf Umwelt und Ernährung keine vergleichbar ausgeprägten, existentiellen Zwänge zu einer derart starr fixierten Konzentration der Aktivität auf bestimmte Tageszeiten. Unterschiede in der Organaussattung (z. B. des Gehörs) liegen jenseits der üblichen biologischen Variabilität innerhalb einer Spezies ebenfalls nicht vor. Der Vergleich von Morgen- und Abendtypen mit Tag- und Nachtvögeln ist letztlich nicht mehr als ein Bild für die einfache Tatsache, daß manche Menschen lieber früher, andere lieber später aufstehen bzw. schlafengehen, wenn sie die Wahl haben. Eine gewisse Variabilität der zirkadianen Phasenlagen ist allerdings innerhalb aller Spezies zu beobachten.[188] Morgen- und Abendtypen unterscheiden sich primär in der Hinsicht, daß sie sich generell entweder in der ersten oder zweiten Tageshälfte frischer, wohler und leistungsfähiger fühlen. Demgegenüber erscheint ein durchschnittlicher Unterschied von ein bis zwei Stunden in den Schlafenszeiten (vgl. unten) eher sekundär. Beides führt jedoch bei den Abendtypen nicht selten zu Anpassungsschwierigkeiten in bezug auf den Standardarbeitstag.

Allerdings zeigte sich auch, daß ausgeprägte Morgentypen, die in Wechselschichtsystemen arbeiten, größere Anpassungsprobleme bzw. gesundheitliche Beschwerden hatten.[189] Ohne diese arbeitsmedizinisch „aufsehenerregende“ Problematik wäre das Wiederaufleben von Untersuchungen über Morgen- und Abendtypen in den letzten Jahren kaum denkbar gewesen. In solchen Untersuchungen kamen Östberg und Nicholl[190] wie Hildebrandt und Strattmann[191] u.a. zu dem Ergebnis, daß die Amplitude der zirkadianen Körpertemperaturrhythmik im Durchschnitt bei Abendtypen größer ist.[192] In den Abbildungen dieser Arbeiten deuteten sich des weiteren Tagestypunterschiede im zirkadianen Verlauf der Körpertemperatur an. Aus diesem Anlaß rechnete Kerkhof[193] in einer Übersichtsarbeit quer und erhob folgenden Befund: Die Unterschiede zwischen den gewohnten Schlafenszeiten von Morgen- und Abendtypen liegen im

188 Vgl. dazu z. B. Aschoff und Wever, 1966, die das bei (isolierten) Buchfinken demonstrierten, und in diesem Falle in eine belegbare Beziehung zu der Variabilität der endogenen Perioden „freilaufender“ Ruhe-Aktivitäts-Rhythmen bringen konnten.

189 Vgl. dazu Folkard et al., 1985, insbes. S. 47f. (Übersicht zu Schichtarbeitsproblemen), sowie (zur experimentellen Grundlagenforschung) Wever, 1980, mit einer Bemerkung zum mutmaßlich stärker ausgeprägten Jet-lag bei Morgentypen (a.a.O., S. 325).

190 Vgl. dies., 1973.

191 Vgl. dies., 1979.

192 Kurz darauf konnten Reinberg et al., 1984, darlegen, daß Schichtarbeit generell – d. h. nicht zuletzt, altersunabhängig – bei größerer Temperaturamplitude besser toleriert wird.

193 Vgl. ders., 1985, S. 91.

Mittel der Studien bei nur 80 Minuten im Vergleich mit den Zeitspannen zwischen den Maxima der Körpertemperatur (121 Min.) und der maximalen subjektiven Aktiviertheit (171 Min.). Ein 16-Minuten-Plus auf dem Schlafdauerkonto der Morgentypen bieten hierfür keine ausreichende Erklärung.

Im selben Jahr konnten der Verfasser und Dorow[194] zur Klärung der Sachlage beitragen. Zumal darüber bislang nur eine Kurzveröffentlichung erschien, sei dieser Versuch hier etwas näher beschrieben, dessen Anordnung und Meßaufwand ein paar Differenzierungen der in der Literatur diskutierten Problemlage ermöglicht. Es wurden je zehn männliche Probanden gesucht, die sich selbst global als Morgen- oder Abendtypen einschätzen, die im Tagestyp-Fragebogen von Östberg[195] Scores über 58 bzw. unter 42 erzielten und der Studie nicht erheblich an ihrem bevorzugten Aktivitäts- und Schlafrhythmus gehindert waren.[196] Im Prinzip war folgender Testablauf vorgegeben: Von acht Uhr morgens bis elf Uhr abends unterzogen sich die Vpn in viertelstündigem Abstand einer ca. zehnminütigen Testreihe, die (mit Pausen von ca. fünf Minuten) insgesamt 70 mal zu absolvieren war. Die Testreihe umfaßte die Aufgaben: Umstecken von 25 Metallstiften auf einer an beiden Seiten perforierten Platte („hin und zurück" mit der dominanten Hand, was ca. eine halbe Minute dauerte); fünf Minuten lang addieren und subtrahieren (Pauli-Test, „ohne Gedächtnis"). Diese Aufgaben wurden vor Versuchsbeginn bis zur „blinden" Routine geübt (Instruktion: So schnell und so fehlerlos, wie möglich!). Während des Versuchs wurden stündlich in den Pausen visuelle Analog-Skalen ausgefüllt (100 mm lang). Wir konzen-

---

194 Vgl. dies., 1985; Zielsetzung dieser Studie war, die in der Arzneimittelforschung immer noch weitestgehend unberücksichtigten Einflüsse der individuellen Ausprägung psychophysiologischer Zirkadianrhythmen auf die therapeutisch letztlich nur individuell interessante Wirkung – und Nebenwirkungen – für konventionelle Parameter in Psychopharmaka-Studien zu evaluieren. Kontinuierliche Aufzeichnungen der Kerntemperatur waren dabei primär der erwartbaren Skepsis „gewidmet", die gegenüber von möglicherweise noch so deutlichen Unterschieden in „bloß" psychologischen Zielvariablen, d. h. Selbstbeurteilungen und motivationsabhängigen Testleistungen, verbleiben könnten. Vgl. dies., 1986, zur experimentellen Demonstration der Einflußfaktoren Modulation „Tageszeit" und „Tagestyp" am Beispiel der sedierenden (Begleit-)Wirkung eines Antidepressivums.

195 Vgl. ders., 1976.

196 Mit einer Langzeitstudie an 375 Stahlarbeitern konnten Torsvall und Åkerstedt, 1980, demonstieren, daß sich das Selbstkonzept bzw. die bevorzugte tageszeitliche Lage von Aktivität in Tagesschichtzeiten auch nach über einem Jahr Wechselschicht kaum verändert; dennoch wäre es unsinnig, Vpn in eine solche Studie aufzunehmen, die z. B. durch extrem gegenläufige Arbeitszeitanforderungen mit ihrem bevorzugten Rhythmus „auf Kriegsfuß stehen".

trieren uns hier auf die mit den (invertierten) Polen „erschöpft vs. frisch" und „hellwach vs. schläfrig". Während des Versuchs trugen die Vpn eine Rektalsonde, mit der die Kerntemperatur im Ein-Minuten-Intervall aufgezeichnet wurde. Der schallgedämmte Testraum war klimatisiert, fensterlos und konstant beleuchtet. In den Pausen war freie Konversation mit den Testern möglich, die eine Vp jeweils über alle Tageszeiten hinweg betreuten. An den Versuchstagen war auf Koffein und Alkohol zu verzichten.

Wäre diese 15-stündige Testprozedur an einem Tag erfolgt, hätten sich Ermüdungserscheinungen mit den auch nach gründlicher Vorübung unvermeidbaren Lerneffekten so stark vermischt, daß tagestypspezifische Tagesverläufe nur mit großen Einschränkungen interpretiert werden könnten. Größeren Meßintervallen wären wiederum Feinstukturen der Verläufe zum Opfer gefallen. Aus diesen Gründen wurde so vorgegangen: Die 15 Teststunden wurden in Form von Drei-Stunden-Sitzungen auf fünf Tage mit jeweils einem Tag Unterbrechung verteilt. Jeweils zwei Vpn der beiden Tagestypgruppen starteten mit einem der fünf Tageszeitblöcke und fuhren an den folgenden Versuchstagen nach dem Prinzip eines zyklischen Quadrats fort (im Uhrzeigersinn). Vor der „Frühsitzung" schliefen alle Vpn im Labor. Die Kerntemperatur konnte so über volle 24 Stunden aufgezeichnet werden. Die Sonde wurde jeweils eine Stunde vor Aufzeichnungsbeginn gelegt, um die dadurch bedingte, künstliche Temperaturerhöhung zu reduzieren.

Am Morgen jedes Versuchstages füllten die Vpn einen Schlaf-Fragebogen[197] aus, der, für jede Vpn über fünf Tage gemittelt, neben die trivial bimodal verteilten Tagestyp-Scores gestellt, folgende Gruppenunterschiede in den Mittelwerten (± Standardabweichungen) erbrachte:

Parameter	Morgentypen (N = 10)	Abendtypen (N = 10)
Tagestyp-Score	64,1 ± 8,1	33,6 ± 7,8
Schlafenszeit	23.32 Uhr ± 27′	1.36 Uhr ± 67′
Aufstehzeit	7.05 Uhr ± 23′	8.53 Uhr ± 12′
Schlafqualität*	68 ± 17 mm	57 ± 11 mm
Morgenfrische**	34 ± 22 mm	48 ± 08 mm
Schlafdauer	6 h 59′ ± 35′	6 h 32′ ± 34′
Einschlafdauer	15 ± 9 Min.	27 ± 17 Min.
Aufwachhäufigkeit	0,92 ± 0,7	1,00 ± 0,9

* 100 mm = „gute", 0 mm = „schlechte" Nacht; ** 0 mm = „wundervoll" frisch und energiegeladen, 100 mm = schrecklich müde und lustlos.

197 Vgl. Ott et al., 1981.

Der durch die Bildung der Versuchsgruppen konstruierte extreme Unterschied in den Tagestypscores findet seinesgleichen nur im Zwei-Stunden-Versatz der Schlafens- und Aufstehzeiten. Die effektive Schlafdauer (Bettliegezeit minus Einschlafdauer und nächtliche Wachzeiten)[198] ist in Übereinstimmung mit der von Kerkhof (aus vier Studien) errechneten Richtung bei den Morgentypen um 27 Minuten länger. Mit einer längeren Einschlafzeit bei den Abendtypen ergibt sich jedoch für die Differenz der Bettruhezeit praktisch derselbe Wert, den Kerhof bestimmte (17 vs. 16 Min. „Überhang" bei den Morgentypen).

Ob die besser eingeschätzte Morgenfrische und Schlafqualität bei den Morgentypen allein auf die Unterschiede in der Einschlaf- und Gesamtschlafdauer zurückzuführen ist, bleibt durchaus offen. Im vorangegangenen Abschnitt wurde mit den Daten aus dieser Studie schon berichtet, daß die Schlafqualität stärker mit der Morgenfrische ($r = 0.66$) korreliert als mit den anderen Schlafparametern ($r_{max} = \pm 0.18$). Im statistischen Gruppenvergleich mit dem Mann-Whitney U-Test zeigen sich freilich nur für die Tagestyp-Scores sowie für die Schlafens- und Aufstehzeiten p-Werte unter 0.001. Die anderen Unterschiede sollten mit p-Werten um 0.10 nicht überbewertet werden.[199]

Aus Abb. IX (Folgeseite) ist bei einer ersten Betrachtung der Grobverläufe zu ersehen, daß sich Morgen- und Abendtypen – unter identischen Versuchsbedingungen – eher durch inverse als bloß „verschobene" Tagesverläufe ihrer (Tages-)Schläfrigkeit, ihres Frischegefühls sowie ihrer (Test-)Leistungen unterscheiden. Die Tagestypunterschiede in den Tagesverläufen kamen auch in einem „konservativen" statistischen Prüfverfahren[200] zum Ausdruck. Die Versuchsgruppen sind mithin nicht hinreichend als Früh- und Spätschläfer definiert. Vielmehr liegt eine inverse Verteilung der Tagesfrische bzw. der Müdigkeitsempfindungen über die gesamte Wachepisode vor. Zwischen den subjektiven Aktivationsverläufen und den jeweiligen Testleistungen herrscht zwar eine komplexe Beziehung; auch in dieser Hinsicht stellt sich aber kein bloßer Zeitversatz der Tagesgänge dar, wie er in den Unterschieden der Schlafenszeiten eine einfache Erklärung finden könnte.

---

198 Vgl. zur Definition der TST (Total Sleep Time) auch S. 26.

199 Dies gilt auch für die Unterschiede zwischen Pearson- und Rangkorrelationen im Hinblick auf die z.T. durchaus nicht annähernd normal verteilten Parameter.

200 Es handelte sich um eine gemischte, dreifaktorielle, Varianzanalyse (Regressionsansatz) mit den F-Tests Tagestyp/Vpn, Tageszeit/Restfehler, (Interaktion) Tagestyp x Tageszeit/Restfehler. Dr.K.Fichte möchte ich an dieser Stelle für seine in dieser Angelegenheit engagierten biometrischen Bemühungen danken; p-Werte für diese Tests werden auf S. 73 spezifiziert.

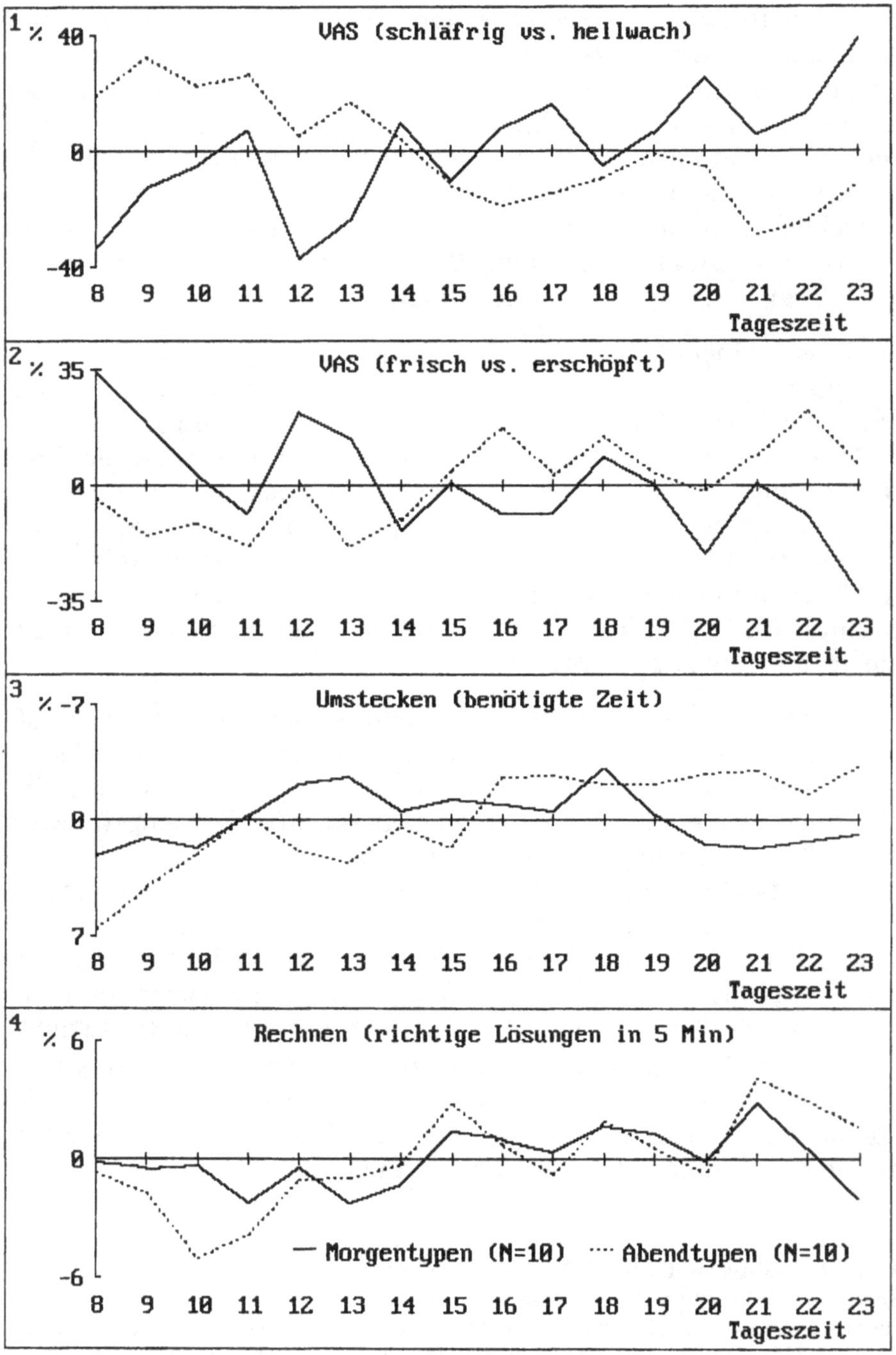

Abb. IX: Tagesverläufe der Stundenmittel von Umsteck- und Rechenleistungen sowie des stündlich eingeschätzten Frischegefühls und der Schläfrigkeit als prozentuale Abweichungen vom je weiligen Tagesmittel der Tagestypgruppen. Modifiziert nach Stephan und Dorow, 1985, S. 235.

Jeweils für sich genommen, lassen die dreistündigen Tageszeitblöcke (8–11 Uhr usw.) weiterhin erkennen: Von frühmorgens bis in den Vormittag hinein zeigen auch die Morgentypen eine deutliche Ermüdung gegen Ende der Dauertestsitzung, ohne daß ihre Leistungen davon einschneidend berührt werden. Spätabends ist freilich eine noch steilere Ermüdungskurve zu beobachten, von der auch die Rechenleistung in Mitleidenschaft gezogen wird, während die Umsteckgeschwindigkeit in diesem Zeitabschnitt schon durchweg langsam ist. Die Abendtypen erreichen ihr maximales Aktivations und Leistungsniveau in der Tat erst abends und können es im großen und ganzen auch bis zum Ende der spätesten Dauertestsitzung halten. Am Vormittag fühlen sie sich fast konstant müde. Dabei zeigt ihre Handgeschicklichkeit einen deutlichen Aufwärts -, die Rechenleistungen allerdings einen Abwärtstrend.

In keinem der Parameter jedoch war in dem genannten varianzanalytischen Modell ein Unterschied in den Tagesdurchschnittswerten signifikant. Für die Idee einer insgesamt größeren Frische der Morgentypen ergab sich $p = 0.20$; dem steht ein besserer Tagesdurchschnitt der Abendtypen im Umstecken gegenüber ($p = 0.29$). Hingegen variierten die p-Werte für die (tagestypunabhängigen bzw. -übergreifenden) Tagesverläufe zwischen 0.00 (Umstecken) und 0.05 (Rechnen). Die Unterschiede in den Tagesgängen zwischen Morgen- und Abendtypen spiegeln sich in p-Werten zwischen 0.00 und 0.02; hier schert lediglich die Rechengeschwindigkeit ($p = .94$) aus, die auch in Abb. X die geringsten Tagestypunterschiede aufweist.

Die Kerntemperaturverläufe in Abb. X (Folgeseite) verleihen diesem Gesamtbild schließlich einen verläßlichen physiologischen Rahmen. Mit etwas Mühe läßt sich zunächst eine Drei-Stunden-Differenz in der Tageszeit des jeweiligen Maximums als Ergebnis verzeichnen. Damit hätten sich zunächst die in der Literatur berichteten Verhältnisse replikativ hergestellt: Der Zeitversatz der Temperaturmaxima ist größer als der Unterschied in den Schlafenszeiten; beide werden durch die Zeitspanne zwischen den Maxima des subjektiven Frischegefühls noch übertroffen.Schließlich ist auch die Temperaturamplitude bei den Abendtypen etwas größer. Weit auffälliger ist jedoch der erhebliche Zeitverzug von sechs Stunden zwischen den Temperaturminima während des Schlafs, der allerdings von dem Maxima-Unterschied von 14 Stunden, wie er für das Frischegefühl und die Tagesmüdigkeit zu beobachten ist, noch weit überragt wird.

Soweit in der Literatur überwiegend geringere Unterschiede zwischen Morgen- und Abendtypen berichtet sind, dürfte dies teilweise auf weniger extreme Vergleichsgruppen zurückzuführen sein. Die mittleren Tagestypscores dieser Studie liegen jedoch nur nahe bei den, aber nicht

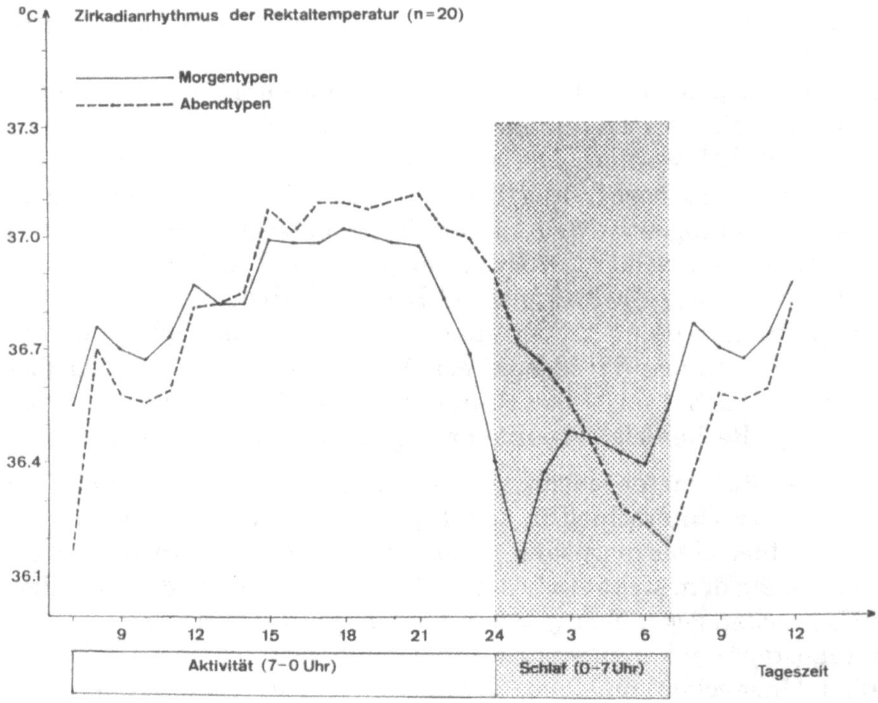

Abb. X: Zirkadiane Kerntemperaturverläufe von Morgen- und Abendtypen modifiziert nach Stephan und Dorow, 1985.

in den Extrembereichen der Östberg-Skala. So könnten die Beobachtungen geringerer Unterschiede auch durchaus mit der einfachen Tatsache zu tun haben, daß zur Bestimmung von Phasenunterschieden in physiologischen und psychologischen Parametern eine relative Vielzahl von von Meßzeitpunkten erforderlich ist, was nur bedingt durch Modellkurvenanpassungen „auszugleichen" ist. Dies wird vor allem dann zu einem Unschärfeproblem, wenn den gesamte Schlaf modellhaft überbrückt wird, um ihn nicht mit in den Vergleichsstudien meist praktizierten Oraltemperaturmessungen zu stören.

Die vor allem während des Schlafs ausgeprägten Unterschiede im Temperaturverlauf zwischen Morgen- und Abendtypen führen zu folgenden Überlegungen: Bei einer so konsistent, d.h. nicht nur überwiegend absteigenden Schlaftemperatur müßten Abendtypen dazu tendieren, länger zu schlafen, wenn es ihre Alltagspflichten erlaubten. Hingegen dürften Morgentypen, die – im Gegensatz zu einer im vorangegangenen portraitierten Versuchsgruppe von Kurzschläfern – schon als

Frühschläfer bei überwiegend aufsteigender Temperatur schlafen, zu einem eher kurzen Schlaf neigen.

Die Literaturlage ist in diesem Falle etwas spärlich. Bislang liegen nur zwei Studien vor. Foret et al.[201] verglichen die Schlaf-EEG-Aufzeichnungen von fünf Morgen- und vier Abendtypen, deren mittlere Schlafenszeiten aus Fragebogendaten über zwei Wochen fast minutengleich mit den oben nach eigenen Daten ermittelten sind; auch die Streuungen sind ähnlich, jedoch so verteilt, daß die Schlafenszeiten der Morgentypen in diesem Falle stärker als die der Abendtypen variieren. Konsistent ist jedoch eine geringere Schlafdauer der Abendtypen im Alltag.[202]

Bei der Berücksichtigung der gewohnten Schlafenszeiten gingen diese Autoren nicht sehr weit; der Beginn der Schlafableitungen differierte im Mittel nur um eine halbe Stunde zwischen Morgen- und Abendtypen (23.30 h vs. Mitternacht). Die Schlaftemperaturverläufe unterschieden sich in dieser Studie letztlich nur dadurch, daß die Nachttemperatur der Abendtypen etwas steiler abfiel. Auch die Morgentypen zeigten einen klaren „Abwärtstrend".[203] Über die Schlafparameter sagen die Autoren (bei Gruppengrößen unter $N = 6$!) lediglich aus, daß keine signifikanten Gruppenunterschiede zu finden waren.

Als beide Gruppen, in einem anderen Teil des Experiments, nach nächtlichem Schlafentzug frühmorgens ins Bett gingen, war allerdings bei den Morgentypen aufsteigende, bei den Abendtypen absteigende Temperatur zu registrieren.[204] Dabei schliefen die Morgentypen dann kürzer, leichter und akkumulierten weniger REM-Schlaf. Eine Schlußfolgerung lautete: Morgentypen haben größere Schwierigkeiten, ihren verlorenen Nachtschlaf frühmorgens beginnend nachzuholen.[205] Dieser Schluß ist mit den Prinzipien der Schlafregulation gut vereinbar, die sich in diesem Falle in einem (hypothetischen) Konflikt befinden: die homöostatische Kompensation des entzogenen Schlafs liegt aktivationsrhythmisch „ungünstig"; die selbst ohne Schlaf allmählich wieder ansteigende Vigilanz „stört" den Schlaf, wenn auch nicht bis zum Aufwachen in eine schlafentzugsgemäße Tagesmüdigkeit. Die Frage von Tagestypunterschieden im Nacht-Schlaf-EEG blieb jedoch ungeklärt.

Während Foret et al. eine unter anderen Zielsetzungen durchgeführte Studie nachträglich unter dem Gesichtspunkt von Tagestypen reanaly-

201 Vgl. dies., 1985.
202 Vgl. a.a.O., S. 312.
203 Vgl. a.a.O., S. 316 (Abb. 2).
204 Vgl. a.a.O., S. 317 (Abb. 3).
205 Vgl. a.a.O., S. 314.

sierten[206], führten Stephan et al.[207], von wenigen Ausnahmen abgesehen, mit jeweils sieben wie oben definierten Morgen- und Abendtypen ein neues Schlafexperiment durch. Dabei blieb – bei tatsächlich freier Wahl der Schlafenszeit – die für Alltagsbedingungen evaluierte Zwei-Stunden-Differenz erhalten. Der nächste Vormittag war freizuhalten, um unbegrenztes Ausschlafen bzw. spontanes Erwachen zu gewährleisten.

Mit der Einschränkung einer Teilidentität der Vpn mit denen der oben genannten Studie von Stephan und Dorow ist Abb. XI eine Replikation des inversen Schlaftemperaturverlaufs bei Morgen- und Abendtypen zu entnehmen. Der Phasenunterschied der Temperaturminima von diesmal nur fünf Stunden beträgt in Relation zum Schlafbeginn aber immer noch drei Stunden. Die Temperaturniveaus unterscheiden sich in den beiden ersten und letzten Schlafstunden jeweils signifikant nach dem U-Test (p = 0.02 und kleiner). Hypothesenkonform schlägt sich eine raschere Akkumulation des REM-Schlafs bei aufsteigender Temperatur in einem ebenfalls signifikant höheren (addierten) REM-Anteil der dritten und vierten Schlafstunde nieder (p = 0.03). Hingegen erreichte der für auf- vs. absteigende Temperatur ebenfalls erwartungskonforme Unterschied in der mittleren Schlafdauer von immerhin rund einer Stunde nicht die veranschlagte Signifikanzgrenze von alpha = 0.05; der p-Wert liegt bei 0.12, wenn die effektive Schlafzeit zugrunde gelegt wird. Mit der Länge der Schlafepisode (plus Einschlafdauer und kurze nächtliche Wachzeiten) fällt der p-Wert auf die Signifikanzgrenze. Die letztere Definition der Schlafepisodenlänge liegt auch der Mehrzahl der aus „zeitfreien“ Versuchen berichteten Schlafdauerunterschiede zugrunde. Bleiben wir dennoch dabei, daß sich Unterschiede in der „spontanen“ Schlafdauer zwischen Morgen- und Abendtypen bislang empirisch nur klar angedeutet, aber noch nicht als replizierbarer Befund erwiesen haben.

Aus der nachstehenden Tabelle ist zu ersehen, daß der Schlaf der Abendtypen zwar im Mittel um ca. eine knappe Stunde länger war; daß dieses Schlaf-Surplus aber im wesentlichen nur aus den Leichtschlafstadien 1 und 2 besteht. Im übrigen benötigten die Abendtypen etwas mehr Zeit zum Einschlafen, ohne daß aber bei einem Mittelwert von 19 Min. schon der Gedanke an Einschlafstörungen aufkäme. In Abb. XI sehen wir, daß sie weiterhin in der ersten Schlafstunde (nach dem Einschlafen) weniger Tiefschlaf akkumulierten; in der sechsten Schlafstunde deutet sich dann eine Art Nachholbedarf an.

---

206 Es handelte sich ursprünglich um eine Studie über Kurz- und Langschläfer, von der (auf S. 66) in dieser Arbeit unter Benoit et al., 1981, schon die Rede war.
207 Vgl. dies., 1986.

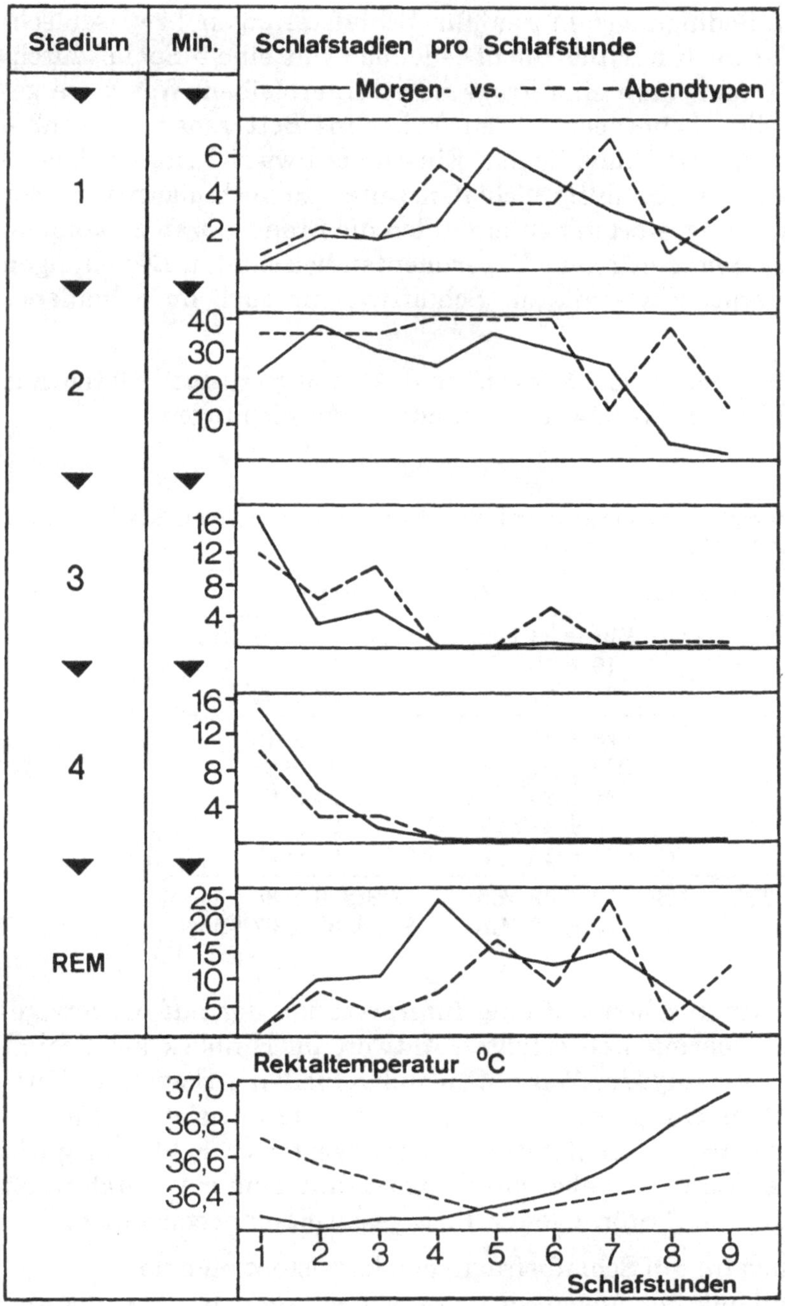

Abb. XI: Mediane der Schlafstadienanteile (Minuten) und mittleres Kerntemperaturniveau (°C) pro Schlafstunde bei Morgen- und Abendtypen (N = 14) nach freigewählter Schlafenszeit (Mediane: 24.13 vs. 1.58 Uhr); modifiziert nach Stephan et al., 1986.

In bezug auf Bedingungsfaktoren für Schlafstörungen bzw. schlechten Schlaf oder auch nur für Unzufriedenheit mit einem Schlaf durchschnittlicher Dauer kann eine Frage nicht unterbleiben: Was wäre gewesen, wenn die Abendtypen hätten früher ins Bett gehen müssen? – Wären dann nicht die „künstlichen" Einschlafschwierigkeiten aufgetreten, die mit den freigewählten Schlafenszeiten zu verhindern versucht wurden, um mit ungestörten Schlafprofilen die Frage klären zu können, ob sich die aus den „zeitfreien" Experimenten berichteten Beziehungen der Kerntemperaturrhythmik zur Schlafstruktur auch im Schlaflabor zeigen?

Schlaf-EEG-Parameter von Morgen- und Abendtypen nach Daten aus Stephan et al., 1986 (Mittelwerte ± Standardabweichungen):

Schlaf-EEG-Parameter von Morgen- und Abendtypen nach Daten aus Stephan et al., 1986 (Mittelwerte ± Standardabweichungen):

Variable	Morgentypen (N = 7)	Abendtypen (N = 7)
„Licht aus"	24.16 Uhr ± 34 Min.	2.04 Uhr ± 55 Min.
Einschlafdauer	10 ± 10′	19 ± 12′
REM-Latenz	87 ± 37′	112 ± 33′
Summe Stadium 1	28 ± 12′	34 ± 12′
2	243 ± 37′	292 ± 66′
3	37 ± 20′	34 ± 6′
4	28 ± 17′	22 ± 21′
REM	94 ± 14′	99 ± 32′
Schlafdauer (TST)	7 Std. 10 ± 49 Min.	8 Std. 0 ± 88 Min.
Bettliegezeit	7 Std. 23 ± 58 Min.	8 Std. 33 ± 67 Min.

Beschränken wir uns hier auf eine Interpretation der auf die letztgenannte Frage experimentell erteilten Antwort im Hinblick auf Schlafprobleme von Abendtypen: Wenn dem individuellen zirkadianen Temperaturverlauf „nachgegeben" wird, ist zwar trotz eines relativ hohen Temperaturniveaus am Schlafbeginn ein ungestörter Schlaf möglich; ein Schlafdauertribut wird aber physiologisch-autonom entrichtet, wenn dem keine „exogenen" Störungen, z. B. Tageslärm, entgegenstehen.

Insofern als sich nun in Schlafbefragungen konsistent eine im Alltag geringere Schlafdauer der Abendtypen abzeichnet, können wir kaum umhin, bei dieser Population einen dauerhaften Konflikt zwischen Schlafbedürfnis und tatsächlicher Schlafdauer zu vermuten. Selbst wenn ein Ausschlafen bis zur Erfüllung des etwas ausgeprägteren Schlafbedürfnisse möglich ist, mag die für Abendtypen charakteristisch reduzierte Vigilanzlage – über einen langen Zeitraum bis zum kompensatorischen

Höhenflug am Abend – kaum den Eindruck eines guten Schlafs nahelegen.

Die physiologischen Dispositionen für die Verteilung der individuellen (Extrem-)Phasenlagen im 24-Stunden-Rhythmus wurden verschiedentlich in Zusammenhang mit mutmaßlich kürzeren oder längeren endogenen Perioden der zirkadianen Körpertemperaturrhythmik und Schlaf-Wach-Zyklik gebracht, die nur im Mittelwert ziemlich genau 25 Stunden betragen.[208] Dabei wird meist auf Wevers Standardwerk über das zirkadiane System des Menschen[209] verwiesen. Dieser Monographie konnten wir allerdings für diese Auffassung keine Datenbasis entnehmen. Der Experte selbst beurteilt die Sachlage so: Es sei nicht unplausibel, anzunehmen, daß eine längere endogene Periode auch im 24-Stunden-Tag zu einer Verzögerung der Maxima oder Minima führe, wie dies bei Finken „im Freilauf" bestens demonstriert werden konnte. Bei Menschen hätte sich diese Beziehung zwischen Periode und Extremphasenlage jedoch bislang nicht verläßlich genug empirisch gezeigt; dies könnte an der sehr geringen Streuung der endogenen Periodenlängen beim Menschen liegen.[210] Ganz ohne die eingangs strapazierte „Vogelperspektive" ist bei der Frage physiologischer Dispositionen zum Morgen- oder Abendtypen also doch nicht auszukommen.

Kommen wir jetzt darauf zu sprechen, wie groß die Anteile von Morgen- und Abendtypen in der Bevölkerung zu schätzen sind. Das Kategorisierungsschema des Tagestypfragebogens reserviert für extreme bzw. schwach ausgeprägte Abendtypen die Score-Bereiche 16-30 bzw. 31-41; bei Scores zwischen 42 und 58 wird auf „Indifferenztyp" erkannt; die schwach ausgeprägten Morgentypen beginnen bei 59, die extremen bei 70.[211]

Mit dieser Einteilung gelangten Ishihara et al.[212] bei einer Befragung von von 1459 Studenten (1061 w vs. 398 m) zu insgesamt 7,5% Morgen- und 23,2% Abendtypen. Mecacci und Zani[213] kamen mit 300 Studenten, aber auch mit 175 jungen Angestellten, ebenfalls zu einer etwas „linksschie-

208 So z. B. von Kerkhof, a.a.O., S. 94.

209 Ders., 1979.

210 Persönliche Mitteilung.

211 Die deutsche Version von Östberg, 1976, auf die auch in diesem Punkt Bezug genommen wird, entspricht im großen und ganzen der englischen Basisversion von Horne und Östberg, 1976; die wiederum wurde in verschiedene Sprachen übersetzt und dabei, was einzelne Fragen betrifft, kulturell adaptiert. Dies trifft auch für eine japanische und eine italienische Version zu, mit der die größten Stichproben untersucht wurden.

212 Vgl. dies., 1985; Prozentwerte anhand der Angaben auf S. 392.

213 Vgl. dies., 1983; im Text folgende Prozentwerte sind nach den Angaben auf S. 1147 u. 1149, bestimmt.

fen" Verteilung. Jenseits der Standardabweichungen um den Mittelwert fanden sie bei den Studenten wiederum etwas weniger Morgentypen (13 vs. 18%); bei den (jungen) Angestellten war dieses Verhältnis jedoch, aus naheliegenden Gründen, schon ausgeglichen (18,2 vs. 17,1). Mit der Faustregel der Standardabweichung um den Mittelwert kamen Mecacci und Zani für das verbleibende Drittel auf die für kleinere Laborstichproben schon genannten Schlafenszeitunterschiede zwischen ca. eineinhalb und zwei Stunden (Berufs- vs. Campusleben). Bei den Populationen der Morgen- und Abendtypen dürfte es sich mithin um deutlich mehr als nur ein paar Prozent an den äußersten Rändern der Verteilung handeln. In bezug auf komplex interagierende Tagesmüdigkeits- und Schlafprobleme nennen Ishihara et al. noch einen weiteren, interessanten Verteilungsbefund: Abendtypen konsumieren mehr Tee/Kaffee, Nikotin und Alkohol.

Zusammenfassend sind zum Thema „Schlechter Schlaf und unbefriedigte Schlafbedürfnisse" folgende Ergebnisse über Morgen- und Abendtypen zu nennen und zu diskutieren:

a) Zirkadianphysiologische Dispositionen zum Morgen- oder Abendtypen, die sich u.a. in schlafrelevanten Unterschieden der Kerntemperaturrhythmik manifestieren, setzen individuelle Grenzen bei der Anpassung von Schlafenszeiten an die jeweiligen Erfordernisse des Alltags. Auch bei „eigenem Entgegenkommen" mit im Mittel um immerhin rund zwei Stunden verzögerten Schlafenszeiten, verblieben immer noch mehrstündige Phasenunterschiede des Temperaturminimums, die zu einem längeren Schlaf tendieren lassen.
b) Soweit auf Grund eines längeren Schlafs von Abendtypen im Schlaflabor ein größeres Schlafbedürfnis unterstellt werden kann, konfligiert dieses mit deren Schlafverhalten im Alltag, wo – nach Befragungen zu schließen – unangemessen kurz geschlafen wird. Darin könnte sich ein Zwiespalt ausdrücken: sich auf immer noch hohem Aktivationsniveau nicht ausreichend „bettreif" zu fühlen und dennoch zu früh, nicht lange nach dem Temperaturminimum aufstehen zu müssen. Dieser Konflikt verstärkt sich, wenn, wie Ishihara et al. die an einer großen Stichprobe beobachten konnten, zur Modulation der in der ersten Tageshälfte unbefriedigenden Vigilanzlage, in überdurchschnittlichem Maße mit Tee, Kaffee und Nikotin nachgeholfen wird. Der ebenfalls höhere Alkoholkonsum mag vor diesem Hintergrund nicht nur schlichter Ausdruck einer am Abend auflebenden Geselligkeit, sondern auch schlafermöglichende Reduktion einer jetzt ohnehin hohen und durch Restwirkungen der vorherigen Stimulierung erhöhten Vigilanz sein.
c) Morgen- und Abendtypen weisen gegenüber Kurz- und Langschläfern – neben Ähnlichkeiten in der Schlafdauer im Zusammen-

hang mit der Temperaturphase beim Schlafbeginn – Unterschiede auf, die einer konzeptuellen Vermischung entgegenstehen: Morgentypen sind im Gegensatz zu vielen Kurzschläfern Frühschläfer; Abendtypen dürften auf Grund ihrer Vigilanzlage am späten Abend kaum, wie viele Langschläfer, noch früher als Morgentypen einschlafbereit sein.

d) Schlafmangelbedingte Tagesmüdigkeitsprobleme sind im Einzelfall gegen die globalen Tendenzen abzugrenzen, daß Morgentypen nach eher kurzem Schlaf schon am späten Nachmittag müde werden, während Abendtypen auch nach unauffällig langem Schlaf morgens noch relativ müde sind, der zu diesem Zeitpunkt dann schlechter beurteilt werden mag, als es die erst später spürbare Tagesform anzeigen würde.

6. Schlaf unter extremen Umweltbedingungen

a. Lichtverhältnisse

Im Einklang mit dem natürlichen Tageslichtrhythmus zu schlafen, wird in vielen „Gesundheitsbüchern" als besonders heilsam empfohlen. Demnach wäre im Winter früher und länger als im Sommer zu schlafen. Wie sollen sich indes Bewohner arktischer Regionen verhalten, wo jeweils einmal im Jahr für ein paar Wochen konstante Helligkeit oder Dunkelheit herrscht?

Nur bei Affen ist ein drastischer Unterschied der täglichen Schlafdauer zwischen achteinhalb Stunden im Sommer und vierzehneinhalb Stunden im Winter beobachtet worden.[214] Soweit in der Nähe des Nordpols überhaupt systematische Schlafunterschiede zwischen Mitternachtssonne im Sommer und anhaltender Dämmerung im Winter erfragt werden konnten, war der um etwa eine Stunde längere „Winterschlaf" allerdings von häufigeren Klagen über Schlafstörungen begleitet.[215] Nun schläft es sich in der Tat schlechter mit Erkältungen, Schnupfen und Fieber.[216] Aus neueren Untersuchungen wurden zum Thema „Midwinter-Insomnia" letztlich keine Schlafbesonderheiten berichtet.[217] Auch unter längerfristiger „Zeitisolation" zeigten sich weder bei konstanter Helligkeit noch bei dauerhaftem Dämmerlicht Veränderungen der endogenen zirkadianen Periodenlänge bzw. der Schlaf- und Wach-Anteile.[218]

214 Kleitman, 1963, S. 191, zitiert hierfür Slonin und Sherbakova, 1954 (russisch).
215 Vgl. Kleitman, a.a.O., S. 192.
216 Vgl. dazu Baumgartner, 1984, S. 531f.
217 Vgl. Anderson et al., 1984; Lingjaerde et al., 1985.
218 Vgl. Wever, 1979, S. 83ff.

In bestem Sinne hochempfindsamen Individuen mag freilich auch eine besondere Lichtempfindlichkeit zugestanden werden. So lesen wir bei Proust[219]:

> Tatsächlich hatte ich an den Abenden, an denen ich spät von La Raspelière heimkehrte, immer großes Verlangen nach Schlaf. Sobald aber die kalten Tage kamen, konnte ich ihn nicht gleich finden, denn das Feuer erhellte das Zimmer so stark, als ob eine Lampe brenne. Nur handelte es sich um ein Kaminfeuer, und ebenso wie eine Lampe, wie das Tageslicht, sobald der Abend sinkt, ließ auch sein lebhafter Schein nach; ich trat dann in den Schlaf ein ...

Im Gegensatz zur Ratte und anderen Tieren, deren Rhythmik in hohem Maße durch Lichtreize gesteuert werden kann, ist für den Menschen das soziale Umfeld der zentrale Zeitgeber.[220] Die Phasenlage der Temperaturextrema mag freilich durch regelmäßige „Bestrahlung" mit hellem Licht erheblich (reversibel) nach hinten zu verschieben sein, wie Czeisler et al.[221] dies mit $N = 1$ demonstrieren und in der wissenschaftlichen Zeitschrift „Science" publizieren konnten. Möglicherweise sollten sich Abendtypen doch besser nicht in übertriebener Weise der hellen Sonne aussetzen, wenn sie sich selbst nicht noch mehr „in diese Ecke" drängen wollen. Jedenfalls horchte der Verfasser im Gespräch mit einem Patienten auf, als dieser ihm sagte, er würde seit Jahren tunlichst nicht nur grelles Tageslicht, sondern selbst Lichteinfall auf seinem Schreibtisch vermeiden: Es handelt sich um einen im EEG diagnostizierten Normalschläfer seiner Altersgruppe, der allerdings – mit einem Temperaturminimum kurz vor zwölf Uhr mittags – nur frühmorgens beginnend „normal" schlafen kann.

b. Hitze und Kälte

Die alljährliche Erfahrung, zumindest während einer der auf die mittsommerlichen Hundstage folgenden Nächte schlecht zu schlafen, dürfte der Leser mit dem Verfasser teilen. Nun sind wir in unseren Breitengraden in der Tat nicht an längere Zeiten „ungestört" heißen Klimas gewöhnt. Nicht minder unangenehm, als bei sommernächtlichen Hitzestaus im Schlafraum schwer einschlafen zu können, ist das bei geöffneten Fenstern fröstelnde Erwachen gegen Morgen nach einem nächtlichen Kälteeinbruch im Herbst oder Winter. Mitunter reicht der bloße Verlust der Bettdecke, um eine solche „Unlusterfahrung" schon bald in ein Wach-Bewußtsein zu rufen.

219 Aus: A la recherche du temps perdu: Sodome et Gomorrhe (Übers. v. E. Rechel-Mertens).
220 Vgl. Wever, a.a.O., S. 120ff.
221 Vgl. dies., 1986.

Die Forschungsergebnisse zum Einfluß von Hitze und Kälte auf den Schlaf können allein deshalb nicht einfach übergangen werden, weil in dieser Arbeit Schlafbefragungsergebnisse miteinander vergleichen werden, die aus klimatisch so unterschiedlichen Regionen wie Finnland oder Schweden im Vergleich zu Israel oder Texas stammen. Parmeggiani[222] bringt eine Reihe von Forschungesergebnissen auf folgenden Punkt:

> Finally, in all sleep states heavy thermal loads (cold or warm) elicit arousal. This stereotyped effect is unspecific, but it is, nevertheless, biologically adequate, since it underlies the occurence of W (wakefulness!), a state allowing the organism to optimize thermoregulation by combining behavioral and physiological responses to thermal stimuli.

Mit den eingangs genannten Beispielen ist schon angedeutet, daß selbst innerhalb einzelner Klimazonen eine präventive jahreszeitliche Variation der Verhaltensanpassung erforderlich ist, wenn die Schlafqualität nicht auch noch einen stark ausgeprägten, weitere gründliche Erörterung erheischenden „zirkannualen" Rhythmus aufweisen soll.

Die physiologische Anpassungsfähigkeit mit Hilfe des komplexen thermoregulatorischen Systems zeigt sich deutlich in einem Experiment von Muzet und Libert[223]: Im Schlafanzug schliefen die Probanden unter Wolldecken bei fünf verschiedenen Umgebungs- bzw. Raumtemperaturen zwischen 16 und 25°C. Der maximale Unterschied in der Umgebungstemperatur von 9°C war unterhalb der Bettdecken auf einen Unterschied von lediglich 2,3°C Luftemperatur einreguliert. Die minimalen Schlafstrukturunterschiede im Verhältnis zu der Bandbreite der Raumtemperaturbedingungen weisen in die Richtung, daß der Mensch im Schlaf nicht nur mit Hilfe materieller Schlafkultur[224], sondern auch mit Hilfe autonom regulierter Wärmeaustauschprozesse ein schlafförderliches Mikroklima um seinen mehr oder minder bedeckten Körper herum schaffen kann.

Unter der Voraussetzung, daß durch bauliche Maßnahmen und Verhaltensvorkehrungen in den verschiedenen Klimazonen höchst differenzierte Anpassungen an die jahreszeitliche Variation der durchschnittlich erwartbaren Schlafumgebungstemperaturen erbracht werden, lassen sich kaum gewichtige experimentelle Befunde für die Annahme einschneidender Klimaeinflüsse auf die mit dem EEG meßbare Schlafstruktur anführen. Inwieweit freilich stärkere Hitze während des Tages schneller ermüdet und darüber gar die subjektive Beurteilung der Schlafqualität verzerrt, ist eine offene Frage, zumal das „Verschlafen"

222 Ders., 1985, S. 64.
223 Vgl. dies., 1985, 74ff.
224 Vgl. Linton, 1974, S. 37, zum Begriff der „materiellen Kultur".

der größten Mittagshitze kaum anders als ein gewöhnlicher Mittagsschlaf kein probates Mittel für einen besonders tiefen und kontinuierlichen Schlaf ist. Eine Überlagerung dieser objektiven und subjektiv-interpretativen Einflüsse auf die Beurteilung der Schlafgüte sind nicht ausgeschlossen.

Lassen wir es hier mit dem Hinweis auf eine merkwürdige Überlappung *inter*kultureller Unterschiede im Schlaf-Wach-Verhalten mit *intra*kulturellen zwischen Normalschläfern und psychiatrischen Patienten bewenden: An *regelmäßigen* Mittagsschläfern in kühlen Länder sind kaum mehr als fünf Prozent berichtet; in heißen Ländern ist dieser Prozentsatz in etwa verdreifacht.[225] Im sonnigen Kalifornien kamen Sweetwood et al.[226] beim Vergleich einer Kontrollgruppe (N = 248) mit stationären psychiatrischen Patienten (N = 214) auf 6,6 vs. 25,4% (Nach-)Mittagsschläfer. Bei den Patienten ist in der Tat schwer zu beurteilen, ob sie zusätzlich tagsüber schlafen – wovon sie in einer Klinik in der Regel wenig abhält–, weil sie nachts schlecht schlafen, und inwieweit es sich umgekehrt verhält. Dennoch mag auch dieses Beispiel in Richtung einer Koexistenz von schlechtem Nachtschlaf und verbreiteten Tagesschlafsgewohnheiten weisen.

c. Lärm

Beruhigenderweise stören nicht nur tosender Lärm, sondern auch mehr oder minder laute Geräusche den Schlaf. So werden auch „gute" Schläfer des nachts auf Gefahren aufmerksam, die sich durch geräuschvolle Vorboten ankündigen (z. B. Gewitter und Blitzschlag durch – noch entferntes oder mittels geschlossener Fenster gedämpftes – Donnergrollen).

Leider kann die Tatsache, daß die im Schlaf (im Gegensatz zum Koma) noch vorhandene „Lärmempfindlichkeit" letztlich immer auch eine Schutzfunktion darstellt, nicht darüber hinwegtrösten, daß der Zivilisationsprozeß zu einer im großen und ganzen erheblich geräuschvolleren Schlafumgebung geführt hat und im Durchschnitt mehr Menschen in einem ganz banalen Sinne nicht ruhig schlafen läßt. Verstädterung, Industrialisierung, zunehmende Bevölkerungsdichte, Nachtarbeit, soziale Dienste und ein Transportwesen rund um die Uhr, aber auch ziviler Straßenverkehr mit Hilfe elektrifizierter Beleuchtung, der das in den Städten erwachte Nachtleben für die einen komfortabel, für die anderen mitunter unerträglich macht, haben Schlafprobleme geschaffen, die sich über bloße Verhaltensmaßregeln hinaus in technisch-akustisch spe-

225 Vgl. die Angaben und Literaturhinweise auf S. 40f.
226 Vgl. dies., 1976, S. 375 (Tab. 1).

zifizierten Lärmschutzbestimmungen niedergeschlagen haben.[227] Wer an verkehrsreichen Straßen oder im Bereich von Einflugschneisen wohnt, ist dennoch teilweise empfindlichen Nachtschlafstörungen ausgesetzt, die sich keineswegs alle durch Maßnahmen der Lärm- und Schallschutzdämmung oder auf dem Verordnungswege (z. B. über Umleitungen) lösen lassen.

In diesem Zusammenhang sollte freilich der Hinweis nicht unterbleiben, daß eine idyllisierende Sicht des durch Lärm und Geräusche weitestgehend unbeeinträchtigen Schlafens auf dem Lande an der Phonrealität des Landlebens weit vorbeigeht. So mag z. B. manch einem Dorfbewohner die Zeitspanne zwischen den letzten fröhlichen Zechern, die sich, sagen wir „singend“, nach Hause begeben, und den ersten, dicht gedrängten Vogelstimmen und Hahnschreien durchaus kurz erscheinen. Selbst Nachtigallen singen nicht nur wunderschön, sondern auch ziemlich laut und ausdauernd. Nach Borsts[228] Darstellung war schon die mittelalterliche Stadt – mit Ausnahme der Patrizierviertel – tagsüber äußerst lärmerfüllt:

> ... alle Augenblicke Glockengeläute und fromme Gesänge, dazwischen das Brüllen und Grunzen des Viehs, das Grölen und Randalieren der Nichtstuer in den Wirtshäusern, das Hämmern, Hobeln und Klopfen der Tätigen in den offenen Werkstätten, das Rattern der Wagen und Stampfen der Zugtiere und dazu der melodische Lärm der zahllosen Ausrufer,die in einer Zeit des Analphabetentums das Plakat und die Neonröhre ersetzen mußten ... *Nach neun Uhr* (hingegen!) versank das ganze Leben in tiefen Schlummer, nur die Obdachlosen und Wegelagerer in ihren Verstecken und die Trinker und Spieler in ihren Schenken waren noch auf den Beinen.

Ratschläge zur Gestaltung des Schlafraumes aus früheren Jahrhunderten maßen dem Umgang mit Geruchsproblemen eine größere Bedeutung bei: Schlafräume sollten möglichst weit von den Kloaken abgelegen, das Nachtgeschirr in Bettnähe sollte bedeckt sein.[229] Heutzutage dürfte die Entscheidung für ein von der auch nachts belebten Straße abgelegenes Schlafzimmer Vorrang haben. Jahrhundertealte Empfehlungen, tagsüber zu lüften und nachts die Fenster zu schließen[230], erscheinen mehr denn je angebracht. Im übrigen dämmen Schallschutzfenster auch den Lärm der LKWs, die diese Fenster für den Verkauf vor Ort her-

227 Die WHO, 1980, empfielt z. B., daß ein durchschnittlicher Lärmpegel (Leq) von 35 dB(A) nicht überschritten werden sollte. Allein das Eigengeräusch vieler Klimaanlagen konfligiert mit dieser Empfehlung.

228 Vgl. Borst, 1983; Zitat: a.a.O., S. 218 (Teile des Zitats finden sich schon bei Friedell, 1976, S. 124, erstm. 1927).

229 So äußert sich Blasius, 1665, zit. n. Wittern, 1978, S. 70; ebenso Davidson, (1796) 1979, S. 96.

230 Vgl. Blasius, ebd.

anschaffen. Ohrstöpsel sind zwar eine „unanschmiegsame“, für manche höchst unangenehme, jedoch effektive Lösung für Schlafstörungen durch Lärmbelästigung.[231] Sie schirmen aber auch gegen solche Geräusche ab, die letztlich besser nicht überhört werden sollten.

In dieser Arbeit geht es primär um die Prävalenz und Verteilung von Schlafstörungen unter besonderer Berücksichtigung der Zivlisationsbedingtheit dieser Symptomatik. So brauchen wir diese Darstellung nicht wie ein Großteil der Spezialliteratur zum Thema „Lärm und Schlaf“ mit dem Anspruch belastet zu werden, gesundheitliche Schäden durch Schlafen hinter geräuschvollen Kulissen nachzuweisen.[232] Davon ist der gegenwärtige Forschungsstand auf diesem Gebiet ohnehin in der Tat noch weit entfernt. Selbst beim grundsätzlichen Nachweis der Lärmbedingtheit von Schlafstörungen bzw. deren lärmbedingter Häufigkeit zeigen sich spezielle konzeptuelle und methodische Probleme, die es sich im Interesse einer angemessenen Interpretation der Untersuchungsergebnisse zu vergegenwärtigen lohnt.

Zunächst fällt bei der Sichtung der Literatur auf, daß mit dem Begriff „Schlafstörung“ mitunter recht großzügig verfahren wird.[233] Im vorangegangen wurde schon an einer Reihe von Beispielen erörtert, daß es kaum sinnvoll ist, jedwede meßbare Veränderung des Schlafs zur Schlafstörung zu erklären. Hier handelt es sich jedoch weniger um ein Definitionsproblem: Die Untersucher müssen sinnvollerweise mit Geräuschen experimentieren, die den Schlaf nicht grundsätzlich stören, indem sie ihn schlicht verunmöglichen. Die Forschung über den Einfluß von Lärm auf den Schlaf befaßt sich weitgehend mit einem Lärmpegelbereich bis knapp unterhalb der Schwelle für irreversible Aufwachreaktionen. So können zwar Häufigkeitsveränderungen von Aufwachreaktionen ausgelotet werden, die im Prinzip auch ohne Lärmeinfluß auftreten und bis zu einer Dauer von ca. vier Minuten in der Regel nicht bewußt registriert werden. Die triviale Tatsache, daß bei großem Lärm im oder in der Nähe des Schlafzimmers der Schlaf gestört bzw. unmöglich ist, kann wiederum nicht als Forschungsthema ausgegeben werden. Vielmehr wird gemeinhin untersucht, wie sich der Schlaf, dessen retrospektive subjektive Beurteilung, das Tagesbefinden sowie die Konzentrations- und Leistungsfähigkeit verändern, wenn der Schlafraum nachts – weit unterhalb der Schwelle dröhnender Intensität, die den Schläfer gleichsam aus dem Bett katapultiert – mehr Geräusch- als Schlafkulisse ist.

231 Vgl. z.B. Eberhardt et al., 1987.

232 Die Forschung über die gesundheitlichen Auswirkungen von Schallimmissionen beschränkt sich im übrigen bei weitem nicht auf nächtlichen Lärm und Schlafstörungen; vgl. hierzu detaillierter Griefahn, 1985, S. 110ff.

233 Vgl. hierzu Griefahn, a.a.O., S. 107.

Wenn nun der Einfluß von Straßen-, Schienen- oder Luftverkehrslärm untersucht werden soll, gilt es – neben Befragungen in unterschiedlich betroffenen Wohngebieten – die jeweiligen Geräusche im Schlaflabor so zu simulieren, wie sie im Schlafraum an das Ohr des Schläfers gelangen würden. Nachdem kürzlich Griefahns umfangreiche Monographie über „Schlafverhalten und Geräusche" erschienen ist, besteht kein Grund, im Rahmen dieser Arbeit zu einer ausführlichen Darstellung auszuholen. Bei der folgenden Zusammenfassung orientieren wir uns im wesentlichen an dem von Griefahn berichteten Forschungsstand:

Beteiligt an der Wirkung von Geräuschen bzw. Lärm[234] auf den Schlaf sind mit unterschiedlichen Gewichten die Schallintensität („Lautstärke"), die Modulationstiefe (Abstand zwischen Grund- und Maximalpegel), die Dauer der einzelnen Schallreize, die Reizintervalle (Anzahl der Reize pro Zeiteinheit), die Expositionszeit und -dauer (in der tiefschlafintensiven ersten oder durch den Haupt-REM-Anteil geprägten zweiten Schlafhälfte bzw. tage- oder monatelang), der Geräuschtyp (Rauschen, Knallen) die (Frequenz-)Bandbreite sowie der Informationsgehalt des Geräuschs, d. h. die Bedeutung, die das Geräusch für den Schläfer nach dessen bisheriger Erfahrung hat.[235] Des weiteren modulieren folgende Faktoren die Wirkung von Lärm auf den Schlaf: das Lebensalter[236], das Geschlecht, die zirkadiane Phasenlage bzw. die Schlafstadienstruktur zum Zeitpunkt der Schallreize, der Ermüdungsgrad sowie Persönlichkeitsmerkmale (wie der vielstrapazierte „Neurotizismus" oder „Nervosität").

Aus einer Vielzahl von Einzelergebnissen sind schließlich hervorzuheben:

- Mit zunehmender Verkehrslärmbelästigung der Anrainer nimmt deren Neigung zu, Schlafstörungen mit diesem Umweltfaktor zu erklären, ohne daß sich eine Kausalbeziehung stringent nachweisen ließe.
- Die individuell variierende Lärmempfindlichkeit wird in erster Linie durch das Lebensalter moduliert.

234 Unter Lärm werden üblicherweise subjektiv als unangenehm empfundene Geräusche verstanden; akustisch handelt es sich bei Lärm in der Regel um disharmonische Frequenzüberlagerungen.

235 Ein häufiges Beispiel für die Reaktionsvariablität auf nächtliche Geräuschreize in Abhängigkeit vom Informationsgehalt ist das spontane Erwachen der Mutter beim leisesten Fiepen ihres Säuglings. Im übrigen wird auf unbekannte oder ungewohnte Geräusche heftiger im oder aus dem Schlaf heraus reagiert.

236 Es überrascht nicht, daß im Zusammenhang mit den selbst bei guten älteren Schläfern wesentlich häufigeren nächtlichen Wachphasen und dem insgesamt leichteren Schlaf die Lärmempfindlichkeit zunimmt. Vgl. hierzu unter A.IV.2.

- Lärmbelästigungen oberhalb eines äquivalenten Dauerschallpegels von 40 dB(A) im Schlafraum (!) reduzieren die REM-Schlaf-Menge und beeinträchtigen die subjektive Schlafqualität[237], ohne daß Beeinträchtigungen der Leistungsfähigkeit tagsüber konsistent zu beobachten waren[238].
- Einer neueren Untersuchung[239] ist – bei Übereinstimmung mit den vorgenannten Ergebnissen unter kontinuierlicher simulierter Beschallung mit Straßenverkehrslärm – zu entnehmen, daß vereinzelte Lärmspitzen über 45 dB(A) primär den Tiefschlaf vermindern bzw. stören und – in Verbindung damit – die Häufigkeit von Körperbewegungen erhöhen.

Somit erscheint die oben genannte WHO-Empfehlung nur leicht übertrieben. Der ruhige Schlaf bei offenem Fenster und frischer (?) Luft gerät mehr und mehr zum Luxus. Insofern als jedoch der Sauerstoffgehalt der Luft im Schlafraum – wider vieler Menschen subjektives Empfinden – keinen bedeutsamen Einfluß auf die physiologische Schlafstruktur zeigt[240], spricht weit mehr für die Optimierung von Schallschutzmaßnahmen verschiedenster Art als für die Annahme, daß in der freilich unbestreitbaren Zunahme der durchschnittlichen Lärmbelastung für die Bevölkerung eine vorrangige Quelle für chronische Schlafstörungen zu finden ist. Damit ist nicht gesagt, daß die Bewohner dichtbelebter Großstadtsiedlungen im Vergleich zur Landbevölkerung nicht mit aller Wahrscheinlichkeit wesentlich öfter durch nächtliche „Ruhestörungen“ aus dem Schlaf gerissen würden. So ärgerlich das im Einzelfall auch sein mag, entstehen hieraus dennoch – bei sonst guten Schläfern – in aller Regel keine chronischen Schlafstörungen.

Insgesamt betrachtet, dürfte eine zunehmende Lärmbelastung eher zu einer häufigeren Schlaf*belästigung* als zu Schlaf*störungen* im engeren Sinne führen. Technische Maßnahmen der Schallemissionssenkung (Straßenbelag, Dämpfung von Maschinenlärm) und der Immissionsminderung (Schallisolationsfenster) sind allerdings kaum schon in dem Umfang vorgenommen worden, daß die im Zuge der Industrialisierung, Verstädterung, Zunahme der Bevölkerungsdichte etc. erhöhte Lärmbelastung ausgeglichen wäre. Schließlich ist auch daran zu denken, daß ein Leben ohne eine Reihe von Ursachen des nächtlichen Lärms um einiges

---

237 Zur Korrelation zwischen REM-Schlaf-Menge und subektiver Schlafqualität vgl. Ott et al., 1985, S. 87f.

238 Mitunter „gelingen“ Nachweise von (psychometrischen Test-)Leistungseinbußen, wie z. B. bei Wilkinson, 1981; die Forschungslage ist in diesem Punkt jedoch besonders inkonsistent.

239 Vgl. Eberhardt et al., 1987.

240 Vgl. Oswald und Adam, 1984, S. 58.

ärmer und gefährlicher wäre: zum Frühstück gäbe es z. B. keine Zeitung, frische Brötchen oder Milch; Feuerwehr und Rettungswagen würden weiteres Unheil anrichten, wenn sie bei nächtlichen Einsätzen ganz auf akustische Warnsignale ihres Herannahens verzichten würden. Dies als Verharmlosung des Lärmproblems aufzufassen, ist allerdings ein Mißverständnis. Auf Grund der oben angeschnittenen methodischen Probleme beim Nachweis von Gesundheitsfolgen lärmbedingter – wie vieler anders verursachter – Schlafstörungen können Probleme der Schlafbelästigung durch Lärm bislang erstens zu einer in der Tat nicht unwesentlichen Teilfrage der Lebensqualität gewendet werden. Zweitens ist auf die in der Einleitung „etwas sonderbar" genannte epidemiologische Problemlage der Schlafstörungen zu verweisen, daß die besser nachweisbaren Tagesmüdigkeitsfolgen situationsbedingten Schlafmangels (wie nach einer extrem lärmgestörten Einzelnacht bei sonst guten Schläfern) ein hohes Summenrisiko verstreuter Ausnahmeprobleme bilden.

7. Experimentelle und arbeitsorganisatorische Manipulationen der Schlaf-Wach-Rhythmik

a. Schlafentzug und Schlafreduktion

Die Folgeerscheinungen von Schlafmangel sind im Rahmen der Einleitung schon relativ ausführlich zur Sprache gekommen; denn es sollte von vornherein klargestellt werden, daß die dominante Folgeerscheinung von Schlafmangel bei (schlaf-)*gesunden* Versuchspersonen, nämlich eine erhöhte (Tages-)Müdigkeit, bei schlaf*gestörten* Personen nicht mit derselben Regelhaftigkeit zu beobachten ist. Dies gilt zumindest für kontrollierte Beobachtungen, d. h. psychometrische Evaluierungen mit validen Fragebogen und Skalen sowie Leistungs- und Vigilanztests; nicht zuletzt für die mit dem EEG gemessenen Einschlafneigungen während des Tages. In der Einleitung diente die Skizzierung dieser Sachlage der (Er-)Öffnung eines sachgerechten differenzierten Blickwinkels für den Stellenwert der Tagesmüdigkeit im Hinblick auf das Risikopotential von Schlafstörungen. Es wurde schließlich dahingehend argumentiert, daß auch chronische Beeinträchtigungen der Wohlbefindlichkeit als gesundheitliches Problem erachtet werden sollten.

Im folgenden wird die Frage diskutiert, inwieweit es sich in Fällen von Schlafstörungen, bei denen – jenseits des subjektiven Empfindens – keine (überdurchschnittliche) Tagesmüdigkeit nachzuweisen ist, um nur schwach ausgeprägte Symptome handelt, die letztlich bloß die uneingeschränkte Wohlbefindlichkeit stören und weit davon entfernt sind, eine „Erkrankung" anzuzeigen. Als Grundlage für diese Diskussion werden von seiten der experimentellen Schlafmangelforschung in erster Linie Ergebnisse über Faktoren und Situationsbedingungen herangezogen, die schlafentzugstypische Folgeerscheinungen – Müdigkeit und Leistungseinbußen – verstärken oder abschwächen.

Während die Schlafentzugsforschung an (schlaf-)gesunden Probanden inzwischen einen Forschungsstand aufzuweisen hat, der durch Klarheit und Differenziertheit gekennzeichnet ist, gibt es nach wie vor nur wenige Arbeiten über die Tagesform von Schlafgestörten; noch weniger Ergebnisse finden sich, wenn mit dem Anspruch auf symptomatisch homogene Vergleichsgruppen weiter eingegrenzt wird. Insofern handelt es sich um Spekulationen, wenn transferiert wird. Es ist jedoch kein vernünftiger Einwand dagegen in Sicht, auf der Basis von experimentellen Ergebnissen über Faktoren und Situationsbedingungen, die sich im „Härtetest" des totalen Schlafentzugs in bezug auf dessen Folgeerscheinungen als verstärkend oder abschwächend erwiesen haben, darüber nachzudenken, inwieweit diese Ergebnisse nicht auch zur Aufklärung der mangelnden Tagesmüdigkeit und Leistungsfähigkeit der unter Schlafmangel Leidenden beitragen könnte. Noch naheliegender ist es, Experimente mit moderatem, experimentell induziertem Schlafmangel sowie Schlafunterbrechungen als Labormodell gestörten Schlafs heranzuziehen. Diese sind gegenüber totalem Schlafentzug freilich in der Minderzahl und hinsichtlich der Differenzierung von Moderatorenvariablen nicht vergleichbar aussagekräftig.

Im Rahmen einer auf die eingangs aufgeworfene Frage konzentrierten selektiven Wahrnehmung von Ergebnissen der experimentellen Schlafentzugsforschung läßt die Literaturlage[241] im wesentlichen die nachstehenden Schlußfolgerungen zu:

Akut induzierter Schlafmangel von einer Stunde und mehr,- d. h. Reduktion der gewohnten Schlafdauer von (ansonsten störungsfrei schlafenden) Probanden –, erhöht nicht nur deren Einschlafneigung tagsüber (kürzere Einschlafzeit im EEG); auch die Ergebnisse in psychologischen

241 Die Darstellung erfolgt hier in Grundzügen der Zusammenfassung des Forschungsstandes von Johnson, 1982; die wiederum fußt auf Einzelforschungen und Übersichten, die aus den zwei quantitativ und qualitativ produktivsten Forschungsgruppen auf diesem Gebiet vorgelegt wurden: Dem Walter Reed Army Insitute (US-Navy) und der Gruppe um Wilkinson (Medical Research Council, Cambridge). An Übersichten sind hier zu nennen: Naitoh, 1969 (Bericht über alle, mehr als 300 Studien bis dahin); Wilkinson, 1969a, 1969b; Johnson und Naitoh, 1974; neuere Arbeiten, die tatsächlich zu Differenzierungen gegenüber der Darstellung von Johnson, 1982, geführt haben, bleiben hier freilich nicht ungenannt.

Leistungs- und Vigilanztests werden davon in Mitleidenschaft gezogen. Letzteres ist allerdings nur bei einer kontinuierlichen Testbeanspruchung von mindestens einer Stunde nachweisbar. Dabei dürfen Tests weiterhin nicht so reizvoll sein, daß die Vigilanz kompensatorisch erhöht wird.

Selbst totaler Schlafentzug für eine Nacht bedarf zum Nachweis der Folgeerscheinungen im Rahmen psychologischer Testleistungen einer Testdauer von mindestens fünf Minuten, obwohl die Müdigkeit so stark ausgeprägt ist, daß die für ein paar Minuten ungebrochene Leistungsfähigkeit erstaunlich bleibt.

Aufgaben, für die ein *Zeittakt* vorgegeben ist, zeigen nach Schlafmangel eher eine erhöhte Fehlerrate. Bei Selbstbestimmung des Arbeitstempos – mit der Auflage, so schnell und so exakt wie möglich zu arbeiten – neigen Vpn nach Schlafentzug in der Regel dazu, die Geschwindigkeit zu reduzieren.

Für totalen Schlafentzug bzw. stark ausgeprägte Müdigkeit ist die Modifikation der Folgeerscheinungen in bezug auf Vigilanz und Leistung differenziert erschlossen. Im engeren Zusammenhang mit der jeweiligen Aufgabenstellung ist im wesentlichen folgendes zu berücksichtigen:

Die *Dauer der Leistungsbeanspruchung* steht in der Weise in Beziehung zur psychometrischen Objektivierbarkeit von Schlafmangelfolgen, daß mit zunehmender Testdauer auch geringere Ausmaße von Schlafmangel sichtbar werden (vice versa).

Ständige *Rückmeldungen der Leistungsqualität* bzw. die Kenntnisname der Testergebnisse bei den einzelnen Arbeitsschritten reduzieren die Leistungseinbußen am Morgen nach einer schlaflosen Nacht.

Schlafdefizite wirken sich auf einfache Tätigkeiten deutlicher aus, wenn das *Arbeitstempo* beschleunigt wird.

Komplexe Aufgaben, die eine systematische Reihenfolge und Koordination von Signalwahrnehumgen, Denk- oder Merkoperationen mit mehr oder weniger geschickten Handgriffen erfordern, sind in bezug auf Schlafmangel anfälliger. Wenn solche Aufgaben jedoch halbwegs interessant und anregend, zumindest nicht langweilig sind, wirkt sich dies wiederum eher kompensatorisch aus.

Aufgaben, die primär (Kurzzeit-)*Gedächtnisleistungen* erfordern, sind besonders anfällig gegen Schlafmangel.

Bei alldem ist nicht unerheblich, ob es sich um gerade Erlerntes oder um *Routinetätigkeiten* handelt. Routiniers werden durch Schlafmangel zwar ebenso müde, aber durchaus nicht gleich zu Anfängern, die laufend erfahrungsmangelbedingte Fehler machen.

Neben den Einflüssen auf Schlafmangelfolgen, die im direkten Zusammenhang mit den geforderten Aufgaben stehen, modifizieren weitere Faktorenkomplexe die Ausprägung von Leistungseinbußen:

Zu der schon oben genannten Bedeutung der generellen Interessantheit einer Aufgabe kommt hinzu, daß spezielle Personen oder Berufsgruppen ein besonders großes *Interesse an bestimmten Aufgaben* zu entfalten pflegen. „Kriegsspiele" mögen durchaus nicht jeden Zivilisten begeistern; Berufssoldaten empfinden dabei meist anders und überraschten nach mehr als einer Nacht Schlafentzug noch mit erstaunlichen Strategieleistungen und Trefferquoten. Es kann, muß aber keine „intrinsische" Motivation sein, welche die Leistungsfähigkeit trotz des Schlafmangels auf hohem Niveau hält: „Bloßer" *Geldanreiz* für gute Vigilanztestleistungen als experimentelle Bedingung genügt schon, um den Leistungsabfall nach einer Nacht Schlafentzug – im Gegensatz zu einer nicht motivierten Versuchsgruppe – aufzufangen. Bei der Fortsetzung dieses Schlafentzugsexperiments wurde jedoch offenbar, daß kompensatorische Motivierung bei totalem Schlafentzug nur sehr kurzfristig funktioniert.[242]

Wenn weiterhin in Erwägung gezogen wird, daß *ängstliche Erregung oder Anspannung* bis zu einem gewissen Grade Müdigkeit außer Kraft setzen kann, dagegen lebendiger sozialer Kontakt in aller Regel „aufmunternd" wirkt[243], wird allmählich immer unwahrscheinlicher, daß überdurchschnittliche Tagesmüdigkeit „im Felde" in gleicher Häufigkeit aus Befragungen zu entnehmen sind wie relativer Schlafmangel. Hinzu kommt, daß mitunter schon die bloße Zufuhr kühler Frischluft ausreicht, um Anflüge von Tagesmüdigkeit einzudämmen,[244] – von Koffeingenuß[245] ganz zu schweigen. Im übrigen sei daran erinnert, daß sich

242 Vgl. zum erheblichen Einfluß monetärer Motivierung Horne and Pettitt, 1985; eine grundlegende experimentelle Isolierung der Motivationskomponente von der Leistungsfähigkeit in Wilkinsons auditivem Vigilanztest hatten Horne et al., 1983, zuvor schon demonstriert: Schlafentzug beeinträchtigt die Wahrnehmungs*fähigkeit*, nicht nur die Bereitschaft, bestmöglichst wahrnehmen zu wollen.

243 Darauf verweist schon Marx, (1867) 1971, S. 345: „Abgesehen von der neuen Kraftpotenz, die aus der Verschmelzung vieler Kräfte in eineGesamtkraft entspringt, erzeugt bei den meisten produktiven Arbeiten der bloße gesellschaftliche Kontakt einen Wetteifer und eine eigene Erregung der Lebensgeister (animal spirits), welche die individuelle Leistungsfähigkeit der einzelnen erhöhen ... ".

244 Wegen möglicher Irritationen durch Zitat 1 in bezug auf die experimentelle Basis der hier getroffenen Aussagen, sei an dieser Stelle besser noch einmal explizit auf Wilkinson, 1969b, S. 266f., verwiesen: Dort wird freilich eine komplexere Interaktion zwischen Schlafmangel, Hitze und Leistungsfähigkeit aufgefächert; die alltagsnahe „Frischlufthypothese" oben ist damit jedoch vereinbar.

245 Vgl. hierzu Roache und Griffiths, 1987: Koffein in „alltäglichen" Dosen hob Müdigkeit und Leistungsbeeinträchtigungen durch Diazepam (Valium) auf;

auch bei Schlafmangel im Prinzip nichts an der Modulation der Tagesmüdigkeit durch zirkadiane Vigilanzrhythmen ändert: Der morgendliche „Aufwind" überlagert die Müdigkeit zunehmend in Richtung auf ein eher erträgliches Maß; ist das, bei Schlafmangel freilich verstärkte, (Nach-)Mittagstief erst einmal überstanden, schließt selbst ein Ausnahmefall totalen Schlafentzugs einen halbwegs fröhlichen Folgeabend nicht aus.

Für moderaten *Schlafentzug von ein bis drei (Nacht-)Stunden* liegen keine vergleichbar ausführlichen Ergebnisse zu modifizierenden Bedingungen vor. Es ist jedoch kaum anzunehmen, daß Faktoren, die Folgen eines totalen Schlafentzug reduzieren, moderaten Schlafmangel nicht erst recht mildern, zeigt doch der Erholungsschlaf nach Schlafentzug unstrittig, daß nie der gesamte Schlafzeitverlust nachgeholt zu werden braucht, um tagsüber wieder so frisch zu sein, wie dies vor einem solchen Experiment gemeinhin der Fall war.[246] Studien mit gradueller Schlafreduktion (Verzögerung der Schlafenszeit!) deuten auf eine Habitualisierbarkeit von einer um etwa 1 bis 2 Std. reduzierten Schlafdauer – mit eher erhöhter Tiefschlafmenge – hin, die nach anfänglichen, später jedoch abebbenden Müdigkeitserscheinungen teilweise freiwillig beibehalten wird.[247] Vor allem aber zeigte sich, daß selbst äußerst wenig Schlaf, z. B. 90 Minuten in 24 Stunden über mehrere Tage hin, ungleich bessere Leistungen ermöglicht als totaler Schlafentzug.[248]

So gelangen wir zu der Einschätzung, daß der am Durchschnitt (schlaf-)gesunder Kontrollgruppen gemessene Mangel an Tagesmüdigkeit und Leistungsbeeinträchtigung trotz chronischen Schlafmangels von einer Stunde und mehr ein komplexes Mischprodukt aus

- zum Nachweis ungeeigneten experimentellen Anordnungen
- Habitualisierungen einer verkürzten Schlafdauer
- individuellen Unterschieden im Schlafbedürfnis und
- Müdigkeit kompensierenden Situationsbedingungen darstellt.

Die zu diesem Abschnitt versammelten experimentellen Befunde widersprechen der Idee, daß generell Schlafstörungen leichteren Grades vorliegen, wenn es auf der Begleitsymptomebene an deutlich ausgeprägter Tagesmüdigkeit mangelt. Zwar mag nicht nur ängstliche Erregung die

---

eine mit Diazepam induzierte Müdigkeit dürfte in diesem Zusammenhang ein verläßliches „Müdigkeitsmodell" sein.

246 Vgl. hierzu auch Fußnote 4 auf S. 37.

247 Vgl. Mullaney et al., 1977; Friedman et al., 1977; vgl. dazu auch Horne und Wilkinson, 1985. Über Kurzschläfer, die später ins Bett gehen, wird unter A.IV.3 berichtet.

248 Vgl. Johnson, a.a.O., S. 132ff.

Müdigkeitsfolgen von Schlafmangel konterkarieren, sondern z. B. auch streßbedingte Daueranspannung im Rahmen eines Tagwerks, das letztlich interessanter ist als eine Stunde mehr Nachtschlaf; dennoch ist besondere Achtsamkeit angebracht,wenn Tagesmüdigkeit als Indikator für die „Dramatik“ von Schlafstörungen benutzt wird. Dies gilt vor allem für Befragungsergebnisse ohne Kontrolle des Koffeinkonsums.

b. Artifizielle Schlaf-Wach-Rhythmen

Möglichkeiten und Grenzen der Synchronisation endogener Schlaf-Wach-Rhythmen mit diversen exogen auferlegten Zeitstrukturen werden seit ca. 50 Jahren systematisch untersucht.[249] Bei wesentlich kürzeren als zirkadianen Schlaf-Wach-Perioden, z. B. bei einem künstlichen 90-Minuten-Rhythmus (mit Wachepisoden von 60 und Schlafepisoden von 30 Minuten) unterscheidet sich der vom Nachtschlaf-EEG her bekannte physiologische Schlafablauf der ersten Stunde deutlich: Die REM-Latenz ist im Durchschnitt erheblich kürzer; Tiefschlaf- und Gesamtschlafmenge pro 24-Stunden-Einheit sind veringert.[250] Es ist eine Definitionsfrage, ob Schlafprofile unter solchen Bedingungen als gestört zu erachten sind. Wichtiger ist hier, daß sich der Schlaf nach Beendigung eines solchen künstlich verkürzten Schlaf-Wach-Rhythmus – ebenso wie nach dem Entzug eines Nachtschlafs – alsbald wieder normalisiert.

Im Grunde führten alle Versuche in diese Richtungen zu einem konsistenten Hauptergebnis: Schlafen und Wachen unterliegen primär einer zirkadianrhythmischen „inneren“ Steuerung, die sich – über alle Modulationen durch extrem kurze oder verlängerte Schlaf-Wach-Perioden hinweg – fortlaufend manifestiert. Schlaf ist unter den denkbar ungewöhnlichsten Zeitstrukturen möglich, jedoch nie besser als unter den gewöhnlichen.[251] So ist es nicht ausschließlich beruhigend, daß z. B. in U-Booten, die mit atomaren Sprengköpfen bestückt sind, aus Sicherheitsgründen kürzere Schlaf-Wach(e)-Rhythmen praktiziert werden, um während der kürzeren Wach(e)zeiten eine optimale Wachsamkeit zu fördern. Untersuchungen in diesem Bereich haben bislang nur partielle physiologische

249 Vgl. Whright et al., 1983.

250 Vgl. Carskadon und Dement, 1975, insbes. Tab. 3 auf S. 149 ebd.

251 So zeigte sich in einer fast schon klassichen Studie von Weitzman et al., 1974, daß unter einer 10 Tage währenden künstlichen Schlaf-Wach-Zyklik von 1:2 Std. die Zirkadianrhythmik der Kerntemperatur, des (Plasma-)Kortisols und die Sekretion des Wachstumshormons über je 24 Std., von leichten ultradianen Modulationen abgesehen, im wesentlichen erhalten blieb. Ebenso wurde auch in dieser Situation am besten in den Stunden geschlafen, die auch unter „normalen“ Umständen dafür reserviert werden. Vgl. hierzu weiterhin die Schlafqualitätsunterschiede gegenüber einer „gewöhnlichen“ Schlaf–Wach-Zyklik von 24-Stunden mit kürzeren und längeren Periodizitäten bei Webb und Agnew, 1975.

Desynchronisationserscheinungen, aber keine Hinweise auf ein der „zivilen“ Zirkadianrhythmik überlegenes rhythmisches Erscheinungsbild erbracht.[252]

Mißt man im Hinblick auf Optimierungen des Wohlbefindens und der Leistungsfähigkeit einer physiologischen Harmonie des Schlaf-Wach-Verhaltens mit der Zirkadianrhythmik besonderen Wert bei, so wird eine seit der Antike[253] währende Diskussion um gesundheitliche *Vor- und Nachteile des (Nach-)Mittagsschlafs* entfacht: Durch ein opulentes Mahl und Mittagshitze lediglich verstärkt, kaum dazu geeignet, den Nachtschlaf zu intensivieren, und ungeachtet der praktischen Verfügbarkeit von Schlafplätzen mitten im Tagesgeschehen, senkt sich in die Tagesmitte am Nachmittag ein zweites Müdigkeitstal.[254] Hier rückt sogar Tiefschlaf in erreichbarste Nähe[255]; näher zumindest, als rund vier Stunden später[256], obwohl dann „eigentlich“ mehr Verausgabung etc. stattgefunden hat.

Wenn Schichtarbeiter nun in ihrer besonders schwierigen Schlafsituation, sagen wir intuitiv, häufigeren Gebrauch von zusätzlichen kürzeren Schlafepisoden machen[257], wäre es dann nicht zu überlegen, ob solche Praxis auch im Umgang mit schwierigen Vigilanzsituationen geboten sein könnte – sei es, um sich auf möglichst aufmerksame Wächter verlassen zu können, oder um nach schlechten Nachtschlaf nicht den ganzen Folgetag über davon beeinträchtigt zu sein?

Im Zusammenhang mit Schlafstörungen ist leider hinlänglich bekannt, daß der von Betroffenen häufiger gepflegte Mittagsschlaf in aller Regel „Nachtschlafschaden“ anrichtet, so daß wir hier nur zu dem Schluß kommen können: Es mag im Einzelfall besser sein, tagsüber einen schlechten Nachtschlaf zu kompensieren, als ihn nur zu beklagen; besser wird der Nachtschlaf dadurch nicht. Andererseits dürfte ein „konditioniertes“ und/oder durch Koffein unterstützes Übergehen des Mittagstiefs kaum dazu beitragen, dann wieder problemlos einschlafen zu konnen, wenn die Müdigkeit spätabends erneut, jetzt freilich zu ihrem Maximum ansteigt. An einem solchen Müdigkeitsmaximum mangelt es auch den primär Einschlafgestörten selten.

---

252 Vgl. Naitoh et al., 1983.
253 Vgl. Wittern, 1978, S. 54ff., zum historischen Teil der Debatte.
254 Vgl. hierzu insbes. Lavie, 1986a, mit Replikationen unter verschiedenen Versuchsbedingungen.
255 Vgl. hierzu Gagnon et al., 1985.
256 Vgl. wiederum Lavie, a.a.O., über „‚gates‘ and ‚forbidden‘ zones for sleep“.
257 Vgl. Åkerstedt und Torsvall, 1985.

c. Experimentelle Nachtschlaffragmentierung

Die in den höheren Altersgruppen zunehmende Schlafunzufriedenheit kovariiert mit der Häufigkeit nächtlicher Schlafunterbrechungen, deren Anzahl auch bei denjenigen steigt, die sich dennoch als gute Schläfer betrachten.[258] Nachdem in den sechziger Jahren bis Mitte der Siebziger alle Schlafstadien einzeln entzogen wurden, um jeweils mehr oder weniger gewichtige Bedeutungen zu ergründen[259], stand letztlich nur noch eines an: Wachphasen einzustreuen, um auch die Möglichkeit zu überprüfen, daß letztlich vor allem eine höchstmögliche Kontinuität des Schlafablauf für dessen Erholsamkeit entscheidend sein könnte.

Wir beschränken uns hier auf den Vergleich von wenigen neueren Untersuchungen, die moderate versus maximale Fragmentierungen repräsentieren. Bunnel et al.[260] weckten ihre Vpn nach der zweiten REM-Episode und ließen sie dann entweder eine Stunde lang lesen oder – wie im Fall der Vergleichsgruppe – Ergometer „fahren". Es zeigte sich, daß der für diese Unterbrechungszeit noch erwartbare Rest-Tiefschlaf unter beiden Bedingungen im dritten Schlafzyklus nachgeholt wurde; die effektive Schlafzeit war bis zum verzögerten spontanen Erwachen kaum verkürzt. Mit anderer Fragestellung, jedoch ähnlicher Versuchsanordnung, kam Campbell[261] kürzlich zu Ergebnissen, die eine Replikation der vorgenannten beinhalten. Diese Ergebnisse sprechen dafür, daß gute Schläfer eine – experimentell induzierte bzw. freiwillig in Kauf genommene – Unterbrechung des Nachtschlafs für immerhin eine Stunde letztlich ohne einen größeren, irreversiblen Schlafschaden verkraften können.

Gänzlich anders liegen die Verhältnisse nach einer „radikalen" Schlaffragmentierung, wie Bonnet[262] demonstrieren konnte: In einer für die Probanden vermutlich höchst anstrengenden Prozedur, wurden diese hier nach jeder Minute Schlafs, die sie ereilte, geweckt und mußten ihre Wachreaktion mit einem Knopfdruck verifizieren. Diese Tortur führte zwar zu einer rechnerisch nur um ca. eine Stunde verkürzten Nachtschlafdauer; im Scherbenhaufen der zusammengezählten Schlafstadien fanden sich jedoch kaum noch Tief- und REM-Schlaf. So war schließlich alles aufgeboten, was dazu führen konnte, daß

258 Vgl. S. 47ff. (mit den Abbildungen IV bis VI).

259 Vgl. die Fußnoten 152 u. 153 auf S. 56.

260 Vgl. dies., 1984.

261 Vgl. ders., 1987; vgl. in diesem Zusammenhang auch die Korrelationsstudie von Stepanski et al., 1984, die mit Datenpool aus Kontrollgruppe sowie Apnoe-, Myoklonus- und Schlafmangelpatienten zu einem $r = 0.48$ („hochsignifikant" bei $N = 55$) zwischen der Anzahl nächtlicher Arousals und einem Tagesmüdigkeitsindex kamen.

262 Vgl. ders., 1985.

die Vpn nach zwei solchen Nächten Tagesmüdigkeitsintensitäten und (Test-)Leistungsverminderungen sowie einen ähnlich tiefen Erholungsschlaf wie nach zwei Nächten totalen Schlafentzugs vorführten. Dieses Experiment wurde primär zur Erhellung der Problematik der durch „Atempausen" bzw. Erstickungsreaktionen fragmentierten Schlafs der Apnoe-Patienten durchgeführt. Hier dient es als „abrundendes" Extrem-Beispiel für die Generalaussage, daß sogar unter scheinbar unmöglichen Bedingungen noch geschlafen werden kann; daß aber selbst ein tageszeitlich „richtig" plazierter Schlaf kaum besser als gar keiner ist, wenn er gleichsam durch eine Häckselmaschine gedreht wird.

d. Schichtarbeit

Mit dem Problem variierender Kriterien behaftet, dürften sich realistische Schätzungen der „Prävalenz" von Schichtarbeit in modernen Industrienationen bei etwa 20 ± 5% der erwerbstätigen Bevölkerung einpendeln.[263] Je nach den Anteilen der Frauen im Erwerbsleben sowie der Personen im Rentenalter, die in der Bundesrepublik rund ein Drittel bzw. ein Fünftel betragen[264], enthält eine repräsentative (Erwachsenen-)Stichprobe, die Aufschluß über die Prävalenz von Schlafstörungen geben soll, rund 10% an Erwerbstätigen, die Schichtarbeit leisten.

Wenn nun bis zu 80% der Schichtarbeiter – zumindest in bezug auf den Tagesschlaf nach der Nachtschicht – Schlafstörungen berichten[265], läßt dies aufhorchen. Immerhin gaben auch knapp 40% einer repräsentativen Stichprobe von Allgemeinpraktikern und Internisten an, häufig Patienten vor sich zu haben, deren Schlafstörungen durch unregelmäßige Arbeitszeit bzw. Schichtarbeit bedingt erscheinen.[266] Selbst nach dem Entzug eines Nachtschlafs fällt indes der am nächsten Morgen beginnende Schlaf um ca. ein bis zwei Stunden kürzer aus, als es für den nicht verzögerten in aller Regel der Fall gewesen wäre.[267] Die Probleme des Tagesschlafs nach Nachtarbeit werden in der neueren Literatur in weitgehender Übereinstimmung primär in Zusammenhang mit der tagsüber erhöhten Lärmbelastung und einer schlafverkürzenden Pha-

263 Vgl. Rutenfranz et al., 1977, S. 166f., und Rutenfranz, 1978, S. 1868, über die Verhältnisse in europäischen Ländern; für die „service-reichen" USA geben Czeisler et al, 1982, S. 460, 26,8% an.

264 Geschätzt nach Angaben bei Ballerstedt und Glatzer, 1979, S. 47; Siara, 1980, S. XXXV; Häfner, 1986, S. 5.

265 Vgl. Rutenfranz, a.a.O., S. 1870.

266 Vgl. Infratest, 1984, S. 2.

267 Vgl. dazu Åkerstedt, 1985.

senkonstellation der Zirkadianrhythmik gebracht, die auch allein schon „ausreicht".[268]

In Wechselschichtsystemen kann sich die Rhythmik der Körpertemperatur nie so weit anpassen[269], daß nicht unvermeidlich jene im vorangegangenen schon ausführlich erörterte Konstellation eines Schlafs bei aufsteigender Temperatur[270] auftritt, die unter den verschiedensten Bedingungen mit kürzeren Schlafepisoden kovariiert. Aus der Tatsache, daß diese Anpassung bei ständiger Nachtarbeit besser gelingt, wovon schließlich auch der Tagesschlaf profitiert[271], erwächst freilich keine generalisierbare Alternative. Daraus resultierende Vorteile werden von den nachteiligen Wirkungen auf das Freizeit- und Privatleben in aller Regel rasch eingeholt. Obgleich Lärmbelästigung – von Einzelfällen abgesehen – nicht die Haupturheberin eines tagsüber verkürzten Schlafs ist, gibt dies freilich dem ohnehin schon kürzeren Tagesschlaf „den Rest".[272]

Welche Rolle allein Schlafstörungen dabei spielen, daß zwischen 20 bis 30% der Betroffenen Schichtarbeit trotz der höheren Tarife „hassen"[273] und zu einem großen Teil aus gesundheitlichen Gründen beenden, ist nicht eindeutig geklärt. Zwar haben „Liberalisierungen" der Schichtarbeit dazu geführt, daß Magen-Darm-Störungen in dieser Population etwas zurückgegangen sind[274]; nach wie vor wird Nachtarbeit jedoch auch durch prinzipiell vermeidbare Ernährungsprobleme belastet, wie die Schwierigkeit, nachts etwas Warmes zu essen zu bekommen.[275]

Immerhin beurteilen ca. 10% der Betroffenen Schichtarbeit sogar positiv und etwas mehr als die Hälfte „vertragen sie zumindest einigermaßen gut".[276] Solche Zahlen sind allerdings immer mit Vorsicht zu bewerten, da sie mit einem Healthy-Worker-Effekt behaftet sind.[277] Auch der in mehreren Untersuchungen berichtete überdurchschnittliche Koffein-,

---

268 Vgl. hierzu Knauth und Rutenfranz, 1981, über eine Stichprobe von mehr als 1000 Schichtarbeitern, sowie Åkerstedt und Gillberg, 1981, mit Befragungsergebnissen zur Tagesschlafdauer von insges. ca. 2000 Lokführern, Streifenpolizisten, Stahlarbeitern und Metereologen.
269 Vgl. hierzu die Schaubilder bei Rutenfranz, a.a.O., S. 1870f.
270 Vgl. S. 37f. und S. 90f.
271 Vgl. hierzu Dahlgren, 1981.
272 Vgl. hierzu die höchst illustrativen EEG-Profile für Nacht- und Tagesschlaf jeweils mit und ohne Lärmstörungen bei Rutenfranz, a.a.O., S. 1869.
273 Vgl. die Angaben bei Folkard et al., 1985, S. 31f.
274 Vgl. Rutenfranz, a.a.O.
275 Vgl. Folkard et al., a.a.O., S. 49.
276 Vgl. Fußnote 273.
277 Vgl. hierzu auch Ehrenstein, 1984, S. 41.

Nikotin- und Alkholkonsum[278] ist mit dem Hinweis auf eine relative Verträglichkeit von Schichtarbeit nicht erledigt.

Zusammenfassend läßt sich der Ergebnislage zu Schichtarbeit und Schlaf entnehmen, daß (Wechsel-)Schichtarbeit in der Tat Schlafprobleme induziert, die – im Rückgriff auf Erklärungsmodelle aus dem vorangegangen – jedoch keine grundsätzlich neuen Erklärungsprobleme aufwerfen. Es handelt sich letztlich zum Großteil um unvermeidbare Probleme physiologischer Arhythmie, die nicht selten durch weitere im Bereich des Familien- und Privatlebens verschärft werden. Mit verengter Sicht auf die Prävalenz von Schlafstörungen ist zwar nicht anzunehmen, daß die überdurchschnittliche Häufigkeit von Schlafproblemen – insbesondere des Tagesschlafs und bei den individuellen Schichtwechseln – die durchschnittliche Prävalenz von permanenten Schlafstörungen in der erwachsenen (Gesamt-)Bevölkerung wesentlich in die Höhe treibt: Dazu reicht ein Anteil von rund zehn Prozent Schichtarbeitern an der – erwachsenen – Bevölkerung nicht aus. Bei berufsgruppenspezifischen Prävalenzdaten sowie Vergleichen zwischen Ländern bzw. Regionen, in denen auf Grund der jeweiligen Wirtschaftsstruktur mehr oder weniger Schichtarbeit praktiziert wird, ist ein Einfluß der Schichtarbeit auf die Prävalenz von Schlafstörungen freilich zu berücksichtigen.

V. Zur Sozialgeschichte und Soziologie des Schlafens

Die Schlafforschung ist nach wie vor eine Domäne der Naturwissenschaften. Diese Feststellung müßte selbst dann kaum revidiert werden, wenn alle auf diesem Gebiet tätigen Psychologen einen Anspruch auf Zugehörigkeit zu den Geistes- oder Sozialwissenschaften geltend machen würden. Mitunter gelangt selbst ein genuin soziologischer Beitrag in die Schlafforschung; so Gleichmanns Aufsatz über „Einige soziale Wandlungen des Schlafens“[279]. Mit dem Material „Schlaf“ wollte der Autor seine figurationssoziologischen Untersuchungen über Verhäuslichungsprozesse fortsetzen.[280] Von einem Soziologen in einer soziologischen Zeitschrift veröffentlicht, wurde diese Arbeit wohl am ehesten durch den Bericht in Borbélys Buch über die „Geheimnisse des Schlafs“[281] einem weiteren, primär an Schlaf interessierten Leserkreis bekannt.

Soweit sich Soziologen in wenigen Fällen überhaupt eingehender mit dem Schlafen befaßt haben, ging es ihnen darum, das Schlafverhalten

278 Vgl. dazu Rutenfranz, 1978, S. 171.
279 Ders., 1980.
280 Vgl. a.a.O., S. 236.
281 Ders., 1984.

und die historische Ausgestaltung der Schlafumgebung sowie die im Zusammenhang mit dem Schlafen beobachtbaren sozialen Beziehungen paradigmatisch zu verwenden: Elias illustrierte mit dem Schlafritual und der Architektur der Schlafräume Ludwigs XIV. einen „Königsmechanismus".[282] Schütz erläuterte am Beispiel des Träumens bzw. der „Traumwelt" Facetten seiner Begriffe von Handlung und Sinnstruktur.[283]

Als paradigmatische Einzelheit[284] böte sich das Schlafen auch für Webers Leitidee einer *Rationalisierung* in den abendländischen Gesellschaften an, zumal Webers Begriff „Rationalisierung" nicht zuletzt einen *„‚Rationalismus' der Lebensgestaltung"*[285] impliziert. Die bloße Feststellung – ex post facto[286] – einer Rationalisierung des Schlafens auf Zwecke hin, die durchaus nicht allein im Rahmen eines biologisch-regenerativen Selbstzwecks liegen[287], kann heute freilich kaum mehr schon als soziologische Erkenntnis ausgegeben werden.

Bei etwa 20 ± 5 Prozent Schichtarbeitern unter der erwerbstätigen Bevölkerung moderner Industrienationen[288] impliziert die *„rationale Arbeitsorganisation"*[289] nichtsdestoweniger eine chronische Manipulation des Schlaf-Wach-Rhythmus, deren gesundheitliche Problematik hier schon erörtert wurde.[290] Erschöpft sich darin jedoch die Schlafproblematik der modernen Gesellschaft?

Wir schlafen nicht nur zu einer heute für viele schon eher variablen Tageszeit sowie an einem historisch „gewandelten" Schlafort, der freilich im „Querschnitt" nach wie vor beträchtliche soziale Differenzierungen aufweist: Obgleich diese Schlaforte von der Arbeitswelt und der öffentlichen Sphäre heutzutage in der Regel streng abgeschieden sind, dringen doch nicht selten auch das Gebot der Stunde übertönende Nachklänge aus diesen Erlebniswelten ins Schlafzimmer vor. Selbst wenn die Schläfer noch manches vorher „abschütteln" können: sie gehen dennoch als im Fühlen und Denken „bis zur Unbewußtheit" gesellschaftlich geprägte

282 Vgl. ders., 1983, insbes. S. 128ff.
283 Schütz und Luckmann, 1979, S. 59ff.
284 Zum methodischen Stellenwert der „Vertiefung ... in paradigmatische Einzelheiten", vgl. Elias, a.a.O., S. 41ff.
285 Ders., 1976 (1922), S. 576.
286 Vgl. Webers Einschränkung der Rekonstruierbarkeit von historischen Entwicklungen, z. B. (1904) 1982, S. 195; zur Frage der „Notwendigkeit" einer „Entwicklung" in bezug auf sich nach und nach ausdifferenzierenden Abfolgen äußert sich auch Elias, 1978, S. 186ff.
287 Die seit der Antike populäre Idee einer Regenerationsfunktion des Schlafs ist in dieser Generalisierung nicht haltbar; vgl. dazu Kap. A.III.
288 Vgl. S. 97.
289 Vgl. Weber, z. B. a.a.O., S. 96 u. 139.
290 Unter A.IV.7.d.

Persönlichkeiten ins Bett. Eine Soziologie des Schlafs kann dies nicht ganz ausblenden und an andere Disziplinen delegiert belassen.

Schon Weber selbst sah in theoretischer Vorwegnahme der inzwischen oft schon so genannten *Organisationsgesellschaft*[291] auch bedenkliche „Irrationalismen“:

> Daß das Höchstmaß von formaler Rationalität der Kapitalrechnung nur bei Unterwerfung der Arbeiter unter die Herrschaft von Unternehmern möglich ist, ist eine weitere spezifische materiale Irrationalität der Wirtschaftsordnung.[292]

Damit nicht genug:

> In den Privatbetrieben der Großindustrie sowohl, wie in allen modern organisierten Wirtschaftsbetrieben überhaupt reicht die ‚Rechenhaftigkeit‘, der rationale Kalkül, heute schon bis auf den Boden herunter. Es wird von ihm jeder einzelne Arbeiter zu einem Rädchen in dieser Maschine und innerlich zunehmend darauf abgestimmt, sich als ein solches zu fühlen und sich nur zu fragen, ob er nicht von diesem kleinen Rädchen zu einem größeren werden kann.[293]

Dies kann indes, nach Weber, kaum gelingen ohne

> ... mechanisierte Versteinerung, mit einer Art krampfhaftem Sich-Wichtig-Nehmen ... Dann allerdings könnte ... das Wort zur Wahrheit werden: ‚Fachmenschen ohne Geist, Genußmenschen ohne Herz: Dies Nichts bildet sich ein, eine nie vorher erreichte Stufe des Menschentums erstiegen zu haben.‘[294]

Überlassen wir daher die Schläferpersönlichkeit nicht ganz der Psychologie, deren Ergebnisse über den Zusammenhang von Schlafstörungen mit skaliert-formalisierten Persönlichkeitsverfassungen und abstrakten Verhaltenskonzepten uns mitunter nur neue Formulierungsschablonen für altes Wissen liefern. Sorgen, Ängste sowie tatsächlich eingetroffenes persönliches Unglück führen nach – von seiten der Wissenschaft nicht widerspochener – Alltagserfahrung seit jeher zu Schlafstörungen. Dazu Homer[295]:

> Alle sonst ... schliefen die ganze Nacht, von sanftem
> Schlummer gefesselt;/Nur nicht ... Agamemnon,
> Nahte der süße Schlaf, da vieles im Geist er bewegte.
> Wie wenn der Donnerer blitzt, ... /Vielen Regen bereitend ...
> Oder des Kriegs weit offenen Schlund, des bitteren Unheils:
> So vielfältig erseufzt' im Innersten nun Agamemnon
> Tief aus dem Herzen empor, und Angst durchbebte die Brust ihm.

Der „mutige Renner Achilleus“ – Tage nach Patroklos' Tod –

291 Dabei handelt sich zweifellos um eine der wenigen soziologischen Prognosen mit außergewöhnlichem Wahrheitsgehalt.
292 Weber, a.a.O., S. 78.
293 Ders., 1924, S. 413.
294 Ders., (1920) 1981, S. 189.
295 Ders., Ilias, X, XXIV (Voßsche Übers.).

> ... Weinte, des trautesten Freundes gedenkend; nicht zwang ihn
> des Schlummers/Allgewaltige Kraft; er wälzte sich hiehin und
> dorthin,/ ... und häufige Tränen vergoß er.
> Bald nun legt' auf die Seiten er sich, und bald auf den Rücken,
> Bald auf das Antlitz hin; dann plötzlich empor sich erhebend,
> Schweift er am Ufer des Meeres, voll Bangigkeit ...

Davon abgesehen, daß weder Tod noch Krieg gebannt sind, hat die moderne „Organisationsgesellschaft" doch vieles so im Griff, daß Armut und Elend der Massen insofern ein klassisches soziales Problem geworden sind, daß es – im Durchschnitt – auf ein historisch beispielloses Maß reduziert werden konnte. So ist in bezug auf die in Feldbefragungen meist nur grob parametrisierten psychosozialen Probleme kaum davon auszugehen, daß es sich in der Hauptsache um gravierende Existenzsorgen und -ängste handelt. Eine (Punkt-)Prävalenz von kaum mehr als 5% für Psychiatrie indizierende Prolemlagen[296] läßt indes noch relativ viel Erklärungsraum offen, der nicht allein mit „Neurotisierungen" der sogenannten psychogenen Schlafstörungen oder den begrifflich etwas eleganteren Nachweisen defizitären „Copings" ausgefüllt werden sollte. Flankierende erkenntniskritische Maßnahmen, wie sie soziogenetische Erweiterungen der Psychogenese von Schlafstörungen erbringen könnten, sind nicht zuletzt aus folgendem Grunde angebracht: die Tatsache, daß an Schlafstörungen durchaus oft „psychische Ursachen" beteiligt sind, hat sich in der Tat schon so weit herumgesprochen, daß Schlafgestörte inzwischen vielleicht schon besser vor progressiv-übereifrigen Etikettierungen geschützt werden sollten. So können wir hier nicht umhin, wenigstens ansatzweise zu überlegen, inwieweit langfristige Veränderungen der Arbeits- und Lebenswelt im Prozeß der Zivilisation in verwobener Parallelität mit Veränderungen des Schlaf-Wach-Verhaltens und der sozialen Ausgestaltung von Schlaforten mit der Verbreitung von Schlafstörungen zu tun haben könnten.

Dieses Kapitel nimmt im Rahmen der Voraussetzungen bzw. Grundlagen für die (Befragungs-)Epidemiologie von Schlafstörungen in zweifacher Hinsicht eine Sonderstellung ein: Hier bereits von einem Stand der Forschung zu sprechen, wäre übertrieben; nur deshalb rechtfertigt sich die bescheidene Auswahl der hier vorgetragenen soziologischen Argumentationen – von der weitgehenden Beschränkung auf illustratives Material anstelle historischer Quellenverarbeitung ganz zu schweigen. Als triftige Begründung für einen Widerspruch gegen „zivilisationsmüde" Idyl-

---

296 Vgl. dazu Hinterhuber, 1985, S. 186 (Depression: zwischen 3 und 4%); Lapierre, 1987, S. 92 (Angst/Panik: 0,4 bis 4%); Scharfetter, 1980, S. 421 (Schizophrenie: 0,2 bis 0,4%). Vgl. dazu auch Häfner, 1985, insbes. S. 121 u. 125, sowie Richman und Barry, 1985.

lisierungen des Schlafs „früherer Zeiten" dürfte das Vorgebrachte indes genügen. Mit diesem Kapitel rücken wir zwar dem Zivilisationsprozeß etwas näher, geraten aber auf eine ganz andere empirische Ebene im Vergleich zu der experimentellen und klinischen Schlafforschung. Deren Ergebnisse bilden auch in diesem Falle eine Barriere gegen überschüssige Spekulationen. Die experimentelle und klinische Schlafforschung erhält dabei selbst eine Reihe illustrativer Gegenleistungen.[297]

1. Illustratives Material zur Sozialgeschichte

a. Schlafzeiten

Die Tatsache, daß bei einer Vielzahl von Lebewesen „nur" periodisch wiederkehrende Ruhe, jedoch kein Schlaf zu beobachten ist[298], vermag kaum die Annahme zu erschüttern, daß Menschen – wie alle Säugetiere – immer schon periodisch wiederkehrend geschlafen haben. Auch nach der Entdeckung des Feuers dürfte sich am Primat des Nachtschlafs kaum etwas geändert haben. Über das Maß hinaus, das zur Erhaltung des Feuers notwendig war, dürfte dieses Unterpfand für ein „menschenwürdigeres" Dasein kaum zum Durchwachen der Dunkelheit verführt haben, zumal es ja auch Schutz gegen Schlafstörungen durch Frieren und durch wilde Tiere bot. Selbst unter der Voraussetzung, daß die Dämmerung seit jeher für die Jagd genutzt wurde, wäre es für eine hinsichtlich ihrer Dauer an heutigen Standards gemessene Nachtschlafepisode noch lange genug finster gewesen. Angesichts der vielfältigen Beispiele für *flexible Anpassungen des Schlaf-Wach-Verhaltens an die Gefahren und Bedingungen der natürlichen Umwelt,* wie sie im Tierreich zu finden sind[299], bleibt freilich offen, wie sich die Schlaffunktion beim Menschen ausgestaltete, als Höhlen noch Inbegriff einer Behausung waren – und nicht Touristenattraktion oder Naturlabor für moderne Experimente über endogene Schlaf-Wach-Rhythmen. Ob der Schlaf des vor- und frühgeschichtlichen Menschen – wie bei der Giraffe[300] – von mehre-

297 Im Hinblick auf die Skepsis, auf die „Laborerkenntnisse" über ein durch und durch soziales Phänomen wie Wachen und Schlafen mitunter stoßen, mag schließlich auch das von Nutzen sein. Hierbei handelt es sich naheliegenderweise vor allem um Zweifel von seiten der Sozialwissenschaftler; vgl. z. B. Gleichmann, 1980, insbes. S. 247.

298 Nach Campbell und Tobler, 1984, ist es auf Grund von methodischen Problemen und uneinheitlicher Schlafdefinitionen im Einzelfall oft schwer zu einscheiden, ob eine Spezies nun „schläft" oder nicht.

299 Vgl. S. 37.

300 Horne, 1981, S. 431, führt an, daß die Giraffe, die ca. zehn Sekunden braucht, um sich bei Gefahr aufzurichten, ihren Schlaf auf ein „obligatorisches Minimum"

ren längeren Wachepisoden in reizaufnahmebereiter Ruhestellung unterbrochen war, kann uns Höhlenmalerei leider nicht offenbaren. Die relative Vielzahl sogenannter Prä-Arousals und Arousals (kurzer, in den Schlaf eingestreuter Wachphasen, die – bis zu einer Dauer von ca. vier Minuten – nicht bewußt wahrgenommen werden) regen zu Spekulationen an: Sind dies Atavismen frühester (Umwelt-)Anpassungen, die im bedrohten Schlaf „vorsorglich" eingestreute Momente einer erhöhten Bereitschaft zum Flüchten oder Standhalten garantierten, oder handelt es sich bloß um Epiphänomene der natürlichen zyklischen Schwankungen zwischen tieferem und leichterem Schlaf, denen freilich auch andere, ebenso „überlebenswichtige" Bedeutungen untergeschoben wurden.[301]

Sowohl im Hinblick auf die Abstammung von Primaten als auch in Anbetracht der Ergebnisse von „Bunkerexperimenten" mit Probanden, die dort über längere Zeit in freiwilliger sozialer sowie tages- und kalenderzeitlicher Isolation leben, ist anzunehmen, daß nicht nur des Nachts, sondern auch zusätzlich tagsüber geschlafen wurde.[302]

Seit der Antike wird darüber debattiert, ob Tagesschlaf gesundheitlich zu- oder abträglich ist.[303] Der folgende Kommentar des Hippokrates[304] dürfte sich indes kaum nur auf „ergänzende" Tagesschlafepisoden beziehen:

> Was das Schlafen angeht, so muß man, wie wir es von Hause aus gewöhnt sind, am Tage wach sein, in der Nacht hingegen schlafen. Tritt hierin eine Änderung ein, so ist das bedenklich.

Ungeachtet solcher Bedenken erforderten eine Reihe von (über-)lebenswichtigen Tätigkeiten ein *Durchwachen von Nacht und Dunkelheit* schon lange bevor – in den Worten von Friedrich Engels – das „schändliche System des Nachtarbeitens" die Gesundheit einer diesem System ohne jede Arbeitsschutzmaßnahme ausgelieferten werktätigen Bevölkerung

---

reduziert und den Rest der Nacht nur liegend ruht. Auf diese Weise minimiert sich zumindest, ob zufällig oder nicht, die Wahrscheinlichkeit des Auftretens von Situationen, die der Giraffe für die Reaktionswahl „Flüchten oder Treten" keine Zeit mehr lassen. Am Rande erwähnt Horne den Schlaf der Giraffe auch als „Musterbeispiel" für das Absinken des Muskeltonus und die head twitches im REM-Schlaf: Aufgrund der äußergewöhnlichen Halslänge und -schwere sind sowohl das „Absacken" des Kopfes – beim Schlaf in Hockstellung – als auch die phasischen „Kopfzuckungen" bei ansonsten erloschenem Nackenmuskeltonus auffälliger als beim Menschen.

301 Vgl. hierzu S. 27.

302 Vgl. hierzu S. 32ff.

303 Vgl. hierzu Wittern, a.a.O., S. 54ff.

304 Ders., Prognosticon (Fuchssche Übersetzung), zit. n. Wittern, a.a.O., S. 7.

ruinierte[305]. So mußten zumindest einige wenige das einmal entdeckte und fortan auf Grund seines Gebrauchswerts unverzichtbare Feuer erhalten. Die soziale Bedeutung dieser Nachtarbeit kommt nicht zuletzt darin zum Ausdruck, daß dies keine Aufgabe für jedermann war: In Rom z. B. war die Bewachung des heiligen Feuers später den Vestalinnen vorbehalten.[306]

Die Reproduktion der Menschenhorden und der sich allmählich daraus entwickelnden Kulturgruppen erforderte indes nicht nur die Ernährung der Lebenden und deren Schutz gegen wilde Tiere mit Hilfe des Feuers. Vermutlich setzten Wehen auch damals schon mehrheitlich während der Nacht ein. Somit zählen auch das Gebären und die Geburtshilfe zu den frühesten Nachtaktivitäten.[307] Der Zivilisationsprozeß hat in diesem Punkt freilich zu einer Veränderung geführt: Geburten werden oft mit Hilfe von Pharmaka auf Tageszeiten verlegt, die für das Krankenhauspersonal angenehmer sind.

Auch der Tod tritt am häufigsten in den frühen Morgenstunden bzw. gegen Ende der Nacht ein.[308] Die Belletristik bietet dazu eine schier unerschöpfliche Quelle von Beispielen gemeinschaftlich sorgender und trauernder Familienangehöriger (einschließlich Kindern!), die nachts am Kranken- bzw. Sterbebett wachten. Aus der Frühzeit des deutschen Romans entnehmen wir Klingemanns „Nachtwachen“[309]:

> „Der Mann ... schaut blaß und ruhig ins leere Nichts, worin er nach einer Stunde einzugehen gedenkt, um den traumlosen Schlaf auf immer zu schlafen. Die Rosen des Lebens sind von seinen Wangen abgefallen, aber sie blühen rund um ihn auf den Gesichtern dreier holder Knaben. Der jüngste droht ihm ins Antlitz, weil es nicht mehr lächeln will, wie sonst. Die andern beiden stehen ernst betrachtend, sie können sich den Tod nicht denken in ihrem frischen Leben ... Das junge Weib dagegen mit aufgelöstem Haar ... blickt verzweifelt ... und wischt nur dann und wann den Schweiß, wie mechanisch von der Stirn des Sterbenden ... “

Für das Schweißwischen u.ä. wurde im höheren Hause eines Thomas Buddenbrook nach einer Barmherzigen Schwester gerufen, als dieser nach seinem jähen Sturz im Sterben lag. Auch der kleine Johann, der vorher schon „Stunde für Stunde“ mit einem „grüblerischen Gesichtsausdruck“ im Schlafzimmer saß, blieb die Nacht über wach am Sterbebett seines Vaters. „Ausgerechnet“ Frau Permaneder verlor schließlich um

305 Engels, Die Lage der arbeitenden Klasse in England, (1845) 1970, S. 375 (Zitat); vgl. zu den Gesundheitsfolgen insbes. a.a.O., S. 324ff.

306 Vgl. Scherrer, 1981, S. 1.

307 Vgl. ebd.

308 Vgl. Partinen et al., 1982, S. 69, der hierzu auch eine Berliner Medizinstatistik von Schneider aus dem Jahre 1859 zitiert.

309 Ders., „Nachtwachen. Von Bonaventura“, (erstm. 1804) 1974.

fünf Uhr die Fassung und entglitt in peinliche Frömmelei – zu Beginn der aus vielen Schlafentzugsstudien bekannten Müdigkeitstalsole. Kurz darauf starb ihr Bruder.

Ob aus im weitesten Sinne humanitären Gründen, affektiver Zuneigung oder bloßem Interesse an der Arterhaltung: Vieles spricht für die Annahme, daß der Gesundheitszustand bzw. die Genesung Schwerkranker seit jeher auch nachts aufmerksam überwacht wurde. Die professionelle Nachtschwester, die im Schichtsystem wechselt, ist freilich eine „Zivilisationserscheinung“ neueren Datums. Die literarischen Beispielen deuten darauf hin, daß auch für kleine Kinder ein Durchbrechen des gewohnten Schlaf-Wach-Rhythmus nicht unüblich war, wenn es im weitesten Sinne um Leben oder Tod ging. Tag- und Nachtarbeit von Kindern im Bergwerk waren darüber hinaus an der frühkapitalistischen Tagesordnung.[310]

In der Antike waren es noch in erster Linie Kriege, die eine Vielzahl von Menschen zur „Nachtarbeit“ gezwungen haben. Naturgemäß waren nächtlichen (Überraschungs-)Angriffen auf Grund der eingeschränkten Lichtverhältnisse enge Grenzen gesetzt. Dennoch sind Ausnahmen berichtet. In einem solcher Fälle kommentiert Caesar[311] lapidar:

> Da infolge der Dunkelheit jede Sicht fehlte, gab es auf beiden Seiten viele Verwundete.

Ungeachtet der geringen Wahrscheinlichkeit nächtlicher Überraschungsangriffe waren Nachtwachen in antiken Militärlagern eine Selbstverständlichkeit. Es mußten nicht zuletzt fremde Spione rechtzeitig erspäht und eigene Kundschafter bei der Rückkehr von nächtlichen Feindbeobachtungen identifiziert ins Lager aufgenommen werden. Mitunter pflegte der jeweilige Feind schon im Schutz der Dunkelheit anzurücken, um im Morgengrauen gleich angreifen zu können.[312] So ließ die Überlieferung auch Helden vor Troja sich schlaflos mit dem Gedanken quälen:

> Denn das feindliche Heer ist nah uns; keiner ja weiß es, ob nicht selbst in der Nacht sie anzugreifen beschließen.[313]

Laut Bibel, die über eine Vielzahl mehr oder minder heiliger, ansonsten allesamt auf die Zeit zwischen Sonnenauf- und -untergang beschränkten

310 Vgl. Engels, a.a.O., S. 459f.

311 Caesar, Commentarii Belli Gallici, VII, 81 (Übers. v. Dorminger).

312 Der Averner Vercassivellaunus verordnete seiner Truppe nach einem solchen Nachtmarsch bis zum frühen Morgengrauen allerderings zunächst einmal Ruhe nach den Anstrengungen der Nacht. Der Angriff erfolgte erst, als „der Mittag bereits nahte“, wie Caesar ebd. berichtet.

313 Homer, Ilias, X, 100 (Voßsche Übers.).

Kämpfe berichtet, nahm Ahithophel das Verschmähen seiner heillosen Idee eines nächtlichen Mordkommandos so „persönlich", daß er sich daraufhin selbst erhängte.[314]

Des Nachts wurde geflohen[315], marschiert, durch Sterne geleitet gesegelt[316], spioniert sowie durch ausschwärmende Reiter Verstärkung geholt.[317] So war auch für Eilkuriere im römischen Imperium keine Stunde zu spät, wenn Botschaften zu überbringen waren. Ein weitverzweigtes Netz von Stationen zum Wechsel von Pferden und/oder Kurieren ermöglichte dabei eine erhebliche Zeitersparnis beim Transport.[318]

Nachtarbeiten waren in der Antike jedoch nicht auf das Militär beschränkt. Soweit der Seehandel schon den Rahmen der Küstenschiffahrt sprengte, waren bei starkem Seegang aus naheliegenden Gründen wohl meist alle Mann an Deck.[319] Das Beispiel schlechthin für antike Vorläufer einer Rationalisierung des Schlaf-Wach-Verhaltens ist Caesars Gesetz über die Regelung des Güternahverkehrs in Rom, das von Marc Aurel später auf alle Städte des römischen Imperiums ausgedehnt wurde[320]: Auf Grund der beträchtlichen Bevölkerungsdichte innerhalb der Stadtmauern der flächenmäßig relativ kleinen Städte war der Transport von Lebensmitteln und anderen Gebrauchsgütern trotz des Lärms der Pferde- und Eselswagen nur nachts gestattet, um tagsüber ein Chaos im bunten Treiben der Händler, Handwerker, Käufer und „Heimaturlauber" zu verhindern.

Obwohl diverse Formen der Nachtarbeit bei Militär und Stadtbevölkerung also schon in der Antike üblich waren, fielen sie zahlenmäßig kaum ins Gewicht: Die Dominanz der Argrarwirtschaft bzw. -bevölkerung war noch ungebrochen. Dies gilt noch uneingeschränkter für die folgenden Jahrhunderte des Verfalls der Städte. Auch in den Städten des Mittelalters war außer dem Nachtwächter sowie ein paar Spielern und Trinkern mitten in der Nacht kaum jemand auf den Beinen.[321] Ob im Rahmen mönchischer Exerzitien, die keinen Halt vor den Schranken profaner Müdigkeit machen konnten, mehr das Leiden durch Selbstkastei-

---

314 II. Samuel 17, 1f.

315 II. Könige 25, 4: „... und alle Kriegsmänner flohen bei der Nacht ... ".

316 Vgl. Scherrer, a.a.O., S. 2.

317 Vgl. Vercingetorixens Auftrag, mit dem er seine Reiter zur zweiten Nachtwache in die Dunkelheit entließ, bei Caesar, a.a.O., VII, 81.

318 Vgl. Scherrer, a.a.O., S. 2.

319 Vgl. ebd.; ferner Homer, Odyssee, passim – soweit hier von „Schiffen" die Rede sein kann; die Ruderkommandos auf den römischen Galeeren blieben hingegen grundsätzlich im Schiffsrumpf angekettet.

320 Vgl. Scherrer, ebd.

321 Scherrer, a.a.O., S. 3, verweist hier allerdings auch auf eine mittelalterliche Handwerksregel: Jeder sollte sehen können, was und wie es gemacht wird.

ung oder entrückende Halluzinationen gesucht wurden, sei zur näheren Klärung den einschlägigen Disziplinen überantwortet.

Ohne antike Nacht- und moderne Wechselschichtarbeit letztlich identifizieren zu wollen, ist doch hervorzukehren, daß Möglichkeiten der physiologischen Flexibilität des Schlaf-Wach-Verhaltens seit alters her für spezielle Zwecke voll ausgeschöpft wurden. Schon Hippokrates brachte dagegen gesundheitliche Bedenken vor; von dramatischen Folgeerscheinungen war indes nie die Rede. Hingegen wurde längerfristiger Schlafentzug immer schon als Tortur empfunden und infolgedessen auch als Foltermethode verwendet. Es wurde mithin immer schon als wichtiger empfunden, mit nicht allzulanger Verzögerung bzw. überhaupt schlafen zu können, als dafür eine bestimmte Tageszeit zu reservieren. So ist „das schändliche System des Nachtarbeitens“ (Engels) also keineswegs eine Erfindung der Moderne. Die Häufigkeit der Nachtarbeit hat im Verhältnis zum „Tagwerk“ freilich erheblich zugenommen.

b. Schlaforte

Auch die historische und interkulturelle Variabilität in der Wahl von bevorzugten bzw. verfügbar gemachten Schlaforten deuten darauf hin, daß der jeweilige Schlafort und dessen materielle Ausgestaltung gegenüber dem primären Bedürfnis, überhaupt zu schlafen, eher sekundär ist. Das soll freilich nicht heißen, daß die historisch innerhalb der einzelnen Kulturkreise gewandelten und „zeitgleich“ jeweils gewohnten, interkulturell stark variierenden Schlaforte beliebig austauschbar wären. Wir begegnen in diesem Bereich vielmehr intrakulturellen Selbstverständlichkeiten, die es aus ethonzentrischer Sicht mitunter unvollstellbar erscheinen lassen, unter solchen Bedingungen überhaupt schlafen zu können. Allein die materielle Beschaffenheit des Schlaflagers variiert gewaltig: So geht Effelsberg nach ethnologischen Schlafstudien davon aus, daß Männer wie Moses ihr Haupt tatsächlich auf einen Stein gelegt haben könnten.[322]

Im Vergleich zu der gesamten Schlafliteratur, die Wittern bis zum Beginn der Neuzeit auffinden konnte, bemerkt sie, daß sich nur wenige Autoren mit der näheren Umgebung des Schlafenden beschäftigt haben.[323] Was diese Autoren dazu vorbringen, unterscheidet sich letztlich kaum von den Ratschlägen, die der Berliner Arzt Wolf Davidson[324] rund 200 Jahre später erteilt:

---

322 Persönliche Mitteilung; vgl. auch Effelsberg, 1986.
323 Vgl. dies., a.a.O., S. 68ff.
324 Ders., (1796) 1979, S. 96.

> Das Zimmer, worin man schläft, muß geräumig, die Luft temperiert seyn, keine Zugluft, man muß Näße, Feuchtigkeit und übelriechende Ausdünstungen vermeiden, daher ist es eine schädliche Gewohnheit, Gefäße zu gewissen Bedürfnissen bey dem Bette stehn zu haben. Das Schlaflager muß weder zu hart noch zu weich seyn, dennoch ist ein härteres immer gesünder als ein weicheres: Matra(t)zen sind stärkend, Federbetten sind für das Gefühl angenehmer, sind aber schwächender. Man muß während des Schlafes einen mäßigen und gleichen Grad der Wärme zu erhalten suchen, nicht nackend liegen, auch nicht durch Abwerfen der Bettdecke sich erkälten, während des Schlafes vermeide man alles, was an irgend einem Theile des Körpers Druck oder Pressen verursachen kann, als Windeln, Brusttücher, Kopftücher, Halsbinden u.s.w., dadurch können Congestionen entstehen, die den Schlaf unruhig machen. Die Lage eines Schlafenden muß gerade, frey und zwanglos seyn, doch hat die Gewohnheit hierauf einen großen Einfluß ...

Gegen die Kälte der Nacht wußten sich die Menschen in federviehreichen Regionen schon im ausgehenden Mittelalter mit Daunendeckbetten zu schützen. Auch die Einrichtung hölzerner Klappbetten ist für diese Zeit belegt[325]; denn im vorherrschenden Einraum-Haus mußte tagsüber noch mehr Platz gespart werden als in der modernen Stadtwohnung.

All dies bezieht sich freilich nur auf den Schlaf wohlhabender Bauern und Bürger: Im gemeinen Volke teilten einzelne ihre Schlafplätze mit vielen anderen und schliefen bestenfalls auf frischem Stroh – auf dem Lande oft im Stall. Gleichmann erwähnt dies unter der Überschrift „Die relative Offenheit der Schlafräume“[326] und stellt dem die parallele Ausbildung repräsentativer Schlafgewohnheiten und -räume bei den adeligen und bürgerlichen Oberschichten gegenüber.

Der Schlaf in Gruppen war nicht nur ein Teilen von Schlafräumen: Selbst dort, wo – wie im mittelalterlichen Bürgerhaus – schon Betten vorhanden waren, waren dies Gruppenschlafstätten. Hierzu noch einmal Borst[327]:

> Was ohne Nebenbezeichnung einfach als ‚bette‘ erscheint, ist ... als Lagerstatt nicht nur für einen Schlafenden gedacht, sondern als gemeinsames Ehe-, Familien- und selbst als Gastbett.

Für reisende Bürger war der Gruppenschlaf noch durchaus üblich, nachdem sich in den bürgerlichen Häusern Einzelzimmer längst durchgesetzt hatten.[328] Wäre es nicht höchst irritierend, wenn ein Tourist unserer Tage sein Hotelzimmer und Bett mit ihm wildfremden Menschen ungefragt teilen müßte? Sie/er mögen zwar als Jugendliche in Gemeinschaftsräumen geschlafen haben und tagsüber fast oder ganz nackt ba-

325 Vgl. Borst, 1983, S. 257f.
326 Vgl. Gleichmann, a.a.O., S. 241f.
327 a.a.O., ebd.
328 Vgl. Gleichmann, a.a.O., ebd.

den; die „ungeschminkte“ Nacktheit der Schlafenden, d.m. nicht zuletzt eine Reihe von im Schlaf nicht kontrollierbaren Körperäußerungen, die nach heutigen Standards weder mit Schönheitsidealen noch mit gutem Benehmen vereinbar sind, bleibt aber in unseren Tagen nach Möglichkeit in der Privatsphäre verschlossen. Mit dieser Einschränkung gilt die von Elias postulierte allmähliche Erhöhung der Scham- und Peinlichkeitsschwelle im Prozeß der Zivilisation.[329]

In Anbetracht der Tatsache, daß die Schlafhygiene seit Jahrhunderten empfielt, sich vor dem Schlafengehen allerlei Kurzweil hinzugeben, zu plaudern, jedoch keine aufregenden Gespräche zu führen[330] – mit anderen Worten: sich abzulenken oder, auf „Neuhochdeutsch“: abzuschalten –, kann die relative Einsamkeit – zumindest soziale Abgeschiedenheit – der modernen Schläfer nicht uneingeschränkt als Fortschritt betrachtet werden. Zwar sind das eigene Einzel- oder Doppelbett im (von Säuglingen abgesehen) allein belegten Schlafraum inzwischen ein Luxus für die breite Masse, – ganz im Gegensatz zu den Wohnverhältnissen und Schlafbedingungen, mit denen sich (auch europäische) Industrie- und Landarbeiter noch in der ersten Hälfte dieses Jahrhunderts zu begnügen hatten.[331] Die räumliche Befreiung des Schlafens für die Mehrheit der Bevölkerung, wie sie im Verlauf der letzten Jahrzehnte errungen wurde, schließt freilich nicht aus, daß neue Schlafprobleme im Zusammenhang mit Vereinzelung und kommunikativer Leere entstehen.[332]

2. Veränderungen des Schlaf-Wach-Verhaltens und der Schlafbedingungen im Zivilisationsprozeß

a. Tageszeitlich variable Dichotomisierung des zirkadianen Schlaf-Wach-Verhaltens und (Zwangs-)Aktivierungen des Wachverhaltens

Unter Hinweis auf die Malerei des ausgehenden Mittelalters, die vielfach einzelne Schläfer zeigt, welche an Häuser gelehnt oder an Weg- oder Feldrändern liegend, tagsüber inmitten von ansonsten höchst lebendigen Gruppen ruhen, spricht Gleichmann von einer „allmählichen

---

329 Vgl. ders., 1969, S. 397ff.; im modernen Massentourismus wird das Einverständnis mit bisweilen dennoch praktizierten Mehrfachbelegungen immerhin mit einem Preisnachlaß hononiert werden.

330 Vgl. Wittern, a.a.O., S. 53.

331 Vgl. hierzu z.B. Rosenbaum, 1982, S. 417ff.

332 Vgl. Bixler et al., 1979, S.ff. mit Befragungsergebnissen über eine größere Häufigkeit von Schlafstörungen unter Einsamen; vgl. auch Elias, 1984, S. 97f., zur „Einsamkeit ... inmitten vieler anderer.“

Verringerung“ und „Beseitigung des Tagesschlafens“.[333] Des weiteren beruft er sich dabei auf europäische Reiseberichte aus dieser Zeit und die Anpassungswiderstände (zwangsrekrutierter) russischer Bauern gegen die Zeitzwänge der Industriearbeit zu Beginn dieses Jahrhunderts.

Selbst im mediterranen Europa, wo Hitze nach wie vor recht unnachgiebig Mittagsruhe gebietet, sind die Mittagsschlafgewohnheiten in einem langsamen Rückzug begriffen.[334] Dies hängt mit Ausweitungen der industriellen Produktion sowie Tendenzen zur durchgängigen Öffnung von Geschäften, Verwaltungsämtern und sozialen Diensten zusammen. In so stark anwachsenden Städten wie Athen ist Mittagsruhe oder gar -schlaf auch aus unmittelbar praktischen Gründen immer schwieriger: Die Entfernungen zu den Wohngebieten werden größer und der Verkehr immer dichter.

Ökonomisch betrachtet, ist eine längere Mittagspause grundsätzlich „tote“ Zeit. Dies ändert nichts an der zirkadian-rhythmische Tatsache eines (Nach-)Mittagstiefs, das bei Hitze von stärkerer Müdigkeit begleitet sein mag, jedoch selbst bei „gelungener“ Anpassung an kühle Nachtarbeit eine nachmitternächtliche Entsprechung findet[335]. Auf Grund einer bimodalen zirkadianen Verteilung stärkster Nacht- und zweitstärkster Nachmittagsmüdigkeit[336] erscheint zumindest eine (kürzere) zusätzliche Schlafepisode physiologisch durchaus angemessen – von der Verfügbarkeit über Schlafplätze an Arbeitsstätten einmal abgesehen. Dennoch läßt sich aus aus arbeitsorganisatorischen und infrastrukturellen Beschneidungen von Mittagsschlafmöglichkeiten kein gesundheitliches Rhythmusproblem erster Ordnung konstruieren.[337] Bei einzelnen, deren Mittagstief im Rahmen der biologischen Variabilität der Zirkadianrhythmik besonders stark ausgeprägt ist[338], mögen sich daraus allerdings moderate Probleme ergeben, die Nachtschlafmängel suggerieren könnten.

Rhythmusprobleme der Vigilanz und des Schlafs bei (Wechsel-)Schichtarbeitern und Abendtypen haben wir im vorangegangenen schon

333 Ders., a.a.O., S. 236.

334 Vgl. hierzu auch (in bezug auf gegenwärtige Entwicklungen in Europa) Soldatos et al., 1983, S. 202ff., über die Situation in Athen.

335 Vgl. hierzu z. B. Folkard und Monk, 1981, insbes. S. 369 (Abb. 1).

336 Vgl. S. 95.

337 Unter Zeitisolation und völliger sozialer Ungebundenheit streuen viele, aber keineswegs alle Probanden ergänzende Schlafepisoden in ihre tagähnlichen Wachzeiten bzw. Aktivitätsepisoden ein; vgl. dazu Fußnote 3 (zweiter Teil) auf S. 37 mit quantitativen Details.

338 Horne et al., 1980, S. 29ff., fanden mit einem Vigilanztest (Aussortieren bestimmter Karten, die unter anderen auf einem Förderband vorbeikamen) bei Morgentypen ein stärker ausgeprägtes Mittagstief; vgl. dazu auch die Tagesverläufe der Handgeschicklichkeit in Abb. IX auf S. 72.

ausführlicher erörtert.[339] Schließlich sei auch erwähnt, daß in einer Weltgesellschaft (Luhmann) insgesamt viele vom sogenannten Jet-lag und den damit verbundenen Vigilanz- und Schlafstörungen betroffen werden.[340] Während Abendtypen im heute (!) auf die erste Tageshälfte konzentrierten Standardarbeitstag zwar mehr Vigilanzprobleme haben als Morgentypen, vertragen die ersteren wiederum Schicharbeit und Jet-lag besser.[341]

So kann schnell der Eindruck entstehen, daß wir uns inmitten einer Arbeits- und Lebenswelt voller Rhythmusprobleme des Schlaf-Wach-Verhaltens befinden, von denen wenige niemals und viele zumindest manchmal auftreten. Der Eindruck trügt nicht prinzipiell; diese Rhythmusprobleme existieren. Sie sind im Prozeß der Zivilisation entstanden und haben sich verbreitet, ohne daß sich schon Endpunkte für diese Verbreitung abzeichnen. Jedoch ist nicht nur der Jet-lag eine Schlaf-Wach-Störung neueren Datums; auch die Morgen-Abendtyp-Problematik macht in einem historischen Arbeitstag von kaum unter zwölf Stunden[342] weitaus weniger Sinn. Im Rahmen eines so langen Arbeitstags bekommt dann auch ein Mittagsschlaf – z. B. bei der Kornernte[343] – einen etwas anderen Stellenwert als im Zusammenhang mit der Idee einer Harmonisierung der Arbeitsorganisation mit „natürlichen Rhythmen“.

Wir diskutieren hier zwar Bedingungsfaktoren für die Verbreitung von Schlafproblemen im Zusammenhang mit historischen Veränderungen der – in hohem Maße von der Arbeitsorganisation geprägten – sozialen Zeitstruktur des Schlaf-Wach-Verhaltens, betonen aber, daß wir die Verbreitung neuartiger Schlafprobleme isoliert hervorheben, die im weiteren Rahmen einer insgesamt erheblich besseren Volksgesundheit trotz relativer Häufigkeit marginal erscheinen. Nichtsdestoweniger mag formal eine zunehmende Häufigkeit von Schlafstörungen zu konstatieren sein, insbesondere von solchen (z. B. Einschlafstörungen), die sich kaum verbreiten konnten, als ein alltäglicher (Über-)Erschöpfungsschlaf[344] der

339 Vgl. 67ff. u. S. 97ff.

340 Vgl. Dement et al., 1984, S. 25, die angeben, daß der Schlaf von über 100 Mio. Bürgern der USA pro Jahr vom Jet-lag oder von Schichtarbeit beeinflußt wird; der Schicharbeiteranteil dürte dabei noch einen Spielraum von mindestens 10 Mio. lassen, bei denen Zeitzonenkonflikten zu vorübergehende, nichstdestoweniger erhebliche Schlafstörungen und Tagesmüdigkeit führen (vgl. dazu S. 30f. u. S. 137f.).

341 Vgl. S. 68 (Fußnote 189).

342 Vgl. z. B. Engels, a.a.O., S. 459.

343 Vgl. das gleichnamige Gemälde von Pieter Brueghel d.Ä.

344 Vgl. dazu Engels, a.a.O., z. B. S. 460 (zu überarbeiteten Kindern, die entweder schon auf dem Weg nach Hause oder dort noch angekommen sogleich auf dem Fußboden in Schlaf verfielen).

Normalfall war – unter Bedingungen einer radikalen Ausbeutung ohne Rücksicht auf den damit verbundenen frühen (gesamt-)gesundheitlichen Ruin.

Auch die moderne, soziale Marktwirtschaft unterliegt den von Marx erläuterten Prinzipien der ständigen Erhöhung der „Produktivität" und „Intensität" der Arbeit.[345] Dies erscheint ökonomisch umso erforderlicher, je stärker die moderne Marktwirtschaft durch solidarisch errungene – oder zur Befriedung bzw. Arbeitsmotivierung gewährte, rechtlich gleichermaßen garantierte – sozialen Einschränkungen „behindert" wird. Unter dieser Maßgabe geht es in der Tat nicht allein darum, daß Produktionsanlagen, Vertriebs-, Handels- und Dienstleistungskapital möglichst Tag und Nacht genutzt werden und daß dazwischen jeweils keine langen (Mittags- u.a.) Pausen liegen. Vielmehr ist nicht nur entscheidend, wieviel Tages- und Nachtzeit genutzt wird, sondern auch wie produktiv und intensiv dies zu organisieren ist. Dies bringt die jeweilige Unternehmung in die sog. Gewinnzone, – falls einem gewinnbringenden Verkauf nicht ganz andere Hindernisse entgegenstehen.

Auf der Seite der Arbeitsanforderungen lassen sich Kenntnisse und Fertigkeiten sowie Fleiß und Ausdauer jedoch nicht vigilanzunabhängig zu einer hohen Arbeitsleistung integrieren.[346] Die fortlaufende Technisierung unserer Arbeits- und Lebenswelt hat nicht zuletzt eine Reihe von sogenannten Kontrolltätigkeiten hervorgebracht, bei denen die ausdauernde „Wachsamkeit" im Vordergrund des Berufsalltags stehen und umfassendere fachliche Qualifikationen nur bei gelegentlichen Funktionsausfällen und technischen Störungen abgefordert werden.[347]

Die situationsaktuelle Vigilanz (als neurophysiologische Reaktions- und Informationsverarbeitungsbereischaft bzw. -verfassung) variiert entlang einer zirkadianrhythmischen Generallinie.[348] Diese Abhängigkeit ist zwar insoweit flexibel, daß – wie insbesondere in Fällen existentieller Bedrohung, jedoch auch bei milderen nachhaltigen Aufforderungen – je-

345 Vgl. ders., (1890, 4. Aufl.) 1971, S. 543ff.

346 Vgl. Colquhoun, 1980, S. 59ff., zum komplexen Bild der Tagesgänge einzelner Leistungsaspekte (Reaktionszeit und -fehlerquote, Gedächtnis, Konzentration, Auge-Hand-Koordination etc.), die zwar im einzelnen spezifische Abweichungen vom Müdigkeitsverlauf tagsüber aufweisen, aber nahezu ausnahmslos durch ein generell erhöhtes Müdigkeitsniveau beeinträchtigt werden. Die Müdigkeit steht diesbezüglich in einem etwas engeren Verhältnis zur Tagesrhythmik von Vigilanzparametern des EEGs (vgl. dazu auch Fußnote 2 auf S. 135).

347 Für die Arbeitsanforderungen ist es weitgehend einerlei, ob ein im ökonomischen Sinne produktiver oder in bezug auf öffentliche Mittel kostensparender rationeller Arbeitseinsatz gefordert wird.

348 Vgl. dazu Gundel und Hilbig, 1983, S. 125ff., insbes. S. 127f. zur Korrelation von (Wach-)EEG-Parametern mit (subj.) Müdigkeit.

derzeit ein großer Aktivierungsspielraum genutzt werden kann (auch mitten aus dem Schlaf heraus); dies ist aber nur für relativ kurze Zeit möglich, wobei die Ausgleichsreaktionen keineswegs nur triviale Formen offenbaren.[349] Die Arbeitsorganisation ist zudem so angelegt, daß – zu welcher Tageszeit (und zu welchem Zweck) auch immer – pro Arbeitzeiteinheit höchstmögliche, kontinuierliche Aktivation und Handlungsbereitschaft gefordert sind. In diesem Zusammenhang werden auch höherfrequente – durch „psychologische" Motivierung[350] nie ganz aufhebbare – (ultradiane) Vigilanzschwankungen[351] zum Problem – bei im einzelnen höchst unterschiedlichen Interessenlagen.

Betrachten wir dieses Problem an einem einfachen Beispiel: Abb. XII zeigt den Tagesgang der Handgeschicklichkeit einer einzelnen Vpn über 15 Stunden. Anhand der Originaldaten in viertelstündlichen Meßintervallen ist an einem Einzelfall zu sehen, daß die Leistung von morgens bis abends – neben einem tagestypspezifischen generellen Tagesgang – auch nicht unerhebliche kurzzeitige Schwankungen aufweist. Immerhin interferieren die kurzfristigen Leistungsspitzen des für diese Darstellung ausgewählten Abendtypen am Morgen mit dem Niveau seiner intermittierenden Leistungstiefs am Abend.[352]

Mit diesem Beispiel sollte für eine mittlere Problemausprägung[353] das Erfordernis einer (moderaten) Zwangsaktivierung verdeutlicht werden; denn ein Abendtyp – wie die Vpn in Abb. XII – dürfte im Standardarbeitstag sowohl bemüht sein müssen, das Durchschnittsniveau seiner vigilanzbedingten Aktivation anzuheben, als auch starke Aktivationsschwankungen zu vermeiden, die gerade in Verbindung mit „künstlicher" Aktivierung eher stärker ausschlagen.

---

349 Vgl. S. 33f. zum Phänomen einer eher kürzeren Schlafdauer nach einer verlängerten Wachepsiode; vgl. auch Brohmann und Hetta, 1987, S. 315, über leichteren Schlaf nach höherer Aktivation tagsüber. Vgl. dazu auch S. 138 der vorliegenden Arbeit.

350 Hierbei handelt es sich in der Regel um die Antizipierbarkeit negativer und positiver Sanktionen, deren Mittelwahl heute überwiegend im Bereich finanzieller und/oder Statusfolgen liegt.

351 Vgl. dazu insbes. Lavie, 1982, S. 239ff., und 1985, S. 148 ff, über ultradiane Schwankungen – und mitunter Periodizitäten – in verschiedenen physiologischen (einschl. EEG) und psychometrischen Parametern.

352 Bei Morgentypen verhält es sich umgekehrt.

353 Das exemplarische Vigilanzproblem ist geringer als das bei Nachtarbeit, vor allem nach Schichtwechseln. Das moderate Problem im gewählten Beispiel liegt darin, daß den Anforderungen an eine hohe und relativ konstante Vigilanz – zumindest während der ersten Arbeitsstunden des Standardarbeitstages – nur bedingt zu genügen ist.

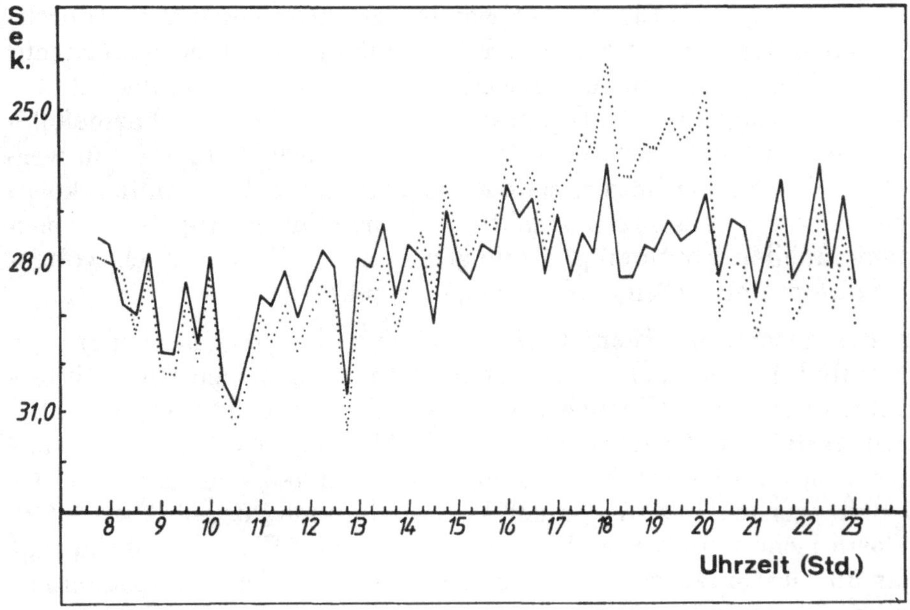

Abb. XII: Tagesverlauf der Handgeschicklichkeit eines Abendtyps (Versuchsbeschreibung auf S. 80ff. dieser Arbeit). Die Originalwerte sind gepunktet; die durchgezogene Linie basiert auf einer Korrektur des Übungseffekts in der Ein-Tages-Kurve, die aus 5 Testsitzungen über 5 Tage zusammengesetzt ist. Der Leistungsdurchschnitt jedes Pbn. während der 5 jeweils dreistündigen Testsitzungen weicht (in %) von seinem Tagesmittel aus 5 × 12 Einzelleistungen ab. Es wurden die 5 Abweichungen des einzelnen Pbn. mit den mittleren Abweichungen aller Abendtypen ($N = 10$) verglichen, die insgesamt den Versuch in einer ausbalancierten Tageszeitreihenfolge durchliefen. Die Differenzen des Pbn. zu den mittleren prozentualen Abweichungen aller Abendtypen wurden in bezug auf das Tagesmittel (in Sek.) dieses Pbn. in 5 Konstanten verwandelt. Die Werte des Pbn. wurden schließlich mit diesen Konstanten verrechnet, je nachdem, ob seine Abweichungen der Sitzungsmittel von seinem Tagesdurchschnitt über oder unter den Gruppenabweichungen lag.

Ein Mittel der Wahl ist im Alltag Koffein. Dies mag banal erscheinen, wird jedoch im Zusammenhang mit Vigilanzproblemen und Schlafstörungen gemeinhin kaum angemessen berücksichtigt.[354] Bei

354 Die Einbeziehung der Koffeinproblematik erschöpft sich in der Regel darin, bei Schlafstörungen anraten, abends keinen Kaffee mehr zu trinken. Schlechte Schläfer trinken insgesamt etwas weniger Kaffee (vgl. z. B. Lugaresi et al., 1983, S. 7). Die Koffein-Halbwertszeit beträgt 4,9 ± 1,8 Std. (vgl. Goodman and Gilman's, 1985, S. 1673). Nur früh am Tag Kaffee zu trinken, ist jedoch keine

Schichtarbeitern und Abendtypen war jedoch nicht nur ein überdurchschnittlichen Konsum stimulierender Genußmittel, sondern auch ein stärkerer Alkoholkonsum zu verzeichnen. Wir neigen dazu, dies als Indikator für eine gängige Alltagspraxis der („rezeptfreien") pharmakologisch unterstützten Selbstkontrolle des Schlaf-Wach-Verhaltens zu werten. Dabei dürften die Dosierungen mit dem Ausmaß des Konflikts kovariieren, den die jeweils situationsaktuelle Konstellation birgt, wie sie sich aus individuellen Rhythmikphasenlagen und den diesbezüglich weitgehend indifferenten Arbeitsanforderungen ergibt.

Über die chronische Kombinationswirkung von jeweils moderatem Koffein- und Alkoholkonsum auf die Schlafqualität liegen keine Untersuchungen vor.[355] Die Halbwertszeit von Koffein[356] bietet keinen ausreichenden Anlaß zur Gegenregulation mit Alkohol. Wir stoßen hier auf ein generelles Schlafproblem, das durch – pharmakogene oder andere – Vigilanzsteigerungen während des Wachverhaltens ausgelöst wird: Die (homöostatische) Intensitätsdimension der Schlaf-Wach-Regulation ist primär an die Dauer und kaum an die Intensität der „Verausgabung" während der vorangegangen Wachepsiode gekoppelt.[357] Wenn nicht aktueller Schlafentzug in erheblichem Ausmaß hinzukommt, m.a.W.: wenn ein im Prinzip (gerade noch) unauffälliges Schlaf-Wach-Verhalten von alltäglichen Bemühungen um hohe und ausdauernde Aktivation während des (Arbeits-)Tages strapaziert wird, ist mit einem eher leichteren Schlaf zu rechnen, der verzögert eintritt und von nächtlichen Aufwachreaktionen gekennzeichnet sein dürfte.[358] Aus diesen Gründen

---

perfekte Lösung; Estler, 1985, S. 379, nennt u.a. Unruhe und Nervosität als Entzugssymptome, die bei regelmäßigem Koffeingenuß 12 bis 16 Std. nach der letzten Einnahme auftreten können.

355 Nach dem für moderaten Einzel-Konsum wenig differenzierten und z.T. inkonsistenten Untersuchungsstand ist – in bezug auf Gaben vor dem Schlafengehen) – von in Ansätzen inversen Schlafbeeinflussungen auszugehen (Einschlafverzögerung vs. -verkürzung; Tiefschlafverminderung vs. -mehrung, REM-Latenz-Verkürzung vs. REM-Unterdruckung in der ersten Schlafhälfte mit Rebound in der zweiten; vgl. Kay et al., 1976, S. 107f. u. 117f.; vgl. auch Estler, 1982, insbes. 373f. zu neueren Schlafuntersuchungen mit Koffein). Diese Erkenntnislage ist wegen disparater pharmakologische Wirkmechanismen um so unbefriedigender. Vgl. auch Sawyer et al., 1982; Chrusciel, 1982.

356 Vgl. Fußnote 354.

357 Vgl. die Verweise in Fußnote 81 auf S. 31.

358 Vgl. dazu Campbell, 1983, S. 213, der für weitestgehende Aktivitätsminimierung unter konstanter Bettruhe und Dämmerlichtbedingung einen wesentlich größeren zirkadianen Schlafanteil berichtet. Stephan et al., 1987, S. 195, fanden (mit $N = 20$) nach 12-stündiger (kontrolliert wacher) Bettruhe (mit Lesemöglichkeit) vor der gewohnten Schlafenszeit eine Schlafstruktur vor, die im Prinzip Merkmale eines „idealen" Schlafpendants zu einem aktivitätsreichen und -intensiven Tag repräsentiert. Der unter den genannten Bedingungen registrierte

erfährt die Alltagspraxis einer gewohnheitsmäßigen Vigilanzbalance mit rezeptfreien stimulierenden und sedierenden Substanzen eine pharmakologisch allein nicht ableitbare Funktionalität, ohne die partielle Irrationalität im Hinblick auf die im einzelnen ungeklärten Langzeitfolgen für den Schlaf zu verlieren.

Wir verlassen jetzt die Ebene einer exemplarischen Diskussion potentiell schlafqualitätsmindernden Aktivationsanforderungen rationaler Arbeitsorganisation und nehmen eine weitere Zivilisationsperspektive ein. Folgen wir dabei Elias mit einer Text-Montage aus dessen „Entwurf einer Theorie der Ziviliation“:

> [Der Prozeß der Zivilisation] vollzieht sich als Ganzes ungeplant; ... dennoch nicht ohne eine eigentümliche Ordnung/ ... Aus ... der Interdependenz der Menschen ... ergibt sich eine Ordnung ... ganz spezifischer Art ... die zwingender und stärker ist, als Wille und Vernunft der einzelnen Menschen, die sie bilden. Es ist diese *Verflechtungsordnung,* die den Gang des geschichtlichen Wandels bestimmt; sie ist es, die dem Prozeß der Zivilisation zugrunde liegt/ ... Aber der allgemeine Hinweis auf die Eigengesetzlichkeit der Verflechtungserscheinungen ... bleibt leer, wenn man nicht ... unmittelbar an ... geschichtlichen Wandlungen ... die konkreten Mechanismen der Verflechtung ... aufzeigt/: ... wie der Zwang von Konkurrenzsituationen ... Feudalherrn gegeneinander trieb, ... wie es zur Monopolstellung eines von ihnen und schließlich ... zur Bildung eines absolutistischen Staates kommt ... / Diese ganze *Umorganisation der menschlichen Beziehungen* hat ... unmittelbare Bedeutung für jene Veränderung des menschlichen Habitus, deren vorläufiges Ergebnis unsere Form des ‚zivilisierten‘ Verhaltens und Empfindens ist ... *Das Verhalten von immer mehr Menschen muß aufeinander abgestimmt, das Gewebe der Aktionen immer genauer und straffer durchorganisiert sein, damit die einzelne Handlung darin ihre gesellschaftliche Funktion erfüllt. Der Einzelne wird gezwungen, sein Verhalten immer differenzierter, immer gleichmäßiger und stabiler zu regulieren* ... *Mit der Differenzierung des gesellschaftlichen Gewebes wird auch die soziogene, psychische Selbstkontrollapparatur differenzierter, allseitiger und stabiler;* ... *die waffenlosen Zwänge und Gewalten,* ... in befriedeten Räumen ... also etwa wirtschaftlichen ... fordern ... eine *beständige Bewältigung seiner augenblicklichen Affekt- und Triebregungen unter dem Gesichtspunkt der ferneren Wirkung seines Verhaltens*/ ... der Einzelne wird bereits von frühester Jugend an auf ... Zurückhaltung und Langsicht abgestimmt/ ... Das Leben wird in

---

Schlaf ist durch minimalen Einschlaf- und nächtliche Wachzeiten gekennzeichnet. Obwohl relativ kurz von im Mittel knapp siebenstündiger Dauer, enthält dieser Schlaf dennoch (absolut) mehr Tiefschlaf-Stadien 4 und in etwa gleich viel REM-Schlaf, als in Referenzstudien aus demselben Labor nach „normalen“ Vor-Schlaf-Bedingungen zu beobachten war. Weiterhin war die zyklische Organisation äußerst kontinuierlich und stabil. Es wurde insgesamt weniger zyklische „Übergangszeit“ in Leichtschlafstadien verbracht; kurz: der Schlaf scheint sehr stark auf das als wesentlich Erachtete beschränkt (eine detaillierte Beschreibung bei Stephan 1991b). Vgl. hingegen S. 46 (Fußn. 103) zum geringen Schlafeinfluß eines Marathonlaufs – bei trainierten Sportlern; oder Trinder et al., 1985, S. 671, zu unauffällig-normalen Schlafprofilen anderer Sportler.

> gewissem Sinne gefahrloser, aber auch affekt- oder lustloser ... und manchmal geht die Gewöhnung an eine Affektdämpfung so weit – beständige Gefühle der Langeweile oder Einsamkeitsempfindungen sind Beispiele dafür – daß ... eine furchtlose Äußerung der ... Affekte ... in keiner Form mehr möglich ist ... /Von der abendländischen Gesellschaft aus hat sich ein Interdependenzgeflecht entwickelt, das nicht nur die Meere ... umspannt, ... sondern auch mächtige Binnenlandsgebiete bis zum letzten Ackerwinkel ... /Dem entspricht die Notwendigkeit einer Abstimmung des Verhaltens ..., wie noch nie zuvor. Und entsprechend stark ist auch die Selbstbeherrschung ..., die das Leben in den Zentren dieses Verflechtungsnetzes notwendig macht. Eine der Erscheinungen, die diesen Zusammenhang zwischen der Größe und dem inneren Druck des Interdependenzgeflechts auf der einen, der Seelenlage des Individuums auf der anderen Seite deutlich zeigt, ist das, was wir *‚das Tempo' unserer Zeit* nennen/ ... die Funktion im Knotenpunkt so vieler Aktionsketten ... gewöhnt an eine *Unterordnung der augenblicklichen Neigungen unter die Notwendigkeiten der weiterreichenden Interdependenz*.[359]

Mit Hilfe der von Elias vorgezeichneten Perspektive können wir davon zurücktreten, Zwangsaktivierungen des „zivilisierten“ Verhaltens bzw. deren Schlafqualitätskonsequenzen zu konkretistisch auf Arbeitsanforderungen im Rahmen einer rationalisierten Arbeitsorganisation zu beziehen. Vielmehr scheint die Reflexion und Kontrolle augenblickliche Neigungen in bezug auf die ferneren Wirkungen ihres spontanen Verfolgens auch in Richtungen ausgeweitet, die Weber allgemein mit dem Begriff eines „‚Rationalismus' der Lebensgestaltung“ thematisierte.[360]

Wir müssen trotz der zugestandenen Virulenz einer ständigen, allseitigen Selbstkontrolle des Verhaltens und der affektiv-emotionalen Reaktionen davon ausgegehen, daß kaum einen Schlafsuchenden bereits der „langsichtige“ Gedanke an die Auswirkungen nächtlichen Schlafmangels vor der Anforderungen des Folgetages zum Schlafen zwingen kann. Die physiologische Schlaffunktion verhält sich möglicherweise umso sperriger gegenüber den von Elias postulierten Zwängen zur „Langsicht“ und „Affektkontrolle“, je stärker das Wachverhalten diesen Zwängen unterworfen wird und je mehr schlafförderliche Sozialformen und rituelle Verhaltensweisen beim Übergangs vom Wachen ins Schlafen erodiert bzw. „wegrationalisiert“ erscheinen.[361] Wir können daher die zivilisationsbedingten Veränderungen im Verhaltensbereich „Schlaf“ und der Ausgestaltung des Schlaforts nicht außer acht lassen, die mit darüber entscheiden, ob bzw. inwieweit sich aus den oben erörterten Gründen Schlafstörungen als Zivilisationskrankheit verbreiten.

---

359 Aus: Norbert Elias, (1939) 1969^2, S. 312ff. (Hervorh. v. Verf.).
360 Vgl. S. 100 mit Fußnote 285.
361 Vgl. dazu S. 109f.

b. Soziale Isolierung im Verhaltensbereich „Schlaf“

Gleichmann[362] notiert eine „Veränderung der Schlafstandards in Richtung auf eine größere soziale Distanzierung der Menschen im Schlaf.“ Im Vergleich zu den historischen Sozialformen des Schlafs in Gruppen erscheint die Situation in den Schlafzimmern unserer Zeit in der Tat wie Einsamkeit oder gepaartes Alleinsein der Schläfer während der Nacht.

Dem gemeinen Volke und den unteren Ständen der Sozialgeschichte blieb letztlich kaum eine andere Wahl, als sich einen relativ engen Schlafplatz unter einem gemeinsamen Dach zu teilen. In solchen Gruppenverbänden zu schlafen, war im übrigen in mancher Hinsicht auch sicherer. Die Unbekümmertheit, die der Adel in bezug auf eine unmittelbare räumlich-physische Nähe seiner Dienerschaft auch beim Schlafen und anderen intimen Verrichtungen walten ließ, erläutert Elias[363] im übrigen mit Hinweis auf die völlige Gleichgültigkeit gegenüber deren Gedanken im Rahmen einer „Gleichzeitigkeit von ständiger räumlicher Nähe und ständiger sozialer Ferne.“ Mann und Frau der höfischen Gesellschaft schliefen wiederum räumlich distanziert.

Sowohl Gleichgültigkeit gegenüber anderen, im Schlaf Naher, als auch das Empfinden, durch andere am Schlafort Anwesende geschützt oder emotional geborgen zu sein – selbst wenn deren unwillkürliche Körperäußerungen mitunter eine Beeinträchtigung des Schlafs verursachen – lassen sich mit der unstrittigen Auffassung vereinbaren, daß es zum Schlafen einer gewissen „inneren Ruhe“ bedarf.

Dreitzel[364] geht in bezug auf eine (generelle) Tendenz zur „Isolierung der Verhaltensbereiche“ davon aus, daß die „räumliche und zeitliche Segmentierung der Handlungsfelder“ das Individuum dabei unterstütze, sich in einem vergrößerten „Rollenhaushalt“ jeweils auf einer speziellen „Bühne“ mit eigener „Szenerie“ auf den jeweiligen Handlungszweck einstellen zu können. Auf den Schlaf übertragen impliziert die generalisierte, durch räumliche Separierung unterstützte soziale Distanzierung der Schläfer eine Inszenierung von sensorischer Reizarmut, die wir oben als im Prinzip schlafdienlich qualifiziert haben.

Die Zahl der – zunehmend weniger auf eine Einzimmerwohnung beschränkten – Einpersonenhaushalte ist allerdings aus anderen Gründen erheblich angestiegen.[365] Über den differentiellen Zusammenhang ver-

362 Ders., a.a.O., S. 236.
363 Vgl. ders., 1983 (1969), S. 77ff.
364 Vgl. ders., 1972, S. 355ff.
365 Der Anteil der Einpersonenhaushalte hat sich im geographischen Raum der Bundesrepublik Deutschland während der letzten hundert Jahre in etwa bzw. knapp verfünffacht (vgl. Ballerstedt und Glatzer, 1979, S.35, mit komprimierten Daten

schiedener Formen bzw. Lebensgeschichten von Alleinleben liegen im übrigen empirische Ergebnisse aus repräsentativen Feldstudien vor.[366]

Resümee

Die von Elias postulierten, expandierten Selbstzwänge zur Affektkontrolle und Langsicht führten längerfristig nicht zu einer erheblichen Ausbreitung von Zwangskrankheiten, schweren Depressionen oder chronischen Angstzuständen mit einer Vielzahl panischer Reaktionen.[367] Nicht zuletzt aus diesem Grunde ist kaum von einer epidemischen Verbreitung von Schlafstörungen im Prozeß der Zivilisation auszugehen.[368] Vor dem Hintergrund der Produktivitäts- und Intensitätsanforderungen rationaler Arbeitsorganisation und den damit implizierten moderaten Zwangs-Aktivierungen des Wachverhaltens zeichnet sich jedoch eine Diversifizierung von physiologischen Rhythmusproblemen ab. Dabei werden – i.S. „irrationaler" (nicht-intendierter) Nebenfolgen – auch Schlafbeeinträchtigungen induziert. Diese Rhythmus- bzw. Schlafprobleme verbreiten sich vor allem in der Form, daß ein wachsender Personenkreis zumindest manchmal davon tangiert wird.

Neben dieser Verbreitung leichterer Schlafstörungen, die im Wechsel der individuellen Situationsbedingungen immer wieder und insgesamt häufiger auftreten dürften, ist ein genereller Konflikt hervorzuheben: ein Dauerkonflikt zwischen der Anforderung an eine möglichst hohe und dauerhafte Aktivation am Tage und dem dadurch systematisch untergrabenen Schlafausgleich in Form eines um so tieferen und erholsameren Schlafs.

---

der amtlichen Statistik). Daran ist neben einem Zuwachs an allein lebenden Verwitweten (vgl. a.a.O., S. 24, 37 u. 39) vor allem der Umstand beteiligt, daß Ledige generell häufiger einen eigenen Haushalt führen (vgl. dazu ebd.).

366 Vgl. S. 177.

367 Vgl. Häfner, 1985.

368 Vgl. dazu S. 64f.; vgl. auch unten, S. 126 u. 133, zur Definition solcher Schlafstörungen.

B. Epidemiologie der Schlafstörungen

Im ersten Teil dieser Arbeit war zunehmend öfter von Schlafstörungen die Rede. Dabei handelte es sich um Teilmengen dieses Gegenstandsbereichs, die zwar ansatzweise definiert[369], meist aber nur in grober Sammelabgrenzung von „ungestörtem" Schlaf erörtert wurden. Wir wollen die Breite und Tiefe des Untersuchungsgegenstandes „Schlafstörungen" jetzt etwas weiter erkunden, um Erkenntnismöglichkeiten und Schlußfolgerungen nicht in der Weise zu beschneiden, daß systematisch ausgeblendet bleibt, was nicht in den mit Feldstudien erfragbaren Teilbereiche der Schlafstörungen fällt. Im folgenden Kapitel rückt die bislang kaum zum Tragen gekommene klinische Sichtweise in den Vordergrund.

I. Zur Klinik der Schlafstörungen

1. Symptomatische versus ätiologische Definition

Deutliche Abweichungen vom statistischen Durchschnittsschlaf der jeweiligen Alters- und Geschlechtsgruppe[370] werden als Schlafstörungen diagnostiziert, wenn morgens und/ oder tagsüber eine ebenso den Durchschnitt übersteigende Müdigkeit oder gar erhebliche Konzentrations- und Leistungsbeeinträchtigungen auftreten; zumindest, wenn Beeinträchtigungen der (Allgemein-)Befindlichkeit zu verzeichnen sind, die in einem unabweisbaren Zusammenhang mit einem normabweichenden Schlaf stehen. Stellen sich tagsüber keine der genannten Beschwerden auf, gelten Normabweichungen des Schlafs, z. B. der Schlafdauer, in der Regel als gesundheitlich unbedenkliche Normvarianten im Rahmen der in Kap. A.IV aufgefächerten Variabilität der Schlaffunktion.

369 Vgl. S. 1, Fußnote 3; S. 3, Fußnote 13; S. 6f.; S. 53ff.; S. 61ff.

370 Als Norm könnte der durch die Standardabweichungen um die Mittelwerte konventioneller Schlaf-EEG-Parameter (z. B. Ganznachtmenge und Prozentanteil von Tief- und REM-Schlaf etc.) definierte Bereich betrachtet werden; vgl. hierzu Williams et al., 1974, die für den in Dekaden eingeteilten Lebenslauf Durchschnittswerte für schlafgesunde Probanden angeben. Diese Daten sind leider mit einigen Unklarheiten über ihr Zustandekommen behaftet: Adaptationsnächte? Amplitudenkriterium beim visuellen Scoren von Tiefschlaf? Definition von Awakenings?

Schlafstörungen sind nach dieser Definition *elektroenzephalographisch* eingrenzbare Teil- und Schnittmengen in bezug auf *subjektiv* schlecht empfundenem Schlaf. Der in der Tat vage Begriff „schlechter Schlaf" deckt darüber hinaus eine diagnostische Grauzone ab, die fließende Übergänge zu normalem bzw. unauffälligem Schlaf aufweist. Im alltäglichen wie klinisch-experimentellen Sprachgebrauch überlappen sich normaler und guter Schlaf in hohem Maße.[371]

Auf der Symptomebene lassen sich Schlafstörungen mithin relativ klar als „Normabweichung"[372] definieren und diagnostizieren, wenn die (fach-)personellen und technischen Voraussetzungen für Nacht-EEG-Ableitungen vorhanden sind. Schlafstörungen sind jedoch eine ätiologisch äußerst heterogene Gruppe von isolierten Funktionsstörungen des Zentralnervensystems, Begleitsymptomen organischer Krankheiten und psychischen Symptomatiken. Mit dem Sammelbegriff Schlafstörungen werden auf Grund deutlich ausgeprägter Symptome auch eine Reihe von natürlichen Reaktionen auf ungewohnte oder schwierige Situationen belegt, die durchaus nicht in jedem Fall einen eigenen, klinisch bedeutsamen Krankheitswert aufweisen, zumal sie sich oft über kurz oder lang zurückbilden. Hervorzuheben ist, daß ähnliche Symptome in unterschiedlichstem genetischen Kontext auftreten können. Mit erheblicher Einschränkung, gilt dies auch umgekehrt.

Im Extremfall könnte sich die *Zivilisationsbedingtheit* von Schlafstörungen demzufolge vorwiegend in einer veränderten Verteilung der ursächlichen bzw. auslösenden Bedingungen darstellen, ohne daß insgesamt auf der Symptomebene eine Prävalenzveränderung zu verzeichnen wäre. Insofern als z. B. schmerzhafte Verletzungen und Krankheiten, die in aller Regel den Schlaf beeinträchtigen, heilbarer geworden sind, ist nicht auszuschließen, daß solche Bedingungsfaktoren heute eine verhältnismäßig geringere Rolle bei der Verursachung von Schlafstörungen spielen. Andererseits ist offen, wie sich in dieser Hinsicht der Anstieg von Unfallziffern durch zunehmende Bevölkerungs- und Verkehrsdichte interagierend auswirkt. Schließlich düfte die Verteilung der Ätiologien von Schlafstörungen auch generell durch die im Alter häufiger werdenen

371 Es liegen keine Studien mit Probanden vor, die ihres Erachtens immer besonders gut bzw. ausgezeichnet schlafen. „Good sleepers" und „normal sleepers" werden in der wissenschaftlichen Literatur nahezu synomnym gebraucht. Verglichen werden in der Regel „good" oder „normal" mit „poor" sleepers oder „insomniacs".

372 Die in Fußnote 370 der Vorseite angeprochenen Abweichungen vom der Stadiensummen des Schlafs vom altersspezifischen Normalschlaf sollten nicht zuletzt auch durch Kriterien differenziert werden, die (neurophysiol.) Ordnungsfaktoren des zyklischen Schlafablaufs indizieren (z. B. Anzahl der Stadienwechsel pro Zeiteinheit; Verhältnis von „horizontalen" Pendelwechseln zu vertikalen Sequenzen).

kardiovaskulären Leiden, psychischen Krankheiten sowie Erkrankungen des Skelettsystems und der Atemwege[373] beeinflußt sein.

Es sei daran erinnert, daß in Feldbefragungen nach Schlafstörungen in der Bevölkerung schon auf der Symptomebene nur bedingt verläßliche Daten zu erheben sind. Eine verläßliche, differenzierte Exploration der Ätiologien ist von großen (Repräsentativ-)Befragungen auch mit Hilfe speziell geschulter Interviewer nur bedingt, auf postalischem Wege überhaupt nicht zu erwarten. Daten, die Ärzte an ihren Patienten erheben, sind wiederum mit einer systematischen Vorauswahl der Stichprobe behaftet. Wir müssen zumindest einen groben Eindruck von der Vielfalt klinisch vorfindbarer Formen von Schlafstörungen und deren Ätiologien gewinnen, um uns vor einer Überbewertung solcher Schlafstörungen und Bedingungsfaktoren zu bewahren, die in den Ergebnissen von Feldbefragungen allein deshalb hervortreten, weil weil andere auf Grund befragungsmethodischer Grenzen nicht erfaßt werden konnten.

Weiterhin ist für die Interpretation von Feldstudienergebnissen wichtig zu wissen, inwieweit ein großer Anteil heterogener (Einzel-)Ätiologien, so viel Datenvarianz absorbieren könnte, daß für Faktoren wie Alter und psychosoziale Probleme, die nach den bisher diskutierten Ergebnissen einen generellen Erklärungsbeitrag liefern müßten, insgesamt nur mehr verhältnismäßig wenig zu erklären bleibt. Im Einzelfall hingegen, können verschiedenste Bedingungsfaktoren eine (praktisch) hinreichende Erklärung bieten, ungeachtet dessen, ob sie „im Bevölkerungsmaßstab" vom Zufall unterscheidbare Varianzaufklärungen bieten oder nicht.

2. Differentialdiagnostik

Bei der folgenden Darstellung der Symptome und Ursachen von Schlafstörungen aus klinischer Perspektive handelt es sich um eine freie, zusammenfassende und kommentierte Übersetzung eines inzwischen – mit den gebotenen Einschränkungen bzw. unter Vorbehalt kontinuierlicher Überarbeitung – weltweit akzeptierten Diagnosemanuals.[374]

373 Vgl. dazu Häfner, 1986, S. 7ff. u. 18f.

374 Association of Sleep Disorders Centers (ASDC) und Association for the Psychophysiological Study of Sleep (APSS), 1979. Auf den internationalen und europäischen Schlafforschungskongressen tagt regelmäßig eine (offene) Expertenrunde, in der Erfahrungen mit dem Diagnosesystem ausgetauscht und Modifikationen auf der Basis neuester wissenschaflicher Erkenntnisse diskutiert werden. Dies führte schließlich zu einem kürzlich veröffentlichten revidierten Diagnosesystem: „ICSD-International Classification of Sleep Disorders. Diagnostic and Coding Manual, 1990". Da sich hierbei im wesentlichen nur

Die Autoren sind Mitglieder amerikanischer Fachverbände, die mit der Erforschung des Schlafs, der Schlafstörungen und deren Behandlung befaßt sind. Ausführungen, die nur für die Optimierung von Differentialdiagnosen bestimmt sind, sowie die Auswahl jeweiliger Spezialliteratur werden hier nicht gesondert wiedergegeben. Die Kommentare, Anmerkungen und einzelne Literaturhinweise des Verfassers dienen primär dazu, an ausgewählten Stellen einen möglichst engen Bezug zur Fragestellung und zu speziellen methodischen Problemen der vorliegenden Untersuchung herzustellen. Bisweilen wird auf neuere Arbeiten verwiesen, die gegenüber der Literaturverarbeitung im Manual (aus dem Jahre 1979) einen erheblichen Erkenntnisfortschritt markieren, z. B. überholte Auffassungen korrigieren.

Die Kapitel- und Abschnittsnummerierung des Manuals wird (in Klammern) beibehalten. Äußerst seltene Schlafstörungen des diagnostischen Klassifikationssystems werden nicht detailliert erörtert. Ihre knapp gehaltene Nennung dient hier im wesentlichen einer Demonstration der Komplexität des Objektbereichs „Schlafstörungen" – nicht zuletzt im Hinblick auf Diagnoseprobleme des praktischen Arztes, der sehr oft zuerst mit Schlafstörungen *aller* Art und Genese konfrontiert wird.

Das Klassifikationssystem der APSS und ASDC umfaßt vier Klassen, die nach inhaltlichen Gesichtspunkten geordnet im einzelnen mehr oder weniger weiter aufgeschlüsselt werden. Bei der Grobeinteilung der Schlafstörungen werden unterschieden:

(A.) Hyposomnien (Insomnien, Schlafmangel)
(DIMS: Disordes of Initiating and Maintaining Sleep)

(B.) Hypersomnien und übermäßige Tagesschläfrigkeit
(DOES: Disorders of Excessive Somnolence)

(C.) Desynchronisation individueller und sozialer Schlaf-Wach-Rhythmen
(DOSWS: Disorders of the Sleep-Wake Schedule)

(D.) Parasomnien (Krankheiten und Funktionsstörungen bzw. deren Symptome, die nur, häufiger und/oder verstärkt während des Schlafs auftreten)
(PARAS: Dysfunctions Associated with Sleep, Sleep Stages, or Partial Arousals).

---

die Einteilung der Schlafstörungen in verschiedene Gruppen von Krankheiten und Funktionsstörungen geändert hat, nicht aber die Beurteilung der einzelnen Schlafstörungen, bedarf es bei der hier beabsichtigten Demonstration der Formen- und Ursachenvielfalt von Schlafstörungen nicht unbedingt einer Anpassung an die neue „Axeneinteilung" des revidierten Diagnosesystems.

Verglichen mit dem durchschnittlichen Anteil eines unauffälligen Schlafs im 24-Stunden-Tag, der knapp ein Drittel bzw. zwischen sieben und acht Stunden beträgt[375], wird also unterteilt nach weniger Schlaf, mehr Schlaf, Störungen im rhythmisch wiederkehrenden Wechsel von Wachen und Schlafen mit jeweils etwa gleichen Periodenlängen sowie nach Krankheiten und Funktionsstörungen, die nur, häufiger oder mit besonderem Risiko während des Schlafs auftreten (z. B. Asthma, Schlafwandeln, nicht-asthmatische Schlaferstickungsanfälle).

(A.) Hyposomnien

Verzögertes Einschlafen, mehrmaliges Aufwachen während des Schlafs mit erneuten Schwierigkeiten, wieder einzuschlafen, sowie sehr frühes Erwachen – auch nach zunächst raschem Einschlafen und in der Folge relativ kontinuierlichem Schlafverlauf – führen mitunter schon monosymptomatisch zu einer normabweichenden kürzeren Schlafdauer. Die relative Häufigkeit, mit der die Betroffenen in Verbindung mit den genannten Symptomen über leichten Schlaf klagen, konnte mit dem Nachweis eines erhöhten Anteils des (Leicht-)Schlafstadiums 1 als einem primären diskriminierenden Merkmal (gegenüber „guten" Schläfern) inzwischen elektroenzephalographisch objektiviert werden.[376]

Feste Uhrzeiten, zu denen frühmorgens aufgestanden werden muß, verstärken – vom Früherwachen einmal abgesehen – das kumulierende Schlafdefizit mitunter beträchtlich. Zumindest werden damit kompensatorische Schlafverlängerungen in den Morgen hinein verunmöglicht. Bei den meisten ausgeprägten Schlafstörungen dieser Art hilft es allerdings wenig, wenn – in der Hoffnung, mit stärkerer Müdigkeit schließlich doch mühelos Schlaf zu finden – auf spätere Bettzeiten auszuweichen versucht wird. Selten liegt es an einer für das Einschlafen prinzipiell nicht ausreichenden Müdigkeit. Im Gegenteil: Die Qual der unter Schlafmangel Leidenden besteht oft gerade darin, trotz größter Müdigkeit und äußerster Abgespanntheit nicht rasch, tief und fest genug sowie durchschnittlich lange schlafen zu können.

Dieser Symptomkomplex wird im Klassifikationssystem der ASDC und APSS in der Weise aufgeschlüsselt, daß nach sozialen Situationen, individuellen Reaktionen, Dispositionen, d. h. Persönlichkeits- bzw. Verhaltensmerkmalen sowie Einnahme, Konsum und Abusus von Alkohol, Medikamenten und Drogen unterschieden wird. Der jeweilige Zusammenhang wird „genetisch" zu beschreiben versucht.

375 Vgl. hierzu Abschn. A.IX.2.

376 Vgl. hierzu Zorick et al., 1984, S. 8f.

(A.1) Psychophysiologische Dysregulation

(1a) Akut: Vorübergehende Schlafstörungen bei Streß, Schockerlebnissen, Auf- und (Über-)Erregung, Verlust oder Bedrohung, sowie ungewohnter Schlafumgebung.

(1b) Chronisch: Länger als drei Wochen anhaltende psycho physiologische Schlafstörungen.

Die letztere Kategorie verweist zum einen darauf, daß emotional belastende Situationen durchaus lange andauern können; zum anderen mag sich die zunächst akut entwickelte Hyposomnie mitunter somatisierend verselbständigen, wodurch nunmehr – bei wechselweiser negativer Verstärkung – selbst eine „objektiv" verbesserte psychosoziale Lage zur fortwährenden Streßsituation geraten kann.

(A.2) Psychiatrische Erkrankungen

(2a) Neurotische Symptome und Persönlichkeitsstörungen: Diffuse Angstzustände, Zwangskrankheiten, Phobien, Panikanfälle, Hypochondrie sind häufig von Einschlafproblemen und/oder nächtlichen Schlafunterbrechungen begleitet.

(2b) Affektive Erkrankungen: Im Gegensatz dazu treten im depressiven Formenkreis bzw. bei den affektiven Erkrankungen seltener Einschlafprobleme, sondern vorwiegend Störungen der Kontinuität des Schlafs und besonders charakteristisches Früherwachen auf. Eine Ausnahme stellt die Manie dar mit erheblichen Einschlafverzögerungen und extrem kurzen Schlafzeiten.[377]

(2c) Andere Psychosen: Im schizophrenen Formenkreis stehen während akuter Krankheitsphasen wie bei umliegenden psychotischen Dekompensationen und (Angst-)Reaktionen Störungen des Einschlafvorganges sowie des kontinuierlichen Schlafablaufs im Vordergrund. Es gibt freilich auch chronisch Schizophrene mit unauffälligen Schlafmustern.

(A.3) Schlafstörungen bei therapeutisch indizierter Medikamenteneinnahme und Drogenmißbrauch

(3a) Sedativa: Bei Gewöhnung, Abhängigkeit, Absetzen oder (abruptem) Entzug von Medikamenten oder Drogen, die das zentrale Nervensystem dämpfen, tritt oft das Gegenteil der ursprünglich zur Einnahme motivierenden Wirkung ein.

377 Vgl. zum neueren Forschungsstand Reynolds und Kupfer, 1987.

Die Wiederkehr von oftmals verschärften Schlafstörungen schon nach regelmäßiger Einnahme über zwei Wochen war in der ersten Hälfte dieses Jahrhunderts neben der Toxizität bzw. Suizidtauglichkeit ein Hauptproblem bei der medikamentösen Behandlung mit den verfügbaren Schlafmittel aus der Substanzklasse der Barbiturate.[378] Eine vergleichbare Toleranzbildung und Suchtentwicklung ist bei den inzwischen überwiegend verschriebenen Benzodiazepinen nicht beobachtet worden. Auch bei dieser Substanzklasse treten nach chronischem Mißbrauch – der durch ein wesentlich geringeres Abhänigkeitspotential pharmakologisch kaum provoziert, jedoch aus anderen Gründen keinesfalls ausgeschlossen bleibt – drastische Abhängigkeits- und Entzugserscheinungen auf.[379] Selbst nach zeitlich begrenzter Behandlung im therapeutischen Dosisbereich ist darauf zu achten, daß die Dosierung langsam „ausgeschlichen" wird. Ansonsten kann – trotz Beendigung der Ereignisse oder Besserung der Situation, die hinsichtlich ihrer Auswirkungen auf den Schlaf überbrückt wurden – wiederum eine vorübergehende Schlafverschlechterung eintreten. Der im Prinzip vernünftige Selbstversuch, ab und an auszuprobieren, ob Schlaftabletten noch notwendig sind, könnte ohne die entsprechende Aufklärung zu einer fortlaufenden Selbstüberzeugung führen, daß dies der Fall sei.

Nicht zuletzt ist in diesem Zusammenhang Alkohol als gesellschaftlich lizensierte Volksdroge zu nennen, deren Abhängigkeits und Suchtpotential freilich ungleich größer ist. Bei rund 50% regelmäßigen Alkohol*konsumenten* und nur ca. 10% (völlig) Abstinenten (wie in der Bundesrepublik[380]), stellt die „Selbstmedikation" mit Alkohol einen schwer beurteilbaren Einfluß auf die Häufigkeit von Schlafstörungen dar. Die Langzeitfolgen moderaten Konsums sind unklar. Bekannt ist lediglich, daß der Konsum im höheren Lebensalter invers zum Schlafmittelkonsum abnimmt.[381]

(3b) Stimulantien: Medikamente und Drogen, die das zentrale Nervensystem (ZNS) anregen, beeinträchtigen den Schlaf auch dann, wenn dies gerade nicht oder nicht mehr erwünscht wird. Dies gilt auch für die meistkultivierten Stimulantien Kaffee und Tee, vor allem wenn sie in hohen „Dosierungen" und/oder zu später Stunde konsumiert werden.

Amphetamine werden üblicherweise eingenommen, um Schläfrigkeit und Schlaf zu verhindern. Ihre Nennung dient der Vollständigkeit und

378 Vgl. hierzu z. B. Leutner, 1980.
379 Vgl. hierzu Poser und Poser, 1986.
380 Vgl. Reuband, 1980, S. 40, nach Infratest-Daten.
381 Vgl. Reuband ebd. sowie (zum Schlafmittelkonsum) z. B. Partinen et al., 1983, S. 34, und Karacan et al., 1983, S. 44.

erhebt im übrigen – ohne jeden therapeutischen Nutzen – den „moralischen Zeigefinger“ gegenüber denjenigen, die „leichtfertig“ gerufene stimulierende „Geister“ schließlich nicht mehr ohne weiteres los werden können.

Insbesondere bei älteren Menschen zeigt Kaffee (Coffein) jedoch mitunter eine paradoxe, schlaffördernde Wirkung. Dies stellt eine in Einzelfällen durchaus therapeutisch nutzbare Ausnahme von der allgemeinen Regel dar. Nicht unerwähnt bleiben soll, daß Schmerzmittel (in hohen Dosen) den Schlaf i.S. einer unerwünschten bzw. Nebenwirkung empfindlich zu stören vermögen.

(3c) Andere Medikamente und Drogen: Eine Reihe weiterer Medikamente und Drogen beeinflussen und/oder beeinträchtigen den Schlaf entweder über Wirkungen auf neurohumorale Mechanismen der Schlafregulation oder indirekt über Nebenwirkungen, wie z. B. Übelkeit. Die Autoren nennen hierbei Chemotherapeutika, die bei der Krebsbehandlung eingesetzt werden, orale Kontrazeptiva, Antidepressiva, Antiepileptika sowie Mediakmente gegen „Hormonstörungen“ im weitesten Sinne. Teilweise konnten bei diesen Medikamenten dosisabhängige Störungen des Ein- und Durchschlafens beobachtet werden. Zum anderen ist – vom Schlaf her gesehen – primär eine Absetzproblematik bei folgenden Substanzen zu verzeichnen: sedierenden Tranquilizern und Antidepressiva (Trizyklika, MAO-Hemmer) sowie Marihuana und Kokain.

Nach kontinuierlicher Unterdrückung bzw. Minderung des REM-Schlafs während der Einnahme tritt bei Dosisreduktion und gänzlichem Absetzen ein sogenannter REM-Rebound auf. Folge ist mitunter eine regelrechte Überschwemmung mit im weitesten Sinne „lebhaften“ Träumen, die ohne eine diesbezügliche Information durch den behandelnden Arzt höchst irritierend wirken können.

(3d) Chronischer Alkoholismus: Nachdem Alkoholabusus zu Beginn der Krankengeschichte eher tieferen Schlaf induziert, wird die Schlafstruktur später allmählich brüchig. REM-Schlaf-Episoden werden durch Aufwachen unterbrochen. Der REM-Anteil am Gesamtschlaf wird nach und nach geringer und das Durchschlafen immer schwieriger. *Entzugserscheinungen* äußern sich in der Regel in Form einer drastischen Einschlafproblematik, leichtem Schlaf und dem oben beschriebenen REM-Rebound.

(A.4) Störungen der Atemfunktion während des Schlafs

(4.1) Schlaf-Apnoe: In der Regel finden sich keine Störungen des Einschlafvorgangs bei Schlaf-Apnoe, die diagnostiziert wird, wenn „Atem-

pausen“ von mehr als zehn Sekunden mehr als fünfmal pro Stunde auftreten. Ein Teil der Patienten wacht dabei mehrmals in der Nacht auf – nach Luft ringend bis zur Erstickungsangst. Diese Durchschlafstörung kann zu sekundären Herzrhythmusstörungen führen oder in Verbindung mit solchen, die schon vor dem Beginn der Apnoe vorhanden waren, ein lebensbedrohliches Ausmaß annehmen.

(4.2) Alveolare Hypoventilation: Diese respirative Insuffizienz führt zu einem Abfall des arteriellen Sauerstoffpartialdrucks und einem Anstieg des Kohlensäurepartialdrucks, m.a.W. zu einem Sauerstoffmangel im Blutkreislauf. Mitunter erscheint diese Funktionsstörung nur während des Schlafens oder sie wird nur im Schlaf gravierend. Ätiologisch ist neben neurologischen Erkrankungen nicht zueltzt auch extreme Fettleibigkeit zu nennen. Im Gegensatz zur Schlaf-Apnoe kommt es nicht zum Aussetzen des Atmens. Vielmehr ist ein insgesamt unzureichendes Atemvolumen oder eine verlangsamte Atemfreqenz charakteristisch.

(A.5) Schlafstörungen bei Myoklonus und Restless Legs

(5a) Nächtlicher Myoklonus: Die Patienten berichten häufige Schlafunterbrechungen und wenig erholsamen Schlaf, ohne sich in vielen Fällen der stereotypen, ruckartigen Beinmuskelkontraktionen bewußt zu sein, die primäre Ursache ihrer Schlafstörungen sind.

(5b) Restless Legs: Die erheblichen Mißempfindungen, die beim schlafgerechten Ruhigstellen der Beine aufteten, stören den Schlaf kaum weniger empfindlich.

(A.6) Körperliche Krankheiten, umweltbedingte Intoxikationen und weitere schlafstörende Umwelteinflüsse

Erkrankungen und Verletzungen des Zentralen Nervensystems bilden hier die erste Untergruppe: *Tumore* in Hirnarealen, die an der Schlafregulation beteiligt sind, *Infektionen* (z. B. Syphilis, Enzephalitis) sowie alle degenerativen Erkrankungen und unfallbedingte Hirnverletzungen. Schlafmangelsymptome treten weiterhin bei einer Reihe von endokrinen Krankheiten (Hormonstörungen) auf. In diesem Zusammenhang ist nicht zuletzt auf die Häufigkeit von Migräne zu verweisen.

Generell stören chronische Schmerzzustände den Schlaf, was u.a. wegen der relativen Häufigkeit von Rheuma und Arthritis eigens aufgeführt wird. Die Alltagserfahrung, daß extreme Hitze und Kälte, Lärm, aber auch unruhige Bettgenossen den Schlaf beeinträchtigen, hielt der wissenschaftlichen Überprüfung stand. Nicht ungenannt bleiben sollen hier schließlich Schwermetall (z. B. Blei-)Vergiftungen, bei denen die begleitenden Schlafstörungen allerdings wohl eher als eines der geringeren Begleit-Übel zu erachten sind.

(A.7) Schlafstörungen seit frühester Kindheit

„Mehr als ein paar Patienten", vermerken die Autoren des Manuals, leiden seit frühester Kindheit an Schlafstörungen mit ausgeprägten Begleiterscheinungen tagsüber wie Müdigkeit, Gereiztheit, Konzentrationsstörungen. Insofern als bei dieser speziellen Gruppe von Patienten auch unter günstigsten Lebensumständen keine Besserung ihrer Schlafsymptomatik eintritt, wäre es unstimmig, sie unter A.1b (chronische psychophysiologische Schlafstörungen) einzuordnen. Die differenzierte Rubrizierung mag dabei den ärztlichen Blick auf körperliche Befunde lenken, die sich nach Dezennien des Schlafdefizits im Gegensatz zu Monaten und Jahren gestörten Schlafs manifestieren. In diesem Bereich wäre intensivere Forschung angezeigt.

(A.8) Atypische Schlaf-EEG-Muster

(8a) Wiederholtes Aufwachen aus dem REM-Schlaf: Ohne manifeste bzw. akute psychiatrische Symptomatik findet sich diese Form der Schlafstörung überwiegend bei Männern über 35 Jahren; oft nach einer Vorgeschichte mit „milden" Depressionen und/oder Angst- und Alpträumen. Diese Kategorie deckt weniger als zehn Prozent der Schlafmangelsymptome ab.

(8b) Alpha-delta-Schlafmuster: Irrtümlicherweise wird diese Schlafmuster-Normvariante im Klassifikationssystem der APSS noch im Zusammenhang mit Schlafstörungen aufgeführt. Neueste Untersuchungen auf diesem Gebiet führten u.a. zu dem Ergebnis, daß die Häufigkeit von Schlafstörungen bei Personen, die diese – genetisch bedingte – Normvariante im EEG zeigen, nicht größer ist.[382]

(A.9) Kurzschläfer und subjektive Beschwerden ohne EEG-Befund

(9.1) Kurzschläfer: Menschen, die regelmäßig auch dann weniger als der überwiegende Teil der Bevölkerung schlafen wollen, wenn sie ausreichend Zeit dafür hätten, demonstrieren die natürliche biologische Variabilität des Schlaf-Wach-Verhaltens, sofern nicht gewöhnliche Hypomanie oder tatsächlich unermüdlicher Schaffensdrang natürliche Tagesmüdigkeitsfolgen bloß verwischen. Nicht weil sie sich tagsüber in irgendeiner Weise beeinträchtigt fühlen, sondern meist auf Grund besorgter Eltern

382 Vgl. hierzu Scheuler und Stinshoff, 1983.

bzw. Lebenspartner, suchen Kurzschläfer nicht selten schließlich doch einen Arzt auf. Mehrere Untersuchungen der Schlafgewohnheiten in verschiedenen westlichen Ländern stießen auf einen kleinen Stichprobenanteil (eher *unter* 5%) von tagsüber beschwerdefreien Kurzschläfern.[383]

(9.2) Subjektive Beschwerden ohne EEG-Befund: Nahezu ein Viertel derjenigen, die beim Arzt mit Klagen über Schlafstörungen vorstellig werden, zeigen bei Schlaf-EEG-Aufzeichnungen letztlich keinerlei Abweichungen von den Schlafnormen ihrer Altersklasse. In solchen Fällen ist ein Verdacht auf Hypochondrie immer nahe-, vielleicht zu naheliegend, wie z. B. im Abschnitt über Morgen- und Abendtypen einschränkend vermutet wurde. Nicht auszuschließen sind teilweise wachähnliche Gedanken und Sinneswahrnehmungen während des Schlafens, wie dies im Zusammenhang mit auffälligen Diskrepanzen der subjektiven und elektroenzephalographisch ermittelten Einschlafzeiten diskutiert wurde.[384] Einen bislang nicht weiter spezifizierten Beitrag zu dieser Kategorie dürften ältere Menschen leisten, die sich mit der natürlichen, alterungsbedingten (Nacht-!)Schlafverkürzung schwer abfinden können und alterungsbedingte Beeinträchtigungen des Wachverhaltens auf Schlafmangel zurückführen. Soweit letzteres tatsächlich ausgeprägt vorhanden ist, sind Schlafmittel eher kontraindiziert.

Schlaf-EEG-Aufzeichnungen sind mithin für mindestens ein Viertel der Patienten, die über Schlafmangelsymptome klagen, eine Voraussetzung für eine stimmige Diagnose, mit der u.a. kontraindizierte Verschreibungen von Schlafmitteln vermieden werden können. Im Vergleich mit dem in den USA inzwischen relativ breit etablierten System der Diagnose- und Behandlungs- Zentren für Schlafstörungen, ist am Ende der Differenzierung verschiedener Schlafstörungen, die zu einem quantitativen und/oder qualitativen Schlafmangel führen, auf einen relativen „Versorgungsmangel“ zu verweisen, den unser, in mancher Augen schon überversorgtes, Gesundheitswesen offenbart.

(B.) Hypersomnien

Der zweite Symptomkomplex, der hier aufgeschlüsselt wird, unterscheidet sich vom (Nacht-)Schlafmangelsyndrom und dessen Begleiterscheinungen wie Tagesmüdigkeit und Gereiztheit in der Hauptsache wie folgt: Entweder wird nachts überdurchschnittlich lange geschlafen – bzw. darunter gelitten, daß soziale Belange dem entgegenstehen – oder es besteht Tag und Nacht eine durchgängige Schlaftendenz, die ungleich

383 Vgl. S. 54 dieser Arbeit (Abb. VIII).
384 Vgl. Monroe, 1967.

stärker ausgeprägt ist als bei der durch moderaten Schlafmangel bedingten Müdigkeit. Ein besonderes klinisches Problem stellt das spontane, nicht mehr willentlich steuerbare Einschlafen bzw. die Schlafattacken der Narkoleptiker und der Patienten mit einem Kleine-Levin-Syndrom dar. Vom hohen Unfallsrisiko[385] einmal abgesehen, leiden die Betroffenen vor allem auch unter zunehmender sozialer Isolierung und dem *Stigma* der Faulheit und Trägheit.

Die Reihenfolge der einzelnen Kategorien in der Klasse B richtet sich (im Manual wie in dieser kommentierten Zusammenfassung) diesmal nicht nach der mutmaßlichen Prävalenzhierarchie; vielmehr wurde analog zu der nach absteigenden Prävalenzen bestimmten Reihenfolge in Klasse A angeordnet.

(B.1) Psychophysiologisch

(1a) Vorübergehend und situationsbedingt: Bei drastischen Einschnitten bzw. Veränderungen der Lebensumstände, Konflikten und Verlust von nahestehenden Menschen bekommen die Betroffenen mitunter nicht Schwierigkeiten, ausreichenden, erholsamen Schlaf zu finden: Sie „flüchten" sich vielmehr in langen Nachtschlaf und ziehen sich darüber hinaus tagsüber am liebsten ins Bett zurück. (Nacht-)Schlaf-EEG-Aufzeichnungen zeigen dabei keine wesentlichen Abweichungen in den *Prozent*-Anteilen der einzelnen Schlafstadien vom Normalschlaf. Obwohl nachts länger geschlafen wird, besteht tagsüber Müdigkeit und eine ausgesprägte Schlaftendenz. In der Regel ist den Betroffenen der Zusammenhang ihres Rückzugs in den Schlaf mit den auslösenden Lebensumständen voll bewußt. Des weiteren liegen keine psychiatrisch relevanten Symptome vor. Die *exzessive Schlafreaktion* klingt meist innerhalb von drei Wochen ab. Psychologisch auffällig, weil bislang nicht hinreichend erklärt, ist bei dieser Form von Schlaf- oder besser Wachstörung vor allem, daß sie auch bei Ärger und Furcht auslösenden Herausforderungen erfolgen kann – Situationen, auf die mehrheitlich mit Schlafmangelsymptomen reagiert wird. Spekulativ wurde angesichts dieser Diskrepanz auf Persönlichkeitsdispositionen wie passive Grundhaltung und Aggressionsunterdrückung verwiesen. Stillhalten, abwarten und keine überflüssige Energie verausgaben, mag in Konfrontation mit schwierigen Situationen, aber auch als biologisch vorprogrammierter, archaischer Anpassungsmodus erachtet werden.

(1b) Chronifiziert: Selten und klinisch schwer eingrenzbar bildet sich – vor allem bei fortdauernder ängstlicher Anspannung in Situationen

385 Vgl. hierzu Lavie et al., 1982.

wechselweise verstärkender Überforderung und Erschöpfung – eine anhaltende Tendenz zum *Rückzug in den Schlaf*, wann immer sich dazu eine Gelegenheit bietet. Bei einer Häufung von Tagesschlafepisoden kürzerer oder längerer Dauer ist alsbald eine generelle Störung des zirkadianen Schlaf-Wach-Rhythmus unvermeidlich. Die aus Studien über Schichtarbeiter und Überseeflugpassagieren bekannten Begleiterscheinungen zirkadianer Rhythmusstörungen wie körperliches Unwohlsein, Müdigkeit, Zerschlagenheit, eingeschränkte Leistungsfähigkeit etc. dürften dann wiederum die übermäßige Tageschläfrigkeit potenzieren. Die Nebenwirkungen von sedierenden Tranquilizern, wohlwollend „für die Nerven" verschrieben, sind in solchen Fällen eher kontraindiziert.

(B.2) In Verbindung mit psychiatrischen Erkrankungen

(2a) Affektive Erkrankungen: Mit Ausnahme der (unipolaren) Manie, sind Tagesmüdigkeit und Erschöpftheit für Erkrankungen des depressiven Formenkreises in hohem Maße kennzeichnend. Bei „typischen bipolaren Depressionen" (vgl. auch das DSM-III Manual[386]) zeigt das Schlaf-EEG zwar ununterbrochenen Schlaf für 95 Prozent der nächtlichen Bettliegezeit. Dennoch wird der Schlaf beim Aufwachen als wenig erfrischend und erholsam empfunden. Inwieweit die als biologische „Marker" diskutierten Verkürzungen der REM-Latenz sowie die (absoluten und relativen) Tiefschlafdefizite dabei eine Rolle spielen, konnte bislang nicht befriedigend geklärt werden.[387] Eine Störung der (internen) Synchronisation zirkadianer Rhythmen ist in vielen Fällen depressiver Erkrankungen evident; deren ursächliche Beteiligung am Krankheitsgeschehen ist bislang jedoch eine weitgehend offene Frage geblieben.[388]

(2b) Andere psychiatrische Erkrankungen: Kinder mit psychischen Problemen, die durch ausgeprägte Tagesmüdigkeit auffallen, sind in aller Regel depressiv. Bei Erwachsenen taucht dieses Symptom aber auch in Verbindung mit nicht-affektiver Symptomatik auf: bei neurotischen Persönlichkeitsstörungen, Borderline-Erkrankungen, Hypochondrie und Schizophrenie.

(B.3) Medikamente und Drogen

(3a) Gewöhnung an und/oder Entzug von Stimulantien: Müdigkeit und Schläfrigkeit tagsüber werden gemeinhin mit der Kulturdroge Koffein

386 Die deutsche Bearbeitung besorgten Koehler und Saß, 1984.
387 Vgl. z.B. Beersma et al., 1985.
388 Vgl. hierzu Wehr et al., 1979, 1983; einschränkende Ergebnisse berichten Wehr et al., 1985 sowie von Zerssen et al., 1987.

in marktgerechten, wohlschmeckenden Darreichungsformen bekämpft. Darüber hinaus können bei solchen Beschwerden Stimulantien und Amphetamine verschrieben oder auf Umwegen „besorgt" werden. Längerfristiger, exzessiver Konsum führt – wenn nicht gar zur Abhängikeit mit eigenem Krankheitswert – zumindest zu einem allmählichen Nachlassen der Wirkung und stärkeren, unerwünschten Begleiterscheinungen wie kontinuierlicher Reizbarkeit, Amnesieproblemen, abrupten Stimmungseinbrüchen u.a. Den letzteren Symptomen kann auch durch Absetzen der „Selbstmedikation" oder in mißbräuchlichen Überdosen zugeführten verschriebenen Präparaten nicht entwichen werden – bei gleichzeitiger Rückkehr der Tagesmüdigkeit in verschärfter Form.

(3b) Einnahme von sedierenden Medikamenten und Drogen: Längere Einnahme von Medikamenten mit sedierenden Haupt- und Nebenwirkungen[389] hinterläßt naturgemäß Symptome von (dosisabhängiger) Tagesmüdigkeit. Dies gilt für Beruhigungsmittel aller Art, z. B. für sedierende Antidepressiva, Beta-Blocker, Muskelrelaxantien, Antihistamine und nicht zuletzt für Kontrazeptiva. Auch wenn bei Suchtbildung in bezug auf Opiate und Alkohol Tagesmüdigkeit letztlich nurmehr ein Randproblem darstellt, seien diese Formen der Drogenabhängikeit genannt.

(B.4) Störungen der Atemfunktion während des Schlafs

(4a) Schlaf-Apnoe: Auch wenn das Aussetzen von Atmungsansätzen bzw. die (Aus-)Atmungsblockaden „nur" zu vielen Arousals führen, die nicht bewußt registriert werden, wirkt sich diese Störung der zyklischen Schlaforganisation oft in Form übermäßiger Schläfrigkeit und Zerschlagenheit tagsüber aus.

(4b) Alveoläre Hypoventilation: Wenn die Tagesmüdigkeit als Symptom dominiert, ist diese Atemfunktionsstörung (siehe unter A/4/2) nicht als Hyposomnie zu diagnostizieren.

(B.5) Nächtlicher Myoklonus und Restless Legs

Beide im Rahmen des Schlafmangelsyndroms beschriebenen neurologischen Erkrankungen werden zum Problemkreis übermäßiger Tagesmüdigkeit gezählt, wenn diese gegenüber den nächtlichen Ein- und Durchschlafstörungen als schwerwiegenderes Problem imponiert.

---

389 Vgl. auch S. 128.

(B.6) Narkolepsie

Das Narkolepsie-Syndrom umfaßt übermäßige Tagesschläfrigkeit in Verbindung mit einer (Tages- und Nacht-)Schlafstruktur, die durch einen außergewöhnlich frühen Eintritt des REM-Schlafs gekennzeichnet ist. Jahre nach dem Krankheitsbeginn, der überwiegend in die zweite Lebensdekade fällt, ist der Nachtschlaf bei einem großen Teil der Patienten durch eine Vielzahl von Wachphasen fragmentiert. Die übermäßige Tagesschläfrigkeit der Narkoleptiker wird vor allem dadurch zu einem großen Gesundheitsrisiko, daß die Patienten darüber hinaus von willentlich nicht abwendbaren *Schlafattacken* heimgesucht werden: während der Mahlzeiten, beim Radfahren, im Gespräch, selbst während des Geschlechtsverkehrs. Bei einer solchen Beeinträchtigung, ja, Behinderung des Lebens, ist es weniger eine Frage der Disposition als der bloßen Krankheitsdauer, ob und in welchem Ausmaß psychiatrische Begleitsymptome auftreten – zumal die einzige Linderung durch stimulierende Medikamente über kurz oder lang erhebliche Nebenwirkungs- und Abhängigkeitsprobleme aufwirft.

Zum Narkolepsie-Syndrom gehören des weiteren kataplektische Anfälle. Zum einen handelt es sich hierbei um kurze, wiederum unkontrollierbare „Schwächeanfälle“ einzelner Muskelgruppen (abrupter Tonusabfall), so daß z. B. der Kopf absackt, die Gesichtsmuskulatur erschlafft oder die Arme und Hände beim Festhalten kraftlos werden; zum anderen tritt eine plötzliche Lähmung aller Skelettmuskeln ein, was unvermeidbar zu einem körperlichen Zusammenbruch führt. Kurze kataplektische Anfälle werden bei klarem Bewußtsein erlitten. Mitunter treten sie auch in Verbindung mit oder in Verlängerung durch Schlafattacken auf. Die Anfallshäufigkeit variiert bei den Patienten zwischen weniger als ein Mal pro Woche bis mehrmals am Tage. Positiv zu berichten ist nur, daß die Prävalenz dieser Krankheit eher unter als bei 0,1% liegt, und daß kaum mehr als ein Zehntel der Narkoleptiker vom Schicksal der vollständigen Syndromausbildung gezeichnet sind.

(B.7) Idiopathische Tagesschläfrigkeit

Bei etwa 12 bis 15 Prozent der Patienten, die spezielle klinische Abteilungen für Schlafstörungen wegen Tagesschläfrigkeit aufsuchen, tritt dieses Symptom isoliert auf, d. h. ohne Schlafmangel und nicht im Zusammenhang mit den letztgenannten neurologischen Erkrankungen. In diesen Fällen ist eine generelle Schläfrigkeit so stark ausgeprägt, daß oft auch tagsüber lange geschlafen wird, ohne daß dies erfrischend wirkt. Schlafattacken wie bei der Narkolepsie treten jedoch nicht auf.

(B.8) Andere pathologische oder toxische Ursachen und Umweltbedingungen

Ausgeprägte Tagesschläfrigkeit besteht u.a. bei folgenden endokrinen Krankheiten und Stoffwechselstörungen: Hypothyreose (Unterfunktion der Schilddrüse), Urämie, Hyperkapnie, Fettsucht und Leberschäden. An weiteren Krankheiten, die von ausgeprägter Tagesmüdigkeit begleitet sind, sind eine Vielzahl von Infektionen, degenerative Prozesse und Anämie zu nennen.

Langeweile bzw. Monotonie der Arbeitsaufgaben, soziale Isolation sowie erzwungene abnorme Schlaf-Wach-Rhythmen sind auch ohne körperliche Befunde der Betroffenen durchaus relevante auslösende Faktoren für die Entwicklung von übermäßiger Tagesmüdigkeit.[390]

(B.9) Periodisch wiederkehrende „Schlafsucht“

(9a.i) Kleine-Levin-Syndrom: Beim Kleine-Levin-Syndrom, einer organischen Dysregulation limbischer und hypothalamischer Strukturen bislang nicht bekannten Ursprungs, treten „Schlafsucht“-Episoden im Wechsel mit normalem Schlaf-Wach-Verhalten auf. Diese weitgehend auf Männer beschränkte Krankheit ist sehr selten und bildet sich in der Regel bis zum vierzigsten Lebensjahr zurück.

(9a.ii) Menstruationsbedingt: Erstaunlich wenig erforscht sind menstruationsbedingte „Viel-Schlaf-Tendenzen“, die mitunter durch Verordnung sedierender Analgetika gegen andere, bekanntere Menstruationsbeschwerden verstärkt sein können.

(9b) Chronischer Schlafmangel: Mitunter suchen auch Personen ärztlichen Rat, die Symptome eines chronischen Schlafmangels für die Folgen von Schlafstörungen halten.

(9c) Schlaftrunkenheit: Selten werden – nicht zuletzt forensisch relevante – Fälle von Schlaftrunkenheit berichtet, die im Gegensatz zum Schlafwandeln mitten im Wachzustand auftreten. Sie mögen die Kategorisierung vervollständigen.

(B.10) Klinisch irrelevante Klagen über Tagesmüdigkeit

(10a) Beschwerdenfreie Langschläfer: Ein kleiner Teil der Bevölkerung, z. B. kaum mehr als ca. zwei Prozent der Männer zwischen 20 und 35 Jahren, demonstriert die natürliche verhaltensphysiologische Variabi-

---

390 Selbst (schwache) monotone Elektroschocks beschleunigen das Einschlafen; vgl. Oswald, 1980. Vgl. Leonhardt, 1987, zur Nutzung monotoner akustischer Reizfolgen für ein Einschlaf-Trainingsprogramm.

lität der Schlaf-Wach-Rhythmik. Bei durchschnittlicher Tiefschlafmenge zeigen erwachsene Langschläfer, die regelmäßig mehr als neun Stunden schlafen, deutlich mehr REM-Schlaf und Leichtschlafstadium 2. An Persönlichkeitsmerkmalen wurde bei einer freilich kleinen Fallzahl Ängstlichkeit und ein Hang zum Grübeln beobachtet.[391]

(10b) Tagesschläfrigkeit ohne Befund: Wesentlich seltener als Schlafmangel werden Klagen über exzessive Schlaftendenzen vorgebracht, ohne daß sich schlafphysiologisch Befunde objektivieren lassen. Hier mag nicht zuletzt eine teilweise zu enge Auffassung von Müdigkeit/Schläfrigkeit mit im Spiel sein.

(C.) Störungen der Schlaf-Wach-Rhythmik: Desynchronisation individueller Rhythmik vom sozial dominanten Tag-Nacht-Rhythmus

Gemeinsam ist den Schlafrhythmusstörungen der folgenden Kategorien, daß jeweils eine kaum überbrückbare Diskrepanz zwischen der Zeitstruktur individueller Schlafneigungen und physiologischer Schlafmöglichkeiten mit den im sozialen Umfeld vorfindbaren Anforderungen und Situationsbedingungen zu verzeichnen ist. Einerseits begegnen wir hier dann Folgen in Form von mehr oder minder ausgeprägten Wohlbefindlichkeitsdefiziten, die im Interesse bestimmter beruflicher Karrieren und Notwendigkeiten in Kauf genommen werden. Hierzu zählt z. B. der Jet-lag des viel- und weltweit umherfliegenden Managers. Unter Berücksichtigung einer in der Regel weit geringeren „Aufwandsentschädigung“ im Rahmen eines tariflichen Bonus sind in diesem Zusammenhang auch in Schichtdiensten tätige Personen zu nenen. Andererseits kommt hier auch das mitunter erhebliche individuelle Leiden einer kleinen statistischen „Randgruppe“ in bezug auf die normale Variabilität physiologischer Zirkadianrhythmik zur Sprache, das oft nach jahrelangen, wenig erfolgreichen Versuchen der zeitlichen Synchronisation individueller Schlaf-Wach-Präferenzen mit der sozialen Umwelt durch Schlafmittelabhängigkeit zusätzlich kompliziert wird.

(C.1) Vorübergehende Desynchronisation

(1a) Jet-lag: Unmittelbar im Anschluß an abrupte Wechsel geographischer Zeitzonen erleben die Passagiere von West-Ost-, weniger von Ost-West-Flügen[392] das „Jet-lag“ genannte Syndrom aus Schläfrigkeit, Erschöpftheit, Konzentrationsstörungen und Leistungsbeeinträchtigungen

391 Vgl. zur schwachen Basis solcher Befunde die Abschnitte A.IV.3/4.
392 Vgl. dazu Wever, 1980, S. 312ff.

während des Wachens, selbst wenn die gewohnte zeitliche Ausdehnung der (Haupt-)Ruheepisode – zunächst zu einer physiologischen „Unzeit" – mehr oder weniger schlafend im Bett verbracht wurde.[393]

(1b) Schichtarbeit: Wechselschichtsysteme, und darum handelt es sich letztlich bei fast allen, im einzelnen variationsreichen Strukturen, induzieren insbesondere beim jeweiligen Wechsel Schlafmangel oder Schlafqualitätseinbußen, die subjektiv u.a. als eingeschränkte körperliche Fitness und geistige Wachheit erlebt werden. Dazu kommen – in Abhängigkeit von individuellen Verträglichkeitsschwellen und der Anzahl von Jahren, in denen Schichtarbeit geleistet wurde, – insbesondere gastrointestinale Beschwerden verschiedener Schweregrade, die sich wiederum zusätzlich schlafstörend auswirken können.

(C.2) Chronische Störungen

(2a) Chronifizierung von zunächst vorübergehenden Schlafstörungen: Dieses Phänomen findet sich nicht selten beim fliegenden Personal ebenso wie bei den Schichtarbeitern.

(2b) Extreme Zeitverzögerung der Schlaf-Wach-Rhythmik gegenüber dem sozialen Umfeld: Von einigen wenigen Schlafpatienten wird berichtet, daß sie auch nach jahrelangem, vielfältigen Bemühen nicht vor den frühen Morgenstunden einschlafen können. Solche Probleme lassen sich kaum mehr sinnvoll in die Unterscheidung zwischen extremen Morgen- und Abendtypen einordnen. Wenn z. B. an Wochenenden oder im Urlaub die Möglichkeit besteht, dieser individuellen Schlafneigung zu folgen, ist der Schlaf physiologisch in jeder Hinsicht unauffällig. Soweit eine tageszeitlich vereinbare Arbeit gefunden wird, schafft dies Erleichterung. Weder können sich jedoch z. B. Mütter schulpflichtiger Kinder den „offiziellen" Wachzeiten entziehen,noch kann überhaupt Familien- bzw. Privatleben von einer solchen abweichenden individuellen Phasenlage des Schlaf-Wach-Rhythmus unbeeinträchtigt bleiben. Die Folgen sind meist Schlafmangel, Tagesmüdigkeit und dauerhafter Schlafmittelkonsum, ohne daß eine physiologische Anpassung an die auf letztgenannte Weise erzwungene Rhythmik eintritt.[394]

(2c) Extrem verfrühte individuelle Schlafneigung: Mit in der Regel milderen Begleitbeschwerden existiert auch die gegenteilige Symptomatik zu verzögerter Schlafneigung. Während die mittlere Zeitverschiebung zwi-

393 Vgl. dazu die erste wissenschaftliche Analyse durch Strughold, 1952; Klein und Wegmann, 1974; ferner die (auch diverse „Therapievorschläge" referierende) Übersicht von Winget et al., 1984.

394 Vgl. hierzu das auf S. 82 erwähnte Fallbeispiel.

schen Morgen- und Abendtypen im Mittel nicht mehr als zwei Stunden beträgt und sich größtenteils etwa im Zeitrahmen von 22 bis 2 Uhr bewegt, verschafft sich bei extrem verfrühter Schlafneigung die Müdigkeit schon bis spätestens 21 Uhr ihr Recht; die Patienten sind dann allerdings auch schon mitten in der Nacht ausgeschlafen, was durchaus zu Problemen im sozialen Zusammenleben führen kann.

(2d) Konstant von 24 Stunden abweichende Schlaf-Wach-Periode: Während bei den beiden vorgenannten Rhythmusstörungen des Schlaf-Wach-Verhaltens keine Abweichungen von einer mittleren 24-Stunden-Periode zu beobachten sind, zeigen *exakte Tagesbuchaufzeichnungen und kontinuierliche Aufzeichnungen der motorischen Aktivität* bei einer weiteren Gruppe psychiatrisch unauffälliger Schlafpatienten eine Verschärfung der Schlaf- und Wachzeit-Beschwerden, wenn sie versuchen, den zunächst naheliegenden Rat zu befolgen, sich einer Regelmäßigkeit in ihren Schlafgewohnheiten zu befleißigen.

(2e) Extrem unregelmäßiges Schlaf-Wach-Verhalten: Bei extrem unregelmäßigem, fragmentiertem Schlaf-Wach-Verhalten, d. h. wenn mehrere kürzere und längere Schlafepisoden über den Tag verteilt werden, ist eine Störung der zirkadianen Schlaf-Wach-Rhythmik über kurz oder lang unausweichlich. Soweit die Betroffenen von unregelmäßigen Schlafneigungen gewissermaßen nur sanft überwältigt werden – also keine Narkoleptiker sind -, erscheint es ratsam, den Tagesschlafneigungen weniger nachzugeben. Dadurch wird zwar der weitgehend auf die Nacht konzentrierte Schlaf nicht unbedingt entscheidend besser. Es dürfte allerdings von Vorteil sein, nicht auch noch die zusätzlichen Begleitsymptome einer gänzlich gestörten zirkadianen Rhythmik in Kauf nehmen zu müssen.

(D.) Parasomnien

Parasomnien sind Funktionsstörungen und Erkrankungen, die entweder nur im Schlaf vorkommen (z. B. Schlafwandeln) oder während des Schlafs häufiger bzw. intensiver zum Vorschein kommen (z. B. Asthma).

(D.1) Schlafwandeln

Schätzungsweise fünfzehn Prozent aller Kinder schlafwandeln zumindest einmal im Leben. Die Prävalenzschätzungen für häufiges Schlafwandeln bei Kindern schwanken zwischen einem und sechs Prozent. Erwachsene schlafwandeln seltener. Es konnte nicht ausbleiben, daß auch im Falle des Schlafwandelns eine genetische Komponente vermutet wird. Außer der Beobachtung, daß Schlafwandeln bei eineiigen Zwillingen kaum isoliert sowie in manchen Familien gehäuft auftritt, wurde hierüber jedoch bislang keine Klarheit erzielt.

Schlafwandeln beginnt, wie Schlaf-EEG-Aufzeichnungen belegen konnten, in dem auf das erste Nachtdrittel konzentrierten Tiefschlaf (Stadium 4). Nach dem Aufsitzen im Bett und stereotypen motorischen Aktionen wird der Schlaf vor dem eigentlichen „Wandeln“ entweder wieder fortgesetzt – oder das „Wandeln“ beginnt, z. B. mit Anziehen, Öffnen von Türen, Imbißeinnahme oder verfrühter Morgentoilette. Die Augen der Schlafwandler sind dabei zwar offen, der Blick ist jedoch ausdruckslos oder wirr. Auf „Störungen“, d. h. Ansprechen oder vorsichtig-freundliche Weckversuche wird in der Regel abwehrend und „unfreundlich“ reagiert. Am nächsten Morgen herrscht meist Amnesie bzw. Verwunderung über den Ort oder Bekleidungszustand, in dem sich der Schlafwandler beim Aufwachen selbst vorfindet.

(D.2) Panik im Schlaf

Ebenfalls im ersten Schlafdrittel kommt es zu mitunter zu an Panik grenzenden (Angst-)Anfällen, die meist mit einem durchdringenden *Schreien oder Schluchzen* beginnen. Dabei steigt die Herzfrequenz auf das Zwei- bis Vierfache. Bei mindestens ein bis vier Prozent der Kinder tritt diese Form der Schlafstörung hin und wieder auf. Erwachsene bleiben davon nicht verschont. Die Häufung dieser Schlafstörung bei Männern aus bestimmten Familien suggeriert eine genetische Komponente.

(D.3) Bettnässen

Im Alter von fünf Jahren nässen etwa fünfzehn Prozent der Jungen und zehn Prozent der Mädchen ihr Bett ein. Bei Heimkindern liegen die Prozentsätze höher. Organische Ursachen, z. B. kleine Blase oder Infektion der Harnleiter, liegen mitunter vor. Für die gängige Annahme, daß psychische Probleme vorliegen, vermissen die Autoren des Manuals im übrigen ausreichend überzeugende diagnostische Belege.

(D.4) Andere Dysfunktionen

(4a) Alpträume: Sie sind weder auf ein bestimmtes Lebensalter noch auf eine spezielle Population beschränkt. Naheliegenderweise treten sie im Zusammenhang mit bedrohlichen, zumindest subjektiv als bedrohlich empfundenen Situationen gehäuft auf. Des weiteren sind sie eine typische Entzugserscheinung, sei es beim Absetzen von Schlaf- und Beruhigungsmitteln, Stimulanzien oder Alkohol.

(4b) Epileptische Anfälle im Schlaf: Knapp ein Viertel der Epilektiker, die einen Bevölkerungsanteil von etwa einem halben Prozent haben, werden von ihren Anfällen nur im Schlaf ereilt.

(4c) Bruxismus: Die Prävalenzschätzungen für „Zähneknirschen" im Schlaf gipfeln bei fünfzehn Prozent.[395] Bei Erwachsenen tritt diese vor allem für die Zähne ruinöse Parasomnie wesentlich seltener auf.

(4d) Kopfschütteln im Schlaf: Eine im großen und ganzen auf die Kindheit beschränkte Irritation für die Eltern ist das intensive, stereotype Kopfschütteln nach dem Einschlafen.

(4e) Familiale Schlaf-Lähmung: Nicht nur im Rahmen der Narkolepsie, sondern auch isoliert gibt es minutenlange Lähmungen bei ansonsten klarem Bewußtsein kurz vor dem Einschlafen und nach dem Aufwachen. Prävalenzschätzungen von drei bis sechs Prozent werden von den Autoren der APSS und ASDC als zu hoch angesehen.

(4f) Hemmung der Erektionen im Schlaf: Bei organisch bedingter Impotenz (überwiegend im Zusammenhang mit Diabetes mellitus) ist im Gegensatz zu psychogener Impotenz eine geringere Gesamtdauer der Erektionsaktivität im Umkreis des REM-Schlafs zu registrieren. (Die Normwerte liegen bei jüngeren und älteren Männern bei ca. 200 bzw. 100 „Ereignissen"/Nacht).

(4g) Schmerzhafte Erektionen im Schlaf: Auch ohne einschlägige Erkrankungen oder anatomische Anomalien verursachen die periodisch mit dem REM-Schlaf wiederkehrenden Erektionen im Schlaf mitunter Schmerzen, die Weckschwellen überschreiten und zu Schlafunterbrechungen führen. In solchen gar nicht so seltenen Fällen sind Schlafmangel bzw. -qualitätseinbuße die Folge.

(4h) Migräne und andere Kopfschmerzen: Migräneanfälle und einige andere spezielle Kopfschmerzattacken setzen häufig im Schlaf ein, was entweder sofort zum Aufwachen führt oder am nächsten Morgen schmerzlich zum Bewußtsein kommt. Der REM-Schlaf wird dabei bislang als auslösender Faktor erachtet.

(4i) Defizitäres Speichelschlucken: Nicht nur Schlaf-Apnoe, sondern auch bloßes ungenügendes Speichelschlucken während des Schlaf kann Aufwachreaktionen verursachen, bei denen die Betroffenen nach Luft ringen oder stark husten. Je nach Ausprägung des Symptoms mag sich daraus ein Schlafmangelbegleitsymptom entwickeln.

(4j) Asthma: Bronchialasthmaanfälle, die während des Schlafs verstärkt auftreten, sind eine so drastische Störung des Schlafs, daß sich – vor dem

395 Vgl. hierzu die Vergleichsdaten unter B.II.3 auf S. 184.

Hintergrund objektiver Schlafstörung *und* subjektiver Beunruhigung – eher stärkere Begleiterscheinungen tagsüber als bei anders bedingter („gewöhnlicher“)Hyposomnie ergeben.

(4k) Induktion / Verstärkung kardiovaskulärer Symptome: Wie in Kap. II skizziert, sind die im Schlaf periodisch wiederkehrenden REM-Episoden jeweils zu Beginn u.a. von einem abrupten Anstieg und im weiteren durch starke Schwankungen von Pulsfrequenz und Blutdruck begleitet. Dadurch wird die Problematik bei Herzrhythmus-Störungen, Herzinsuffizienz, Blutdrucklabilität und anderen Herz-Kreislauf-Störungen verschärft. Neuere Untesuchungen haben eine vielleicht zu einfache, nur an den REM-Schlaf geknüpfte Interpretation ins Wanken gebracht. Dies ändert jedoch nichts an der Tatsache, daß eine beträchtliche Anzahl von Herz-Kreislauf-Patienten schlecht schlafen. Seit langem ist bekannt, daß Tod durch Herzversagen, Herzinfarkte eingeschlossen, am häufigsten am frühen Morgen bzw. in den vom REM-Schlaf dominierten letzten Schlafstunden eintritt.[396]

(4.m) Nächtliche Hämoglobinurie: Bei dieser seltenen, meist chronischen und nach Jahren tödlichen Krankheit führt eine verstärkte „Schlafhämolyse“ zu einer intensiven Dunkelfärbung des Morgenurins, dem meist ersten Anzeichen für die beginnende Krankheit.

(4.n) Somnopolygraphische Positivbefunde ohne Beschwerden: Schnarchen ohne Schlaf-Apnoe sowie Anzeichen von Schlaf-Apnoe oder nächtlicher Myoklonie ohne Müdigkeits- oder Befindlichkeitsbeschwerden während des Tages repräsentieren die Ausnahmen von der Regel, wonach in solchen Fällen Begleiterscheinungen schlechten Schlafs bzw. Tagesmüdigkeit auftreten.

Resümee

Die beträchtliche Vielfalt unterschiedlichster Ätiologien, die sich hinter den mit dem Sammelbegriff Schlafstörungen zusammengefaßten Funktionsstörungen und Symptomen verbergen, formiert sich zu einer generellen, nachträglichen Warnung vor jeder (Über-)Generalisierung einzelner Bedingungsfaktoren. Weiterhin schränkt die Vielzahl disparater Möglichkeiten, Schlafstörungen zu bekommen, in der Tat die Wahrscheinlichkeit ein, daß – statistisch betrachtet – ein Großteil der Verteilungsvarianz mit nur wenigen Faktoren aufgeklärt werden kann. Denken wir z. B. an Asthmatiker, die in der Regel ihre ganze Familie in „gelegentliche“ Schlafstörungen sowie Sorgen und Ängste miteinbeziehen, um erahnen zu können, wie *unspezifisch* Formen und Bedingungsfak-

396 Vgl. hierzu Partinen et al., 1982, mit weiteren Literaturhinweisen.

toren von Schlafstörungen in Befragungsergebnisse großer Feldstudien eingehen.

Im Bereich der primär somatogenen Schlafstörungen ragt vor allem die Schlaf-Apnoe als Krankheit mit einem lebensbedrohlichen Risiko hervor. Nur wenige unter denen, die nachts schnarchen[397], leiden unter Schlaf-Apnoe. Letztere tritt auch bei Personen auf, die in Routineuntersuchungen nicht durch Standardrisiken wie Übergewicht oder Hochdruck auffallen. Da eine verläßliche Diagnose nur somnopolygraphisch[398] möglich ist, stellt diese Krankheit angesichts diesbezüglicher Versorgungsmängel in unserem Gesundheitswesen ein Risikopotential erster Ordnung dar.

Die vielen Möglichkeiten medikamentenbedingter Schlafstörungen werfen ein Patientenaufklärungsproblem auf, das sich in vielen Fällen schwierig gestaltet, weil systematische, hypothesengeleitete Schlafstudien ganz ausstehenden oder nur in so geringer Zahl vorhanden sind, daß die Ergebnisse nicht auch durch Replikation vorläufig gesichert erscheinen. Ob z. B. der Alkoholkonsum zugenommen hat bzw. zunimmt, ist (über den Zeitraum von mehreren Jahren hinweg u.a. wegen variierender Erfassungsmethodik) nicht eindeutig zu klären.[399] Zumindest sollte der Einfluß eines beträchtlichen Konsums von Alkoholika auf die Häufigkeit von Schlafstörungen in der Bevölkerung nicht allein deshalb unterschätzt werden, weil Feldbefragungen in dieser Hinsicht aus den eingangs diskutierten methodischen Gründen kaum differnzierte und verläßliche Ergebnisse erbringen können.

Die in diesem Kapitel skizzierte Vielfalt der klinisch unterscheidbaren Formen und Pathogenesen von Schlafstörungen dürfte insgesamt sachgerecht in die Richtung desillusioniert haben, daß repräsentative Feldbefragungen kaum mehr als eine ausschnittsweise Oberflächenstruktur des komplexen Gegenstandsbereichs „Schlafstörungen" evaluieren können. Andererseits tendiert der klinische Blick wiederum dazu, psychosoziale Standardprobleme des Alltagslebens und relativ situationsunabhängige Persönlichkeitsdispositionen formalisierend einzuebnen. So werden aus befragungssoziologisch gut ausdifferenzierbarem Berufstreß und „normalen" Krisen der Geschlechtsrollenidentität an unausweich-

---

397 Vgl. Lugaresi et al., 1981, S. 106f., die knapp 50% Schnarcher unter den über 60jährigen angeben.

398 Vgl. zur Begründung und Methodik einer gegenüber dem Minimalstandard erweiterten Somnopolygraphie Penzel et al., 1990

399 Häfner, 1985, S. 128, notiert, daß der Alkoholkonsum nach einem Anstieg bis 1971 relativ konstant blieb, nimmt aber an, daß die Inzidenz und Prävalenz alkoholbedingter psychischer Störungen seither dennoch zugenommen habe (z. B. haben sich die Aufnahmen wegen alkoholbedingter Erkrankungen in psychiatrische Kliniken seither mehr als verdreifacht).

lichen Wendepunkten des Lebenslaufs (wie der Menopause und dem Beginn des Rentenalters[400]) ebenso „psychische Probleme" wie z. B. aus einer „lebenslänglich" ausgeprägten neurotizistischen Persönlichkeitsverfassung. Selbst wenn sich die von Befragten geäußerte Präsenz psychisch-emotionaler Probleme schließlich als Faktor mit einem generellen Erklärungsbeitrag profilieren sollte, ist wiederum zu danach differenzieren, um welche Art psychischer Probleme es sich dabei in spezieller zu gruppierenden Einzelfällen handelt. Konzentrieren wir uns im folgenden Abschnitt jedoch zunächst auf die – nicht bevölkerungsrespräsentative – Häufigkeitsverteilung verschiedener Schlafstörungen in Schlafambulanzen, wo Ätiologien zumindest diagnostisch verläßlich danach differenziert werden können, ob sie entweder eine *dominante* psychische Komponente offenbaren oder – von psychischen Sekundärreaktionen abgesehen – primär organische bzw. neurologische Erkrankungen reflektieren.

3. Verteilung der Diagnosen in Schlafambulanzen

Schlafambulanzen sind klinische Spezialeinrichtungen, die für die (Differential-)Diagnose und (differentielle) Therapie von Schlafstörungen geschaffen wurden. Während in den USA inzwischen ein weitverzweigtes Netz solcher Diagnose- und Behandlungszentren existiert[401], ist in Europa noch kein vergleichbarer Organisationsgrad in Sicht. Jedoch gibt es in einigen Ländern immerhin schon mehrere solcher Einrichtungen.[402]

Patienten, die in der Mehrzahl der Fälle von Allgemeinpraktikern überwiesen werden, sich teilweise aber auch selbst direkt dorthin wenden, repräsentieren nicht die (gesamte) Population der Schlafgestörten. Vielmehr ist anzunehmen, daß sich dort überwiegend Patienten einfinden, denen entweder mit schlafhygienischen Ratschlägen und/oder Schlaftabletten nicht weiterzuhelfen war; denen eine psychologische Beratung oder psychotherapeutische Behandlung (zunächst) abwegig erschien,

---

400 Vgl. dazu S. 157f.

401 Vgl. dazu die Auflistung bei Coleman, 1983, S. 96.

402 In der Bundesrepublik haben sich bislang schon 27 Zentren etabliert. Vielfrequentiert war zunächst nur die Schlafamublanz in München. Die Gründung der überregionalen Arbeitsgemeinschaft Klinischer Schlafzentren (AKS) e.V. im Jahr 1989 zeigt, daß sich hierzulande allmählich festere Strukturen zu formieren beginnen. Eine der ersten Aktivitäten dieser Arbeitsgemeinschaft war zwangsläufig die Aufnahme von Verhandlungen mit den gesetzlichen Krankenkassen; denn die Erstellung einer Schlafstörungs-Diagnose in einer Schlafambulanz oder einem klinischen Schlafzentrum ist derzeit nur in Ausnahmefällen auf Krankenschein erhältlich.

oder deren Schlafstörung bzw. Tagesmüdigkeit mit den in der Allgemeinpraxis durchschnittlich vorhandenen Kenntnissen und apparativen Möglichkeiten nicht adäquat diagnostiziert werden konnten.[403]

Wer z. B. in offensichtlichem Zusammenhang mit Schichtarbeit Schlafstörungen bekommt, wird selten an eine Schlafklinik überwiesen oder selbst dort um Rat suchen. Vielmehr wird abzuwiegen sein, inwieweit der dadurch mögliche Mehrverdienst oder Freizeitbonus auf anderer Ebene entschädigen oder ob z. B. Schlafmittel eine zwischenzeitlich akzeptable „Notlösung" bieten.

Die Selektion der Patienten, die *vorhandene* Schlafkliniken aufsuchen, deutet darauf hin, daß die Überweisungspraxis im Ansatz eher „zielsicher" ist. Dann mußte indes auch die Verlegenheit bzw. Ratlosigkeit auf Arzt- und Patientenseite teilweise erheblich sein, die der relative Mangel an solchen Zentren verursacht. Die umfangreichste Studie über die Häufigkeitsverteilung von Differentialdiagnosen bei knapp 8000 Patienten in verschiedenen Schlafzentren der U.S.A. hat Coleman berichtet.[404] Sie umfaßt zwei Gruppen von Patienten, die von 1978 bis 1980 sowie von 1981 bis 1982 akkreditierte Zentren der American Association of Sleep Disorder Centers (ASDC) aufsuchten. Alle Patienten wurden somnopolygraphisch untersucht und nach der ASDC-Nosologie[405] diagnostiziert. Die Primärdiagnosen zeigen die Verteilung:[406]

	DIMS	DOES	DOSWS	PARAS
1978-80 (n = 3900)	31,1%	50,8%	2,9%	15,1%
1981-82 (n = 2522)	28%	48,7%	2,4%	20,9%

Die Dominanz der DOES-Klasse deutet zunächst klar in die Richtung, daß starke generelle Schläfrigkeit und Tagesmüdigkeit von Ärzten und Patienten als besonders schwerwiegende Probleme im Bereich der Schlafstörungen eingeschätzt werden.[407] Einzelbetrachtungen der vier Diagnoseklassen ergeben, daß *Schlaf-Apnoe* mit 43 bzw. 50% nicht nur den größten Anteil der DOES-Diagnosen einnimmt, sondern die höchste Prävalenz (21 bzw. 24,3%) unter den 7783 Patienten überhaupt aufweist.[408] Darauf folgt *Narkolepsie* mit 25 bzw. 21,2% der DOES-Diagnosen und 12,7 bzw. 10,3% aller begutachteten Fälle.

403 Vgl. dazu Coleman, a.a.O., S. 87 u. 95.

404 Vgl. a.a.O.

405 Vgl. S. 123f.

406 Tabelliert nach den Angaben bei Coleman, a.a.O., S. 90ff.

407 Dies war schon im 19. Jhdt. so; vgl. dazu Lavie, 1986c, S. 203, der für die (mehr als 800) Veröffentlichungen über Hypersomnien und Insomnien in dieser Zeit ein Verhältnis von 3:1 errechnet hat.

408 Der Prozentanteile in bezug auf alle Diagnosen ist (wie die im Text folgenden) nach den Angaben bei Coleman, a.a.O., S. 90ff., errechnet.

Die Prävalenzschätzungen für Schlaf-Apnoe und Narkolepsie *in der Bevölkerung* liegen jedoch nur bei 0,04 und 1,5 %.[409] Allein die relative Häufigkeit dieser beiden Diagnosen bei den Schlafklinikpatienten, zeigt deutlich, daß bei der Überweisung bzw. eigeninitiativen Konsultation eine systematische Auswahl stattfindet. Wenn relativ seltene Problemfälle so zahlreich bzw. zielgerichtet an Spezialkliniken gelangen, scheinen sich die Praxen der damit zunächst befaßten Ärzte mithin durchaus als *intermediäre Instanzen*[410] bei der Filterung von „erstinstanzlich" nicht diagnostizier- und behandelbaren Schlafstörungen zu bewähren. Die restlichen 32 bzw. 29% der DOES-Diagnosen entfielen größtenteils auf idiopathische ZNS-Hypersomnie, Myklonie/ Restless Legs und psychogene Hypersomnie, wobei keine dieser Kategorien jeweils 10% der DOES- bzw. 5% aller Diagnosen erreichte.

Während für *psychische Faktoren bei der Ätiologie* von Hypersomnien nur eine marginale Bedeutung zu erkennen war, trifft für die Insomnien das Gegenteil zu: In beiden Stichproben wurden bei 35% aller DIMS-Diagnosen psychische Störungen nach der psychiatrischen DMS III-Nosologie[411] notiert. Es folgen psychophysiologische Störungen mit ca. 15% sowie Medikamenten- und Alkoholabhängigkeit neben Myoklonie/Restless Legs mit jeweils ca. 10%. Weniger als 10% der DIMS-Differentialdiagnosen entfielen jeweils auf Schlaf-Apnoe und subjektive Beschwerden ohne somnopolygraphisch objektivierbaren Befund.

Unter den – mit 176 von 7783 – wenigen Diagnosen, die auf *Störungen der Schlaf-Wach-Rhythmik* lauteten, waren die Kategorien „verzögerte Einschlafphase" (etwas über 40%) und „unregelmäßige bzw. instabile Schlaf-Wach-Rhythmik" (knapp 35%) am stärksten vertreten. Auf frühzeitige Unverträglichkeit oder Spätfolgen von Schichtarbeit entfielen jeweils knapp 10%.

Bei 29 bzw. 54% der *Parasomnie*-Fälle in beiden Teilstichproben, in denen aufgrund eigener Klagen über Atmungsprobleme, Schnarchen, nächtlichem Ringen nach Luft und anderen Anfällssymptomen somnopolygraphische Untersuchungen durchgeführt wurden, zeigten sich letztlich keine pathologischen Befunde.[412] Jeweils etwa 20% der Parasomie-

---

409 Vgl. S. 184f.

410 Vgl. z. B. Müller und Bick, 1976, zur Funktion intermediärer Instanzen in bezug auf die komplexe Struktur von Verwaltungsorganisationen (mit entsprechend komplizierten Zuständigkeitsaufteilungen).

411 Diagnostic and Statistical Manual of Mental Disorders. Deutschsprachige Bearbeitung durch Koehler und Saß, 1984.

412 Die Zunahme der Negativbefunde in der später dokumentierten Teilstichprobe mag einen erhöhten Bekanntheitsgrad der Schlaf-Apnoe reflektieren, der auch unter „gewöhnlichen Schnarchern" Besorgnisse hervorrief.

Patienten äußerten selbst keine Schlafbeschwerden oder waren als Kinder einer verbalen Spezifikation noch nicht mächtig. Nachdem auf Wunsch bzw. Anraten von Bettpartnern, Eltern oder Ärzten jedoch ein Somnopolygramm geschrieben wurde, zeigte sich bei immerhin 35% der Erwachsenen und 43% der Kinder – also bei fast jedem Zweiten dieser 20% Patienten ohne subjektives Krankheitsempfinden – Schlaf-Apnoe. Bei den übrigen müßten (nach der ASDC-Nosologie) zwar Ansätze von Symptomausprägungen, wie z. B. sporadische Atemunterbrechungen, beobachtet worden sein; für eine Apnoe-Diagnose mangelte es jedoch an *tagsüber spürbaren* Beschwerden auf seiten der Betroffenen. Auf *Schlafwandeln* und *Panikanfälle im Schlaf* entfielen zusammen etwas mehr als 10%; auf Anfallsleiden und sonstige Diagnosen jeweils weniger als 10% der Parasomnie-Diagnosen.

Aus einer Schlafambulanz, die an eine psychiatrische Klinik in Paris angegliedert ist, berichtete Garma folgende Verteilung[413]: Bei insgesamt 395 Überweisungsfällen aus den Jahren 1971-1982 wurden zu 59% Insomnien, zu 28% übermäßige Tagesschläfrigkeit, zu 3% Störungen der Schlaf-Wach-Rhythmik und zu 10% Paramsonmien diagnostiziert. Die Aufschlüsselung der DIMS-Diagnosen ergab bei

- 45% psychiatrische Erkrankungen
- 36% chronische psychophysiologische Störungen
- 8% organische Krankheiten (ohne Schlaf-Apnoe)
- 5% DIMS seit der frühen Kindheit
- 3% Zusammenhänge mit Medikamenten und Alkohol
- 3% sonstige DIMS-Kategorien.

In den Fällen übermäßiger Tagesschläfrigkeit wurden zu

- 27% Narkolepsie
- 18% psychiatrische Erkrankungen
- 17% organische Störungen (ohne Schlaf-Apnoe)
- 17% Schlaf-Apnoe
- 15% idiopatische ZNS-Hypersomnie und zu
- 6% andere DOES-Kategorien diagnostiziert.

Im Unterschied zu der Studie aus den USA überwog in der *Pariser Schlafambulanz* der Anteil der Insomnien gegenüber den Hypersomnien (59 vs. 30%). Weiterhin wurde in der Schlafambulanz der französischen Metropole ein geringerer Prozentsatz von Schlaf-Apnoe- und Narkolepsie-Patienten genannt (13 vs. 33% aller Diagnosen). In beiden Studien führten jedoch in der Hinsicht zum gleichen Ergebnis,

---

413 Garma, 1983, S.307.

daß die *Insomnien primär als psychogen, die Hypersomnien hingegen als primär somatogen diagnostnostiziert* wurden.

Auch in einer der Pariser Schlafambulanz vergleichbaren Einrichtung in *Antwerpen*[414] hatte die Mehrheit der Patienten (61%) Insomnien. Davon waren wie in der Pariser Einrichtung ebenfalls 45% mit psychiatrischen Erkrankungen verbunden. Hingegen wurde *ein weitaus größerer Teil der DIMS-Diagnosen:* 42 vs. 3% (16 vs. ca. 2% aller Diagnosen) ätiologisch *in Verbindung mit Medikamenten und Alkohol* gebracht.

Es überrascht nicht, daß in einer *neurologisch* spezialisierten Schlafklinik im Zusammenhang mit einer entsprechenden Vorauswahl bei mehr als der Hälfte der (überwiesenen) Patienten die Diagnosen „Narkolepsie" (33%) und „Schlaf-Apnoe" (26%) erstellt wurden.[415]

Die Verteilung der Diagnosen in Schlafkliniken deutet somit auf eine *doppelte Selektion* hin: Es werden mutmaßlich nicht nur im allgemeinen schwierigere Fälle überwiesen; auch die spezielle Ausrichtung, d.h. im wesentlichen eine eher psychiatrische oder neurologische Fachorientierung der jeweiligen Institution, filtert die schließlich dort vorfindbaren Patientengruppen und beeinflußt die Verteilung der Diagnosen.

Dies spiegelt sich auch in einem Erfahrungsbericht aus der *Schlafambulanz der psychiatrischen Universitätsklinik in München* wider. In den fünf Jahren seit der Gründung wurden jährlich bei ca. 300 Patienten Diagnosen erstellt.[416] Die größte Gruppe bilden mit 37% die von Rüther et al. als psychogen erachteten Schlafstörungen. Diese Schlafstörungen werden von den Autoren nur mit ausdrücklicher Einschränkung mit der ASDC-Kategorie „chronische psychophysiologische Störungen" belegt. In 13% der Fälle fanden sich Schlaf-Apnoe, Myoklonie oder Parasomnien wie Schlafwandeln. Bei 12% waren akute Abhängigkeiten von Schlafmitteln oder Alkohol vorhanden.Weitere 12% der Patienten konnten nicht eindeutig klassifiziert werden. Solche *Klassifikationsprobleme* berichteten auch De Roeck et al. aus Antwerpen, insbesondere bei den DIMS-Diagnosen.[417] Obwohl die meisten Patienten von Allgemeinpraktikern überwiesen waren, lagen doch immerhin bei 10% organische Befunde vor, die jedoch meist keinen Zusammenhang mit den Schlafstörungen aufwiesen. 5% der Patienten waren Narkoleptiker und bei einer kleineren Gruppe lautete der Befund auf „endogene Depres-

414 De Roeck, Cluydts und Matthys, 1983, S. 309.

415 Younger und Rosenberg, 1983, S. 308.

416 Vgl. Rüther et al., 1985, S.53f.

417 Vgl. dies., a.a.O.; eindeutige Klassifikation meint in diesem Zusammenhang nicht zuletzt, daß bei Mehrfachnennungen klar zwischen Primär- und Sekundärdiagnose etc. unterschieden werden kann.

sion". In einigen Fällen wurden die Schlafstörungen schließlich exogenen Faktoren wie Schichtarbeit und anderen (nicht weiter spezifizierten) Umwelteinflüssen zugeschrieben.

Resümee

Die Häufigkeitsverteilungen der Diagnosen in ambulanten Spezialeinrichtungen sind ein Sonderfall. Auf Schlaf-Apnoe und Narkolepsie, d. h. Schlafstörungen, die in der auf Schlafmangelprobleme fixierten Öffentlichkeit weithin unbekannt – und in den Repräsentativbefragungen nicht spezifisch erfaßt – sind, entfallen (insgesamt) ein bis zwei Drittel der Diagnosen. Im Durchschnitt der Ergebnisse aus mehreren Schlafambulanzen in verschiedenen Ländern und mit unterschiedlichen fachlichen Primärorientierungen (psychiatrisch vs. neurologisch) wurden bei etwa der Hälfte der Patienten Schlafmangelsymptome festgestellt. Davon waren – bei erheblichen Abweichungen der einzelnen Zentren – wiederum im Mittel etwa die Hälfte mit psychiatrischen und psychophysiologischen Symptomatiken verknüpft. Bei den Hypersomnien war der Anteil psychisch dominierter Ätiologien konsistent deutlich geringer. Bei im Durchschnitt immerhin ca. 10% der Patienten standen Abhängigkeitsprobleme in bezug auf Alkohl und Medikamente im Vordergrund der Schlafstörungsdiagnose.

Mit einer diagnostisch verläßlichen Globalabgrenzung primär psychischer von anderen Ätiologien finden sich unter den durch Schlafambulanzen selektierten Patientengruppen mithin zwar relativ viele psychisch bedingte Schlafstörungen, aber nicht so viele, d. h. deutlich mehr als die Hälfte, daß von dieser Seite aus die oft aufgestellte Behauptung begründet wäre, Schlafstörungen seien meist psychisch bedingt. Die Ergebnisse aus den verschiedenen Schlafkliniken variieren vielmehr so, daß im Minimum etwa ein Viertel, im Maximum etwas mehr als die Hälfte der Schlafstörungen in Verbindung mit psychiatrischen Symptomen und/oder psycho-vegetativer (Über-)Aktiviertheit gebracht werden.

II. Verbreitung und Verteilung nach Feldstudien

Dieses Kapitel wird mit Untersuchungen eröffnet, in denen die globale Frage variiert wird, ob die Befragten ihren Schlaf – insgesamt betrachtet – in der Regel als ziemlich oder gar sehr schlecht einschätzen. Ergänzend wird auf Studien Bezug genommen, die über die Häufigkeit von „Schlaflosigkeit", die nach Aussage der Betroffenen zumindest „manchmal" auftritt, berichten. Schließlich werden dazu auch eventuell korrektive Fremdbeurteilungen von „poor sleep“ bzw. „insomnia“ durch Ärzte herangezogen, die gegenüber den im letzten Kapitel dargestellten Kriterien allerdings eine mehr oder minder freie Form aufweisen.

Dauert das Einschlafen oder eine nächtliche Schlafunterbrechung oftmals ca. eine halbe Stunde, mag dies durchaus als *Schlafstörung* empfunden werden. Bei den dezidiert „schlechten“ Schläfern müssen solche *Einzelsymptome* entweder etwas stärker ausgeprägt oder kombiniert in der genannten Ausprägungen vorliegen: In der Literatur wird relativ übereinstimmend berichtet, daß „schlechte“ Schläfer *im Durchschnitt etwa eine Stunde weniger* schlafen.[418]

Spezielle Fragen nach einzelnen „Störungen“ des Schlafs spannen im weiteren einen relativ weiten Bogen um den insgesamt als schlecht empfundenen Schlaf. Dessen gravierender Kern, die „Schlaflosigkeit“ im Sinne eines chronischen unfreiwilligen Nachtschlafprodukts von eher weniger als fünf- bis sechsstündiger Dauer, wird anschließend erörtert. Hierzu gehören auch Ergebnisse über *multiple Symptomatik*, d. h. „kombinierte“ Ein- und Durchschlafstörungen und/oder Früherwachen.

Zur *Plausibilitätsüberprüfung* der Differenzierung von Schweregraden in den Selbstbeurteilungen von Schlafstörungen kontrollieren wir auch, ob sich *parallele Unterschiede in der Häufigkeit von Schlafmitteleinnahmen* darstellen. Danach wird über *Hyper- und Parasomnien* berichtet, wobei die Prävalenz dieser größtenteils tagesmüdigkeitsintensiven Symptomatiken von dem Gesamtergebnis der anschließend berichteten Tagesmüdigkeit abzuziehen ist, um den Schlafmangelformen nicht mehr Müdigkeitsfolgen zuzuschlagen, als diesen im Rahmen einer begründeten Schätzannahme letztlich zukommen mag.

1. Schlechter Schlaf

Zur Prävalenz und Verteilung der globalen Selbstbeurteilung „ziemlich bis sehr schlechter“ Schlaf nach dem biologischen Alter und Geschlecht sowie verschiedenen psychischen Verfassungen und sozialen Bedingungen liegen vor:

- eine Repräsentativuntersuchung der Bevölkerung von San Marino (N = 5713)[419],
- eine Kohortenstudie finnischer Zwillinge im Alter von 18 Jahren und älter (N = 31140)[420] sowie

418 Vgl. Fußnote 3 auf S. 1 und Abb. VII auf S. 53 dieser Arbeit.
419 Vgl. Lugaresi et al., 1983; vgl. zur Repräsenativität, a.a.O., S.2.
420 Vgl. Partinen et al., 1983.

- eine Befragung von Studenten der medizinischen Akademie der US-Marine in San Diego im Alter zwischen 17 und 34 Jahren (Mittelwert: 20.5 ± 2.62 J.; $N = 2929$)[421].

Bei der Mehrheit der epidemiologischen Schlafstudien wurden höhere Informationserwartungen in Fragen nach spezifischen Symptomen gestörten Schlafs gesetzt und die Schlafqualität anhand der berichteten Symptome zu erschließen versucht. In Anbetracht der *Vielfalt möglicher Störfaktoren* sowie der beträchtlichen *Variabilität der Formen und Schweregrade einzelner Symptome* hat die direkte, wenn auch globale Frage nach der Schlafqualität freilich einen nicht unerheblichen Vorteil: Sie differenziert danach, ob nur einzelne Aspekte oder die mit dem Schlaf insgesamt verbundenen Ruhe- und Erholungshoffnungen beeinträchtigt sind.

Für die Stichprobe aus San Marino wurden die Erwachsenen (20 Jahre und älter; $N = 3850$[422]) teilweise getrennt ausgewertet. Die Daten hat ein (einziger!) Interviewer (im Verlauf von drei Jahren) erhoben, der einen Fragebogen mit 123 im weitesten Sinne schlafbezogenen Items benutzte.[423]

Die Kohortenanalyse gleichgeschlechtlicher Zwillinge in Finnland, die (bei Identität von Geburtsdatum, -ort und Familiennamen) auch einige „soziale Zwillinge“ mit erfaßte, war eine allgemeine postalische Gesundheitssurvey mit einer *Rücklaufquote* von 89%.[424]

In San Diego wurde ein Schlaffragebogen mit 35 Items vorgelegt.[425] Über die Rücklaufquote wurde nichts ausgesagt. Die paramilitärischen Rahmenbedingungen der Befragung dürften indes eine gewisse Vollständigkeit bei der Erhebung garantiert haben.Die vorgegebenen Fragen/Antwortalternativen lauteten bzw. wurden für die Veröffentlichungen wie folgt ins Englische übersetzt:

- „Do you think that you sleep well without sleeping pills?“/„always, almost always, *rarely, never*“ (San Marino)[426];
- Do you regard your sleep as „good, fairly good, *fairly poor, poor*, could not say“ (Finnland)[427];

---

421 Vgl. Johnson und Spinnweber, 1983.
422 Nach den Angaben bei Lugaresi et al., a.a.O., Tabelle 1 auf S. 2.
423 Vgl. ebd.
424 Vgl. Partinen et al., a.a.O., S.29; vgl. zur methodischen Anlage dieser Studie auch Kaprio et al., 1978.
425 Vgl. Johnson und Spinweber, a.a.O., S. 14.
426 Vgl. Lugaresi et al., a.a.O., vgl. S.2 u. S.5.
427 Vgl. Partinen et al., a.a.O., S.29.

- Would you describe yourself as „very good, good, average, *poor, very poor*“ sleeper (San Diego)[428].

Die kursiv gedruckten Antwortalternativen wurden für die jeweilige Studie zusammengefaßt in den Vergleich zwischen den Studien einbezogenen.

In der Diskussion der Ergebnisse aus den drei vorgenannten Studien wird primär[429] auf folgende Untersuchungen Bezug genommen:
- Eine Gesundheitssurvey in primär städtischen Regionen Floridas[430], in der eine Zufallsauswahl von 1645 Personen im Alter von mindestens 18 Jahren nach der Häufigkeit von Schlafproblemen (trouble with sleep) gefragt wurde. Die Antwortalternativen lauteten „nie, selten, manchmal, oft oder immer“; 9% der zwecks Befragung Aufgesuchten verweigerten, 7% waren wiederholt nicht anzutreffen.
- Eine Untersuchung von 639 (jugendlichen) High-School-Schülern in einer Küstenstadt in der Nähe von San Fanzisko[431], in der „chronic poor sleep“ wie folgt definiert wurde: Für mindestens drei Tage pro Woche mußte „wahlweise“ eine Einschlafzeit von 45 Minuten und mehr, im Minimum ein nächtliches Erwachen mit einer anschließenden Wachzeit von 30 Minuten und darüber oder drei- und mehrmaliges Aufwachen aus dem Nachtschlaf angegeben sein (96% verwertbare Fragebögen, die während einer Sportstunde unter Aufsicht ausgefüllt wurden).
- Eine Gesundheitssurvey der Amerikanischen Krebsgesellschaft[432], bei der fast eine Million Frauen und Männer (30 Jahre und älter) von über 68 000 freiwilligen Helfern u.a. auch nach „insomnia“ gefragt wurden, die als „slight, moderate or severe“ einzustufen war.
- Eine Untersuchung zur Prävalenz von Schlafstörungen bei einer unselektierten Einjahres-Stichprobe von 2518 ersteingewiesenen Patienten eines Mailänder Krankenhauses (Ausschluß bei psychiatrischen oder neurologischen Diagnosen; Alter: 6-92 J.; Mittelwert: 55,3 J.).[433] Hier befundeten erfahrene Kliniker „insomnia“ für die letzten drei Monate vor der Einweisung.

---

428 Vgl. Johnson und Spinweber, a.a.O.

429 Weitere Arbeiten werden (soweit für die Argumentation erforderlich) hinsichtlich ihrer Methodik jeweils an Ort und Stelle beschrieben.

430 Vgl. Karacan et al., 1976b.

431 Vgl. Price et al., 1978.

432 Hammond, 1964; Kripke et al., 1979; vgl. zur Altersverteilung dieser Stichprobe unter A.IV.2, S. 48f.

433 Vgl. Smirne et al., 1983.

- Eine Befragung finnischer Rekruten[434] im Alter zwischen 17 und 29 Jahren (Mittelwert ± Standardabweichung = 20 ± 3 J.; N = 2552 mit nur 15 unbrauchbaren Fragebögen), in der u.a. – laut englischer Übersetzung – „chronic or frequent insomnia" erfragt wurde.

Unter den jeweiligen Befragungsbedingungen beurteilten ihren Schlaf selbst als ziemlich bis sehr schlecht:
- 19,1% in San Marino, wenn nur Personen über 19 Jahren (23,1% w vs. 14,7% m), und 13,4%, wenn auch Kinder und Jugendliche berücksichtigt werden (16,8% w vs. 9,9% m)[435];
- 9% der gleichgeschlechtlichen Zwillinge in Finnland (18 Jahre und älter; 9,1% w vs. 8,9% m)[436] sowie
- 10,6% der (zu 99%) männlichen Marineakademiestudenten zwischen 17 und 34 Jahren[437].

Den anderen Studien ist zu entnehmen:
- 13,4% der Städter in Florida (18 Jahre und älter) gaben an, oft oder immer Schlafprobleme zu haben (15,4% w vs. 10,9% m)[438];
- 12,6% der 15- bis 18-jährigen High-School-Schüler in Floridas Küstenregion erfüllten mit ihrer Selbsteinschätzung die Symptomkriterien für schlechten Schlaf (poor sleep; 15,2% w vs. 10,1% m)[439];
- 12,8% der im Durchschnitt etwas über 50 Jahre alten stationären Patienten eines Mailänder Krankenhauses wurden anhand ihrer Angaben über ihren Schlaf während der letzten drei Monate vor ihrer Einweisung als schlafgestört diagnostiziert (16% w vs. 9,6% m)[440];
- 20,6% der im Auftrag der US-amerikanischen Krebsgesellschaft Befragten (30 Jahre und älter) gaben an, zumindest selten „schlaflos" zu sein (26,4% w vs. 13% m)[441];
- 5,4% der finnischen Rekruten vermeldeten auf Befragung chronisch oder häufig schlechten Schlaf bzw. Schlafstörungen (chronic or frequent insomnia)[442].

---

434 Vgl. Partinen und Putkonen, 1981.
435 Vgl. Lugaresi et al., a.a.O., S. 5.
436 Errechnet nach den Angaben bei Partinen et al., a.a.O., S.31 (Tab. 4).
437 Prozentual gewichtete Mittelung aus beiden Teilstichproben nach den Angaben bei Johnson und Spinweber, a.a.O., S. 15.
438 Vgl. Karacan et al., a.a.O., S. 241.
439 Vgl. Price et al., a.a.O., S. 584; Geschlechtsdifferenzierung errechnet nach Tab. 1 ebd.
440 Vgl. Smirne et al., 1983, S. 63; Geschlechtsverteilung errechnet nach den Angaben ebd.
441 Vgl. Hammond, a.a.O., S. 16 f; Geschlechtsdifferenzierung errechnet nach den Tabellen 5 u. 6 ebd.
442 Vgl. Partinen und Putkonen, 1981, S. 384.

Alle genannten Ergebnisse stimmen in einem Punkt überein: *Frauen schätzen ihren Schlaf im Durchschnitt schlechter ein als Männer.* Dies wird durch die in den Vergleich einbezogene Untersuchung von Smirne und Mitarbeitern anhand von Fremdbeurteilungen bzw. ärztlichen Diagnosen nicht als geschlechtsspezifischer Antwort-Bias in Frage gestellt.[443] Am deutlichsten kommt die höhere Prävalenz von Schlafstörungen bei Frauen bei den Stichproben der Erwachsenen aus San Marino und Nordamerika zum Ausdruck, die einen Geschlechtsproporz von rund 2:1 (w:m) im Rahmen einer Gesamtprävalenz von jeweils ca. 20% zeigten. Hingegen ist bei den finnischen Zwillingen im Erwachsenenalter sowohl nur in etwa die halbe Prävalenz als auch eine „ausgewogene" Verteilung auf die Geschlechter festzustellen.

Bei insgesamt deutlich unterschiedlichen Prävalenzniveaus zwischen den USA und Finnland ist am Rande wenigstens eine verhältnismäßige Entsprechung im Bereich des Militärs zu verzeichnen: Die Prävalenz schlechten Schlafs liegt bei jungen Marineakademiestudenten bzw. Rekruten jeweils um etwa die Hälfte unter der Prävalenz von Stichproben aus vergleichsweise älteren Erwachsenen, die beide Geschlechter repräsentieren.

Während sich auch im Prävalenzunterschied der Gesamt- und der Teilstichprobe von Erwachsenen in San Marino eine Prävalenzzunahme mit fortschreitendem Lebensalter klar andeutet, bietet eine grobe Sichtweise der Zusammensetzung der Stichproben aus bestimmten Altersgruppen aufs erste keine ausreichende Erklärung für die nahezu gleichen Prävalenzen bei jugendlichen und erwachsenen Städtern in Florida im Vergleich zu Mailänder Krankenhauspatienten mit einem Altersdurchschnitt von über 50 Jahren. Bei der High-School-Stichprobe fiel die Häufigkeit der Bewertung „schlechter Schlaf" anhand einzelner Symptome wiederum höher aus als die der globalen Selbsteinschätzung „schlechter Schlaf" bei den Marineakademiestudenten (12,6 vs. 10,6%). Liegt dies an den Schülerinnen, die zu ca. 50% mehr Schlafstörungen nannten als ihre Mitschüler?

In allen Stichproben, die mehrere Altersklassen enthalten, zeichnet sich bei Frauen und Männern ein genereller Trend der *Zunahme schlechten*

443 Nichtsdestoweniger deutet sich in dem von Kripke et al., a.a.O., S. 106 diskutierten „Widerspruch" zwischen einer doppelten Häufigkeit von subjektiv empfundenen Schlafbeschwerden bei ähnlicher Schlafdauer (vgl. auch Abb. II, S. 43 in dieser Arbeit) ein ein bislang kaum aufgeklärtes geschlechtsspezifisches „Antwortverhalten" an, das mit den unter A.I.2, S. 45ff., erörterten Hinweisen auf ein etwas (!) größeres Schlafbedürfnis bei Frauen kaum hinreichend zu erklären ist.

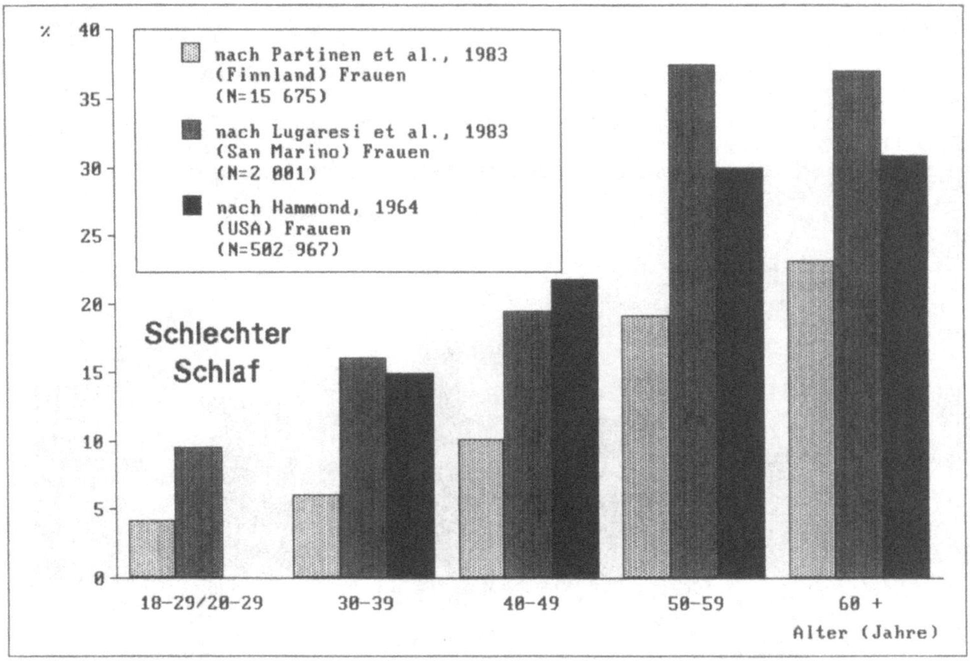

Abb. XIII.1

Schlafs mit fortschreitendem Lebensalter ab.[444] Dies ist in der Tat keine neue Erkenntnis; Abb. XIII.1/2 sind allerdings zwei Konsistenzen zu entnehmen, die in der – meist nicht eingehender quervergleichenden – Literatur kaum Beachtung fanden: Zum einen ist die Altersabhängigkeit bei Frauen stärker ausgeprägt (die Zunahme ist wesentlich steiler); zum anderen zeigen sich bei Frauen größere Prävalenzunterschiede – in allen Altersklassen – zwischen den Studien.

An dem maximalen (Gesamt-)Prävalenzunterschied – bei in etwa vergleichbarer Art der Fragestellung und Antwortvorgabe – von ca. 10% zwischen den Erwachsenenstichproben aus San Marino und Finnland könnten mindestens vier Faktoren beteiligt sein: a) unterschiedliche Altersaufbauten der Stichproben, b) eine Interaktion der Geschlechtsabhängigkeit schlechten Schlafs mit den Altersstrukturen; c) der Umstand, daß in San Marino Interviews, in Finnland eine postalische Befragung durchgeführt wurden sowie d) semantische Feinunterschiede in den Fragen und Antwortvorgaben („ziemlich schlechter oder schlechter

444 Vgl. Karacan et al., a.a.O., Abb. 1, S. 241; Smirne et al., a.a.O., Abb. 2, S. 65.

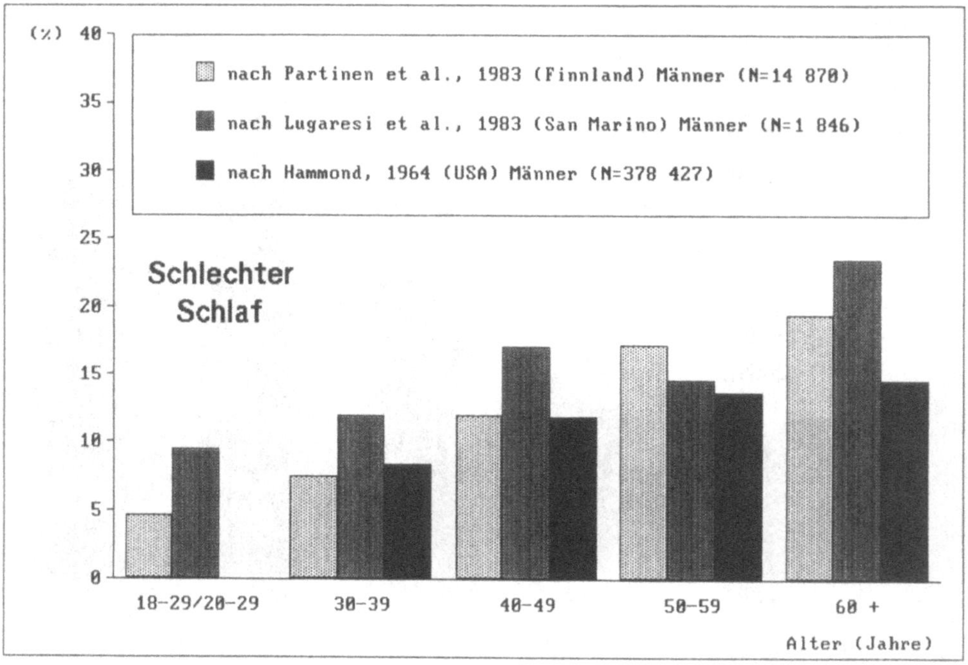

Abb. XIII.2

Schlaf" vs. „immer oder fast immer" schlechter Schlaf *ohne Schlaftabletten*).

Die Stichproben aus San Marino und Finnland zeigen gleichermaßen eine ausgeprägte Alters- und Geschlechtsverteilung der Prävalenz schlechten Schlafs. Vom jungen Erwachsenen- bis zum Rentenalter wurde jeweils in etwa eine Verfünffachung der Prävalenz registriert:

San Marino:	20-29 J.:	ca. 5%;	60 J.u.älter:	ca. 25%[445];
Finnland:	18-29 J.:	ca. 4%	"	ca. 22%[446].

Die „Sekundärstudien" variieren in diesem[447] Punkt zwischen Verdoppelung und Vervierfachung.[448]

Während in beiden Republiken bei Männern bis zum fünften Lebensjahrzehnt eine etwas höhere Prävalenz zu verzeichnen war, kehrt sich dieses Verhältnis gegen Beginn des Klimakteriums drastisch um, so daß letzt-

446 Geschätzt nach Lugaresi et al., a.a.O., Abb. 4, S. 6.
447 Vgl. Partinen et al., a.a.O., Tab. 4, S. 31.
448 Vgl. Fußn. 444.

lich im Durchschnitt der Altersgruppen eine insgesamt höhere Prävalenz bei Frauen vorliegt (23% w vs. 15% m in San Marino und 9.1% w vs. 8.9% m in Finnland). Die Stichprobe aus dem urbanen Florida weist eine sehr ähnliche Tendenz auf. In der Mailänder Klinik-Untersuchung und der nationalen USA-Studie zur präventiven Onkologie war die Prävalenz bei Frauen in allen Altersgruppen höher; die vorgenannte Umbruchsphase war in diesen Studien jedoch durch einen besonders steilen Anstieg beim weiblichen Teil der Stichproben gekennzeichnet.[449]

Dieser hervorstechende Prävalenzanstieg bei Frauen im Klimakterium nahm sich in den beiden „Primärstudien" (bei unterschiedlichem Ausgangsniveau) als Verdoppelung aus[450]:

San Marino	40-44 J.:	20%;	50-54 J.:	40%;
Finnland	40-49 J.:	10%;	50-59 J.:	19%.

Lugaresi et al. kommentieren diesen steilen Anstieg der Prävalenz mit dem Hinweis auf die biologischen Aspekte des Klimakteriums sowie die ihres Erachtens zumindest in Italien einschneidende emotionalen Krise (insbesondere) der (Haus-)Frauen durch den Verlust von Gefühlen und Interessen seitens der Männer und die Lockerung der Bindungen zu den das Haus verlassenden Kindern.[451] Diese Krise scheint jedoch in Finnland mit zumindest gleichem prozentualen Anstieg kaum milder auszufallen. Aus Holland wurde ein mit San Marino nahezu identisches Bild berichtet.[452]

Während nach der San Marino-Studie die Prävalenz bei Männern zwischen dem vierzigsten und sechzigsten Lebensjahr zunächst stabil bei 20% bleibt, zeigt sich gegen Beginn des Rentenalters ein nicht ganz so steiler, aber durchaus markanter Anstieg auf ein Maximum von 30%. Nach einem leichten Rückgang im Alter zwischen 55 und 64 Jahren steigt die Prävalenz bei Frauen jedoch – zu Beginn des Rentenalters – erneut an.[453] Dies könnte, nach einer ersten Phase einer relativen Bewältigung der „Wechseljahre" und der Problematik des „leeren Nests" bei den Frauen, den Beginn von neuen Schwierigkeiten im Zusammenleben mit

---

449 Vgl. die Angaben in Fußn. 446 u. 447 der Vorseite, Hammond, a.a.O., S. 16f., und Abb. XIII.

450 Vgl. Lugaresi et al, a.a.0., S. 5 u. Partinen et al., a.a.O., S. 31.

451 Vgl. a.a.O., S. 11.

452 Vgl. hierzu Jaszmann et al., 1969, S. 271, die einen Anstieg von 20% „insomnia" in einer prämenopausalen Gruppe (mit einem Durchschnittsalter von 45,3 J.; $N = 999$) auf ca. 40% zwei bis fünf Jahre nach der Menopause (ca. 51-55 J.; $n = 453$) berichten. (In der Abb. 4, auf die in der Publikation dabei verwiesen wird, sind entweder die Legenden für Kurzatmigkeit und Schlafstörungen vertauscht – oder die Argumentation fällt in sich zusammen.)

453 Vgl. Lugaresi et al., a.a.O., S. 6: Abb. 4, mit Fünf-Jahres-Klassen.

den Männern widerspiegeln, die jetzt den Verlust ihrer in vielen Fällen zentralen beruflichen Identifikation als persönliche Krise erleben.[454] Im übrigen nimmt in diesen Lebensjahren freilich auch der Anteil verwitweter Frauen deutlich zu.[455] Der gemeinsame, leicht rückläufige Trend bei Frauen und Männern über siebzig ist zu schwach ausgeprägt und im Vergleich mit der Studien zu inkonsistent[456], um wenigstens plausible Vermutungen über einen alterspezifischen Antwortbias oder eine besonders gute gesundheitliche Konstitution der „Überlebenden" begründen zu können. Auf einen hohen Erklärungsanteil psychosozialer Probleme für die „(lebens-)phasenverzögerten" abrupten Prävalenzzunahmen bei Frauen und Männern[457] an geschlechtsspezifisch kritischen Passagen des Lebenslaufs deutet nicht zuletzt auch eine ähnlich versetzte Altersverteilung von Suizidraten hin – die für Männer insgesamt höher liegen.[458]

Insgesamt betrachtet, müßte nun ein großer Stichprobenanteil von Erwachsenen jenseits der Lebensmitte einen doppelten Einfluß auf die Prävalenz „in der Bevölkerung" haben: Der generelle Alterstrend dürfte in Interaktion mit dem besonders steilen Prävalenzanstieg bei Frauen in den Wechseljahren das Prävalenzmittel über alle Altersgruppen erheblich in die Höhe treiben, wenn eine – in bezug auf Geschlechtsanteile meist „ausgewogene" – Stichprobe wesentlich mehr Erwachsene jenseits der Lebenmitte erfaßt als die einer Vergleichsstudie. In der nachstehenden Tabelle wurden die wegen unterschiedlicher Altersklassenbildung prima facie nicht vergleichbaren Tabellen aus den Publikationen dieser Studien standardisiert und in Beziehung zur Altersverteilung der Gesamtbevölkerung der Bundesrepublik Deutschland gesetzt:

454 Vgl. hierzu z. B. Butler und Lewis, 1977, S. 37.
455 Vgl. A.a.O., S. 101.
456 Vgl. Fußn. 453 und Fußn. 339 auf S. 157.
457 Auf eine frühere deutliche Veränderung des Schlafs bei Frauen haben als erste McGhie und Russel, 1962, vgl. inbes. S. 635, hingewiesen.
458 Vgl. Butler und Lewis, a.a.O., S. 68.

Alter(J.)	18-29	30-39	40-49	50-59	60+	%18-60+	N18-60+
San Marino*	20*	18	21	21	20	100**	3 850
"	46§	12	14	15	14	100§§	5 713
Finnland**	44	23	16	10	7	100	31 140
BRD (+BlnW)***	22	18	17	15	28	100	42 866 900

*20-29 J.; ** 20-94J.; §3-29 J.; §§3-94J.

*Errechnet nach den Angaben bei Lugaresi et al., a.a.O., S.2.

**Errechnet nach den Angaben bei Partinen et al., a.a.O., S.31.

***Vgl. Siara, 1976, S. XXXV.

Während die Altersverteilungen in der Republik San Marino und der Bundesrepublik Deutschland mit 62 bzw. 60% an Personen, die 40 Jahre und älter sind, in etwa übereinstimmen, sind nur 33% der finnischen Zwillingskohorte 40 Jahre und älter. Würden Kinder und Jugendliche mit einbezogen, läge die Prävalenz schlechten Schlafs in San Marino mit 13% wesentlich näher bei den Ergebnissen der finnischen Untersuchung (9%), deren Prävalenzergebnis selbst das bei Jugendlichen und jungen Männern in San Diego unterschreitet (11 bzw. 12%).

Eine in Bezug auf den Altersaufbau repräsentative Stichprobe aus Finnland kann noch über Jahre hinaus aber kaum wesentlich anders strukturiert sein, nachdem dort lange Zeit ein am internationalen Maßstab gemessen außergewöhnlich großer Geburtenüberschuß zu verzeichnen war.

Unter der Voraussetzung, daß als Minimum jeweils ca. 300 Personen einer Altersgruppe ausreichen, um eine verläßliche Prävalenzschätzung ansetzen zu können, rücken die Ergebnisse der Studien aus San Marino und Finnland etwas näher zusammen: Hätten die verschiedenen Altersgruppen der finnischen Zwillingskohorte dieselben Stichprobenanteile wie (die der Erwachsenen) in San Marino, ergäbe sich ein Prävalenzdurchschnitt von 12,6%! – Im umgekehrten Fall, d. h., wenn auch in San Marino 67% der Erwachsenen zwischen 20 und 39 Jahre alt wären, läge das Prävalenzmittel bei ca. 15,6%. Damit wäre wiederum die Nähe der Prävalenz schlechten Schlafs von 19,1% in San Marino zu den 20,6% „slight" bis „severe insomnia" in der nationalen USA-Stichprobe aufgehoben, die damit zusammenhängen könnte, daß beide Stichproben einen größeren Anteil von Personen, nämlich 62 und 92% enthalten, die (zum Zeitpunkt der Befragungen) 40 Jahre und älter waren. Würden den Altersklassen der „überalterten" USA-Stichprobe andrerseits die jeweiligen Prävalenzen für schlechten Schlaf aus Finnland und San Marino unterstellt, stiege die für „light“ bis „severe insomnia“ gefundene Prävalenz von 20,6% entweder auf 24,5% an bzw. fiele auf 16% ab. Würden weiterhin der Finnland-Stichprobe mit deren eigener Altersverteilung die jeweiligen Altersklassen-Prävalenzen aus San Marino zugemutet, ergäbe sich mit 15,6% eine noch höhere Prävalenz gegenüber den ursprünglichen 8,9% und den 12,6% nach der Unterstellung der Altersstruktur aus der Vergleichsstudie.

Vergessen wir im übrigen nicht, daß sich bei den jeweils männlichen Teilstichproben die nicht weiter nach Altersaufbauten strukturierten Prävalenzunterschiede ohnehin „nur“ im Bereich zwischen ca. 10 (Finnland, Mailand, Florida: 8,9-10,9%) und 15% (Gesamt-USA: 13%; San Marino: 14,7%) bewegen. Der maximale Prävalenzunterschied zwischen 8,9 und 19,1% aus den Befragungen erwachsener Frauen und Männern in Finnland und San Marino erscheint also zu einem großen Teil durch die Interaktion der unterschiedlichen Altersstrukturen der Stichproben mit der besonders in der zweiten Lebenshälte höheren Prävalenz bei Frauen aufgeklärt.

Es bleibt die Möglichkeit, daß in Finnland tatsächlich besser geschlafen wird als San Marino, zumal die Antwortmöglichkeiten „immer oder fast immer schlechter Schlaf“ in San Marino eher einschränkender formuliert waren als in Finnland („ziemlich schlechter und schlechter Schlaf“). Leider entzieht sich der Einfluß der Fragespezifikation „ohne Schlaftabletten“ auf das Antwortverhalten mangels anderer Beispiele in der Literatur einem Vergleich. Selbst die Prävalenz von 20,6% in den USA für „Schlaflosigkeit“ unter Einschluß der Häufigkeitskategorie „selten“ würde durch Unterstellung der Altersklassenprävalenzen aus San Marino noch erhöht, obwohl die USA-Stichprobe (mit 92 gegenüber 62%) einen beträchtlich größeren Anteil von Befragten über 40 Jahren aufweist.

Illustrieren wir den Einfluß der Faktoren „Alter und Geschlecht“ auf die Prävalenz schlechten Schlafs nochmals mit einem „Rechenexempel“ in Form einer Mittelung von Ergebnissen aus den in diesem Abschnitt erörterten Studien:

Häufigkeit von Schlafstörungen in %

Altersklasse:	50-59 J.		60-69 J.	
Studie/Geschlecht:	w	m	w	m
San Marino	ca. 37	ca. 13	ca. 37	ca. 20
Finnland	19,1	17,1	23,2	19,4
Florida	16,8	16	22,6	18,3
Mailand	ca. 12	ca. 12	ca. 22,5	ca. 15
USA	ca. 30	13,6	31,2	13,7
Durchschnitt	23	14,3	27,3	17,3
	18,7		22,3	

Eine noch weiterreichendere Aufklärung der Prävalenzunterschiede allein über die Altersinhomogenität der Stichproben und die Alter-Geschlecht-Interaktion wäre schließlich fast etwas fragwürdig erschienen. Eine nähere Klärung der Einflüsse von Frageformulierungen und Antwortalternativen scheitert bei der globalen Selbstbeurteilung der Schlafqualität an der zu geringen Anzahl vergleichbarer Studien. In einem Rückblick auf Abb. XIII bliebe in bezug auf den Einfluß semantischer Unterschiede in den Fragen und Antwortkategorien in jedem Falle ungeklärt, warum die Prävalenzen bei Männern – in deutlichem Gegensatz zu denen der Frauen – trotz solcher Unterschiede sehr ähnlich sind.

Der Sekundärstudie aus dem primär urbanen Florida ist zu entnehmen, daß die Fragen „Wie oft haben Sie Schlafprobleme?“ und „Haben Sie Einschlaf- und Durchschlafprobleme?“ zu nahezu identischen Ergebnissen führten: Für die Antworten „oft oder immer“ waren 13,4 „vs.“ 13,8% zu verzeichnen.[459] Wonach sollen die Befragten sonst ihre Schlafqualität beurteilen, ist man geneigt, rhetorisch zu fragen; und führt nicht eben dies dann zumindest zu „leichter Schlaflosigkeit“? – Ohne ein solche direkte Vergleichsmöglichkeit wäre etwas mehr Zurückhaltung bei der Einschätzung geboten, daß semantische „Feinheiten“ kaum einen großen Einfluß auf die Beantwortung von Fragen nach der Schlafzufriedenheit haben: Die Antworten scheinen eher vorher schon festzustehen und nur auf eine halbswegs passende Formulierungsschablone zu „warten“.

In den so ungleichen Republiken Finnland und San Marino könnten sich noch eine Reihe anderer Unterschiede in solchen der Prävalenz schlechten Schlafs niederschlagen: Denken wir nur an die unterschiedlichen Klimata und mediterrane Mittagsschlafkulturen. Partinen et al. geben für ihre Studie eine mittlere Schlafdauer von 7,9 Std. an.[460] Nach Luga-

459 Vgl. Karacan et al., 1976, S. 250.
460 Vgl. dies., a.a.O., S. 30.

resi u.a.reduziert sich die Schlafdauer in San Marino im Alter zwischen 20 und 74 Jahren relativ kontiniuierlich von etwa 8 auf 7 Std.[461] Demnach müßte die mittlere Schlafdauer in San Marino unter dem finnischen Niveau liegen. Daran dürften erneut die unterschiedlichen Altersstrukturen der Stichproben mit ausschlaggebend sein[462]; des weiteren könnten sich darin auch die zwischen Skandinavien und Südeuropa höchst unterschiedlichen Mittagsschlafgewohnheiten[463] niedergeschlagen haben. Ein Rückblick auf die experimentellen Befunde zum Einfluß von Raumtemperaturen auf den Schlaf[464] würde jedoch nicht die Vermutungen unterstützen, daß gewohnte – und durch materielle Schlafkultur moderierte – Umgebungstemperaturen hierbei eine tragende Rolle spielen könnten. Zumal sich unter den schlechten Schläfer in San Marino deutlich mehr regelmäßige Mittagschläfer befinden als den mit gutem Schlaf Privilegierten (17,5 vs. 8,8)[465], wäre auch ein umgekehrte Zusammenhang in Betracht zu ziehen, nämlich eine Minderung der Schlafkontinuität durch die relative Verbreitung des Mittagsschlafs.

Nun wurde aus Finnland auch schon ein altersgruppenspezifisch längerer Schlaf berichtet: Finnische Rekruten schliefen etwas länger als „zivile“ junge Männer in England und den USA. Partinen und Putkonen verfolgten damals die Idee, daß dies an einem weniger urbanen Lebensstil in ihrer Republik liegen könnte: Sie fanden indes keine Unterschiede zwischen (ehemaligen) Studenten, Angestellten, Arbeitern und Bauern.[466] Im übrigen ist San Marino auch keineswegs repräsentativ für einen in hohem Maße urbanen Lebensstil: Die Hälfte seiner Bewohner leben zumindest in weiterem Sinne auf dem Lande.[467]

Die Tatsache, daß in San Marino interviewt, in Finnland hingegen postalisch befragt wurde, kann ohne weiteres auch kaum von entscheidendem Einfluß gewesen sein; auch in den USA wurde „Schlaflosigkeit“ persönlich erfragt. Lassen wir weiterhin außer acht, daß in San Marino ein(!) Interviewer, wenn auch in immerhin drei Jahren, 5713 Personen befragt hat. Überprüfen wir jetzt die Konsistenz im Bereich der jeweiligen internen Verteilung der Schlafstörungen auf ähnlich definierte Risikogruppen unter den beiden Stichproben.

Nach den *Ursachen für ihre Schlafprobleme* gefragt, nannten in der San Marino-Studie „schlechte“ und „gute“ Schläfer gleichermaßen an erster

461 Vgl. Lugaresi et al., a.a.O., S. 10.
462 Vgl. hierzu unter A.IV.2.
463 Vgl. unter A.IV.1, S. 40f.
464 Vgl. S. 82-84 in dieser Arbeit.
465 Vgl. Lugaresi et al., a.a.O., S. 7.
466 Vgl. Partinen und Putkonen, 1981, insbes. S. 384.
467 Vgl. hierzu auch Lugaresi et al., a.a.O., S. 2.

Stelle „Sorgen" und danach „Schmerzen". Die dritthäufigste Nennung war bei den schlechten Schläfern „Probleme mit dem Atmen" und bei den guten Schläfern „Verkehrslärm und sonstige Lärmbelästigungen".[468] Nach der Alltagserfahrung der Mehrheit aller Befragten beeinträchtigen vor allem Sorgen den Schlaf. Haben nun „schlechte" Schläfer mehr Sorgen – oder machen sie sich zumindest mehr Sorgen bei vergleichbarer Problemlage? – 61% der „schlechten" gegenüber 37% der „guten" Schläfer gaben an, daß sie irgend etwas in ihrer Familie oder an ihrem Arbeitsplatz bedrückte.[469] Im einzelnen wurden mehr Familien- als berufliche Probleme genannt, wobei sich Frauen konventionellerweise mehr Sorgen um ihre Familie machten als Männer. Die Ergebnisse von Lugaresi et al. sind in der nachstehenden Tabelle zusammengefaßt[470]:

Schlafqualität:	schlecht		gut	
Sorgen	w	m	w	m
im Bereich: – Familie	52%	34%	31%	17%
– Arbeit	30%	34%	22%	19%

Der Familienstand allein zeigte keinen Einluß auf die Verteilung der Schlafqualität: Im weiblichen Teil der Stichprobe war die Prävalenz schlechten Schlafs bei Hausfrauen (22%), in Landwirtschaft und Industrie Beschäftigten (18%) und Selbständigen (18%) signifikant größer als bei Büroangestellten (4%). Hingegen war bei Männern keine berufsfeldbezogene Prävalenzverteilung zu erkennen.[471]

Eine multiple Regressionsanalyse ergab für die San Marino-Studie schließlich folgende Rangfolge von signifikanten Prädiktoren ($p < 0.01$) nach den jeweiligen Anteilen bei der Erklärung der Datenvarianz:

- Angst und niedergeschlagen-bedrückte Stimmung (10,5%);
- Alter (5%);
- Familien- (0,7%) und
- sexuelle Probleme (0,3%).[472]

Auch in der finnischen Zwillingstudie rangierten psychische Probleme bzw. zur psychischen Intensiverfahrung sozialer Probleme prädisponierende Persönlichkeitsmerkmale an erster Stelle der Korrelationen mit

468 Vgl. Lugaresi et al., a.a.O., S.7.

469 Vgl. a.a.O., S. 9.

470 Die Häufigkeitsunterschiede zwischen „guten" und „schlechten" Schläfern wurden ohne Spezifikation des verwendeten (Chi-Quadrat?-) Verfahrens als signifikant berichtet.

471 Vgl. a.a.O., S. 9.

472 Vgl. ebd.; das statistische Modell wurde nicht weiter spezifiziert.

der Schlafqualität. Indikatoren der sozialen Lage zeigen für sich genommen jedoch kaum geringere Zusammenhänge:

- „Labilität" (-.33) bei Männern und „Neurotizismus" (-.29) bei Frauen vor
- Einkommen (-.29 m vs. -.27 w),
- Streß im Alltag (-.24 m vs. -.20 w) sowie
- Häufigkeit zwischenzeitlicher Ar-beitslosigkeit (-.12) bei Männern,
- Bildungsniveau (.15) bei Frauen und
- Extraversion (.13) bei Männern.[473]

Über Interkorrelationen dieser Variablen ist leider nichts berichtet. Mehr als *maximal* 20% der Varianz dürften damit insgesamt jedoch auch nicht zu beschreiben sein.

De Graaf et al.[474] erfragten das Schlafverhalten von ca. 2300 Patienten einer Allgemeinpraxis (20 Jahre und älter) in einer holländischen Stadt mit ca. 16500 Einwohnern. Dabei kamen sie (mit einer Rücklaufquote von 81% bzw. 70% an verwertbaren Fragebögen) zu einem ähnlichen Ergebnis: Hier konnten mit den Faktoren Befindlichkeit/Stimmung, Alter und Medikamentengebrauch (der als „Rückschlußfaktor" in bezug auf Schmerzen und andere gesundheitliche Probleme interpretiert wurde) insgesamt 16% der Datenstreuung aufgeklärt werden.[475]

Resümee

Die Selbstbeurteilung der Schlafqualität in Richtung „ziemlich bis sehr schlechter Schlaf" korreliert in großen Feldstudien positiv mit der Präsenz emotionaler Probleme, dem Lebensalter und gesundheitlichen Beeinträchtigungen (soweit letztere mit der Häufigkeit von im einzelnen nicht spezifizierten Medikamenteneinnahmen zu erfassen sind). Dieses Ergebnis entspricht der gängigen Auffassung, daß Schlafstörungen bei psychisch-emotionalen Problemen, beunruhigenden und/oder

473 Vgl. Partinen et al., a.a.O., S. 32.

474 Vgl. dies., 1981; mit 39% erschien uns die Prävalenz „schlechten und sehr schlechten Schlafs" durch den verwendeten Schlaffragebogen zu überbewertet, um diese Studie in den Prävalenzteil der Diskussion miteinbeziehen zu können. Die Altersstruktur der Befragten war im übrigen ziemlich bevölkerungsrepräsentativ, wie den entsprechenden Angaben in der Veröffentlichung einer weiterführenden statistischen Analyse dieser Untersuchung durch Poelstra, 1984, S. 256, zu entnehmen ist.

475 Diese Angaben sind der Parallelpublikation von Poelstra, a.a.O., entnommen. Poelstras multiple Regressionsanalyse bewegt sich – methodenimmanent – auf einem hohen Niveau. Stimmungs-bzw. Befindlichkeitsbeeinträchtigungen wurden in dieser Studie im übrigen mit der (im deutschen Sprachraum wenig verwendeten) POMS-Skala (Profile of Mood States; vgl. McNair et al., 1981) evaluiert.

schmerzhaften Krankheiten sowie im höheren Lebensalter häufiger auftreten. Hingegen zeigen sich negative Korrelationen der selbstbeurteilten Schlafqualität mit dem Einkommen. Dies paßt nicht zu dem verbreiteten Vorurteil, daß in der oberen Hälfte der Mittelklasse eher mehr Schlafstörungen zu erwarten sind. Die genannten Korrelationen sind mit Stichprobengrößen von über tausend Personen ausnahmslos statistisch signifikant, aber sowohl im einzelnen als auch in der methodisch etwas kontrollierteren Form multipler Regressionskoeffizienten relativ niedrig.

Die (schlechte) Schlafqualität korreliert relativ unterschiedslos (um $r = 0.30$) mit den Subskalen (bzw. Persönlichkeitsdispositions-Konstrukten) „Labilität" und „Neurotizismus" nach einer Kurzform des Eysenckschen Persönlichkeitsinventars[476], mit den Stimmungsbeeinträchtigungen nach der POMS-Skala[477] (Subskalen: Niedergeschlagenheit, Müdigkeit, mangelde Tatkraft, Mißmut) sowie den psychometrisch nicht weiter spezifizierter Variablen „Angst und Depression" aus der Studie in San Marino. Dieser unspezifische Zusammenhang von Schlafstörungen mit Persönlichkeitsmerkmalen und (kausal ungeklärten) Beeinträchtigungen der psychischen Befindlichkeit läßt nur den Schluß zu, daß schlechter Schlaf und psychisch-emotionale Probleme oft *in Kombination* auftreten.[478] Aufgrund der kaum weniger ausgeprägten Zusammenhänge von Schlafstörungen mit finanziellen und gesundheitlichen Sorgen bleibt für im engeren Sinne psychogene Schlafstörungen nur ein deutlich kleinerer Erklärungsanteil, als gemeinhin angenommen wird.

Diese Feldstudienergebnisse sind gut mit der Auffassung vereinbar, daß im Bereich der Ätiologie bzw. Soziogenese schlechten Schlafs Vielfalt und Inhomogenität vorzufinden sind. Diesen Eindruck hinterließen auch Differentialdiagnosen kleinerer Stichproben auf der Basis von EEG-Aufzeichnungen und Persönlichkeitsprofilen.[479] So können wir wiederum Zorick et al.[480] zitieren:

> ... overgeneralization from the psychological profiles of some patients with insomnia may lead to the erroneous conclusion that all people with the complaint of insomnia are psycholocially distressed.

Zum strittigen Thema der *Prävalenz* schlechten Schlafs in der Bevölkerung fassen wir zusammen:

---

476 Einer Prallelpublikation von Partinen et al., 1982, S. 75, ist zu entnehmen, daß diese Skala in den Fragebogen integriert wurde.

477 Vgl. Fußn. 475.

478 Vgl. dazu auch Poelstras Frage: „Does poor sleep cause a bad mood or vice versa?" (a.a.O., ebd.).

479 Vgl. S. 61f.

480 Dies., 1981, S. 772.

- Bei in etwa gleichem Geschlechtsanteil steigt sie von ca. 10% in der dritten und vierten Lebensdekade auf ca. 20% im Alter von 60 Jahren und darüber.
- Dieser Alterstrend weist keine modellhaft lineare Form auf; vielmehr zeigen sich an geschlechtsspezifisch kritischen Phasen des Lebenslaufs (Klimakterium, Beginn des Rentenalters bei Männern) steile Prävalenzanstiege.
- Frauen beurteilen ihren Schlafs insgesamt schlechter.
- Die Prävalenzunterschiede zwischen den Studien sind bei den männlichen Teilstichproben deutlich geringer.
- Vom jungen bis zum hohen Erwachsenenalter verändert sich der Geschlechtsproporz w:m von rund 1:1 in Richtung auf ein Verhältnis von 3:2, so daß auch eine Interaktion zwischen Alter und Geschlecht als Einfluß auf die Prävalenz zu berücksichtigen ist.
- Prävalenunterschiede in der Literatur reduzieren sich erheblich, wenn diese Aspekte berücksichtigt werden.

2. Einzelsymptome und multiple Symptomatik

a. Einschlafschwierigkeiten

In *San Marino*[481] berichteten 56% der „schlechten Schläfer" – das sind knapp 8% aller und mindestens 11% der erwachsenen Befragten -, daß sie gewöhnlich länger als eine halbe Stunde wach im Bett liegen, bevor sie einschlafen können. Nur etwa jeder zehnte „schlechte Schläfer" kann bis auf weiteres zunächst innerhalb von weniger als zehn Minuten einschlafen. Selbst den „guten Schläfern" gelingt dies nur zur Hälfte (54%). Auch beim schlafgesunden Teil der Stichprobe erhöht sich die Prävalenz von Einschlafschwierigkeiten mit fortschreitendem Lebensalter: Während zwei von drei dieser Personen unter 35 Jahren noch völlig problemlos einschlafen können, erfreut sich dessen nur noch jeder Zweite, der 49 Jahre und älter ist.

Ein Alterstrend zeigt sich auch in der Gesamtbetrachtung der finnischen Zwillingskohorte.[482] Bei getrennter Analyse für „gute" und „schlechte" Schläfer fällt allerdings auf, daß die altersabhängige Zunahme der Ein-

481 Vgl. zu den im Text folgenden Angaben Lugaresi et al., a.a.O., S.3f. u. S.7; die wörtlich gestellte Frage sowie die vorgegebenen bzw. ausgewerteten Antwortalternativen wurden in dieser Publikation für den Fall der Einschlafstörungen nicht spezifiziert.

482 Vgl. zu den folgenden Angaben Partinen et al., 1983, S. 32f.; auf S. 30 heißt es dort: (The respondents) „... were also asked if they had difficulty in falling asleep"; Ja-Nein-Dichotomisierung?

schlafschwierigkeiten nur bei den „guten“ Schläfer zu beobachten ist. Hingegen zeigt sich bei den „schlechten“ Schläfern eine leicht rückläufige Tendenz – bis zu einem erneuten Anstieg im Rentenalter. Schlechte Schläfer nennen in *Finnland* zu 86,5% Einschlafschwierigkeiten, ohne daß, wie im Falle der „guten“ Schläfer, eine deutlich ausgeprägte Altersabhängigkeit zu erkennen ist. Etwas erstaunlich ist allerdings, daß insgesamt 15,9% der „guten“ Schläfer Einschlafprobleme angaben.

Sollten sich angesichts der nach den Standardisierungsbemühungen im letzten Abschnitt immer noch auffällig geringen Prävalenz schlechten Schlafs in Finnland die Schlafstörungen dort hinter einer hohen Anzahl von Einschlafschwierigkeiten verbergen? – Es kann sich kaum in erster Linie um ein spezifisches Zwillingsproblem handeln, wenn in Finnland 22,5% (23,5% w vs. 21,5% m) Einschlafschwierigkeiten nennen – mehr als sich aus allen im folgenden berichteten Studien ergab. Darauf kommen wir noch zurück.

Bei einer repräsentativen Befragung der erwachsenen Bevölkerung von *Houston / Texas*[483] antworteten insgesamt 9% von 2347 Personen mit „oft“ oder „immer“ auf die im Rahmen einer allgemeinen Gesundheitssurvey gestellten Frage, ob sie Einschlafschwierigkeiten hätten. Dabei überwog die Prävalenz bei Frauen mit 11 vs. 6%. Ein Prävalenzanstieg mit zunehmendem Lebensalter war, wie aus Abb. XIV zu ersehen ist, nur bei Männern und auch hier nur mit Einschränkung vorhanden. Frauen im Alter zwischen 18 und 24 Jahren nannten sogar mehr Einschlafprobleme als die Generationen ihrer Mütter und Großmütter.

In bezug auf dieses auffällige Phänomen wagten die Autoren in bezug auf „the sudden escalation of the women's rights movement“ die Interpretation, daß sich junge Frauen in einem besonderen inneren Konflikt befänden, wenn sie heutzutage in diesem Alter grundlegende Entscheidungen für ihr weiteres Leben treffen müßten.[484] In diesem Zusammenhang verweisen sie auf den Spontaneinfluß von seiten einer „sozialen Bewegung“, die sich auch in einer früheren Erhebung niedergeschlagen hatte, nämlich die überraschend große Zahl von Einschlafschwierigkeiten bei jungen Männern zur Zeit des Vietnam-Kriegs.[485] Es ist in der Tat

483 Vgl. Karacan et al., 1983; die Gesamtprävalenzen wurden aus den Angaben a.a.O., S.40 u. 43, ermittelt; vgl. zur Repräsentativität dieser Stichprobe S.38 u. 40; der Fragebogen enthielt 214 Items, die in bezug auf gesundheitsrelevante Einstellungen und Verhaltensweisen relativ allgemein gefaßt waren: Primärziel dieser Untersuchung war eine Exploration risikoreicher Einstellungen und Verhaltensweisen in bezug auf Herz-Kreislauf-Krankheiten (vgl. a.a.O., S.39).

484 Vgl. a.a.O., S. 58.

485 Vgl. a.a.O., S. 58 über Karacan et al., 1976b (hier mitunter „Florida-Studie“ genannt): Aus den 1969-1970 erhobenen Daten ergab sich, daß damals 9,5%

kaum von der Hand zu weisen, daß die mit diesem und anderen Kriegen verbundenen „uncertainties“, wie neutral zu formulieren versucht wurde, wesentlich zu dem damals beobachtbaren „spontanen“ Prävalenzanstieg beigetragen haben könnten.

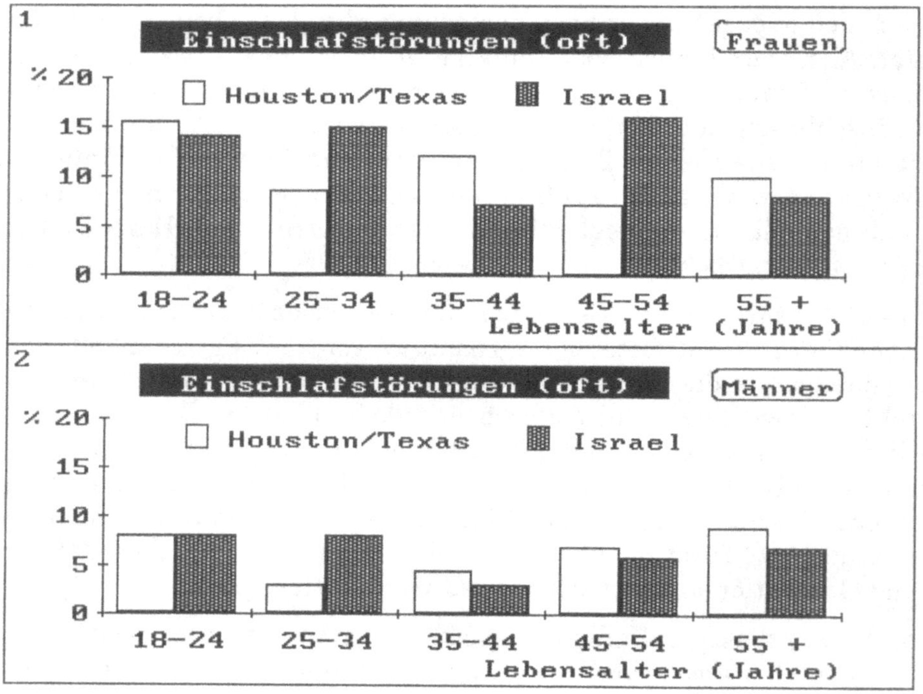

Abb. XIV: Prävalenz von Einschlafstörungen, die oft oder immer auftreten, nach Karacan et al., 1983, S. 44, und Lavie, 1981, S. 152 (Studien ohne Globalbeurteilungen des Schlafs).

der Männer, aber nur 2,6% der Frauen zwischen 18 und 19 Jahren oft oder immer Schlafprobleme hatten (S. 250). Interessant ist in diesem Zusammenhang nicht zuletzt, daß Alben den Schlaf dieser jungen Männer stärker bedrängten als den irgendeiner anderen Alters- und Geschlechtsgruppe: mit 4,8% wurden doppelt so viel (ständige!) Alpträume genannt wie im Gesamtdurchschnitt (2,4%) derselben Befragung (S. 251). Annähernd so bedrängt fühlten sich im Schlaf lediglich Frauen (Mütter?) in den Altersdekaden zwischen 30 und 49 (4,2 bzw. 4,3%); nach einer gewissen „Beruhigung“ bei beiden Geschlechtern der folgenden Altersdekaden (max. 2,8%) waren Alpträume bei Frauen und Männern wieder relativ häufiger (3,5 bzw. 4%), wenn das Leben im Alter von über siebezig Jahren dem Tode aus anderen Gründen näher gerückt war.

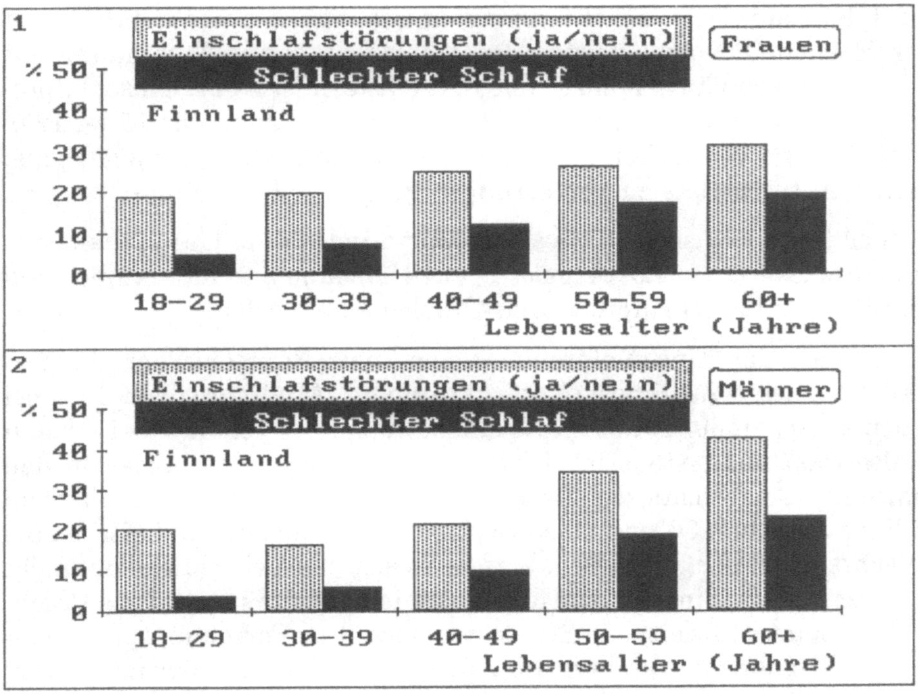

Abb. XV: Prävalenz von Einschlafstörungen mit Ja-Nein-Dichotomisierung im Verhältnis zur Globalbeurteilung des Schlafs als „ziemlich schlecht bzw. schlecht" nach Partinen et al., 1983, S. 31 u. S. 33 (eine Standardisierung der Altersklassen mit Abb. XIV ist mit den Angaben in den Publikationen nicht möglich).

Auf „nur" 7,5% Einschlafstörungen kam Lavie[486] in einer Befragung von 1502 Industriearbeitern in *Israel*. Diesem Ergebnis liegen dieselben Antwortalternativen wie in der Houston-Studie zugrunde (oft und/oder immer). Bei diesem Vergleich ist auf beiden Seiten in hohem Maße ein „Wüstenklima" als durchschnittliche Umgebungstemperatur im weiteren Sinne gegeben. Unter den Industriearbeitern in Israel waren aber nur 16% Frauen. Zumal die Prävalenz in beiden Stichproben bei Frauen jeweils höher war und sich geschlechtsspezifisch nur noch geringe Unterschiede zeigen (Houston: 11,2% w vs. 6% m; Israel: 12,1% w vs. 6,6% m), neigen wir dazu, die verbleibende bescheidene Differenz von 1,5% in der geschlechtsübergreifenden Prävalenz mit Hinweis auf einen Einfluß der jeweiligen Geschlechtsanteile als noch weitestgehend „künstlich" zu erachten.

486 Vgl. ders., 1981, insbes. S. 148 u. 151 (Sample ohne Schichtarbeiter).

Eine Telefonsurvey in der *Küstenregion von San Franzisko* führte mit einer Ja-Nein-Dichotomisierung der Antortvorgaben in Verbindung mit der Frage „Do you have a hard time to fall asleep?“ zu 14% Einschlafproblemen.[487] Wiederum überwog die Prävalenz bei Frauen mit 15 vs. 12%. Einschränkend vermerken die Autoren jedoch selbst, daß ein jugendspezifischer Antwort-Bias zu Verzerrungen geführt haben könnte.[488]

Zu einer fast identischen Prävalenz führte indes eine Gesundheitssurvey im *Stadtkern von Los Angeles*[489] (14,4%), ohne daß hier Kinder und Jugendliche in der Stichprobe Bias-Probleme aufwerfen.

Die im Falle der Einschlafprobleme maximale Prävalenz der „kinderlosen“ finnischen Zwillingskohorte mit einem „Minimum“ von 17% bei Frauen zwischen 30 und 39 sowie einem Maximum von 43% bei Frauen im Alter von mindestens 60 Jahren stellt freilich alles übrige in den Schatten.[490] Angesichts der Tatsache, daß sich nur 4% der weiblichen Zwillinge zwischen 30 und 39 sowie 23% der 60jährigen und älteren als „schlechte“ Schläfer einstuften, könnte es sich hierbei schlicht um nicht allzu gravierende Einschlafstörungen handeln. Dafür spräche das Ergebnis einer neueren finnischen Studie aus derselben Forschungsgruppe an 7344 städtischen Angestellten im Alter von 45 bis 57 Jahren.[491] „Nur“ 12% der Befragten (12,2% w vs. 12,1% m) gaben an, „ziemlich oder sehr große“ Einschlafschwierigkeiten zu haben, obwohl bei dieser Altersgruppe und dem mit 3467 vs. 2801 größeren Frauenanteil der Stichprobe wesentliche Bedingungen für eine überdurchschnittliche Prävalenz gegeben waren. In die gleiche Richtung weist das Ergebnis einer schwedischen Befragung, die Altersgruppen zwischen 45 und 64 Jahren umfaßte: Auch hier fanden Hetta et al.[492] nicht mehr als 9,1% vs. 5,2% Frauen und Männer (N = 1880), die auf einer Fünf-Punkte-Skala zwischen „niemals und sehr oft“ die beiden obersten Häufigkeitskategorien ankreuzten.

Einschlafprobleme sind also in Skandinavien, San Franzisko und Los Angeles kaum häufiger als in Texas und Israel. An allen Orten berichteten Frauen dieses Symptom insgesamt häufiger. Unterschiede der ge-

487 Welstein et al., 1983; n = 6340; 15% Antwortverweigerungen; unsystematische Zufallsauswahl von Personen ab 6 Jahren bis zu 103 Jahren.

488 Vgl. a.a.O., S. 83; Abb. 2, ebd., zeigt, daß es sich bei dieser Formulierung um einen Euphemismus handelt: es scheint vielmehr unsinnig zu sein, Kinder am Telefon nach Schlafstörungen zu befragen.

489 Bixler et al., 1979, S. 1259; N = 1006, „unauffällige“ Altersstruktur mit etwas starkem Frauenüberhang, vgl. a.a.O., S. 1257.

490 Vgl. die Angaben bei Partinen et al., 1983, S. 33.

491 Partinen et al., 1985, S. 42-44; postalisch, Rücklauf 85,3%.

492 Vgl. dies., 1985, S.373-76; postalisch, Rücklauf 70,5%.

schlechtsabhängigen und -übergreifenden Prävalenz finden sich konsistent im Zusammenhang mit Ja-Nein-Dichotomisierungen versus Antwortkategorien wie „immer, sehr oft, oft und ziemlich oft". „Ja" scheint auch „manchmal" oder „gelegentlich" zu beinhalten.

Weiterhin zeigen sich bei den *Einschlafschwierigkeiten, die oft und immer auftreten*, zwar mitunter „altersabhängige" Spontanhäufungen, aber *kein Alterstrend in Form einer annähernd linearen Häufigkeitszunahme mit fortschreitendem Lebensalter* (Abb. XIV).[493] Hingegen ist in Abb. XV.1/2 eine Parallelität der Altersverteilung von schlechtem Schlaf und Einschlafstörungen in Finnland evident. Auch in Los Angeles bejahten Frauen, die älter als 50 Jahre waren, die Frage nach diesem Symptom häufiger als alle anderen Alters- und Geschlechtsgruppen.[494] Schon McGhie und Russell[495] hatten auf ältere Frauen als Ausnahme von der ansonsten kaum zu unterlegenden Regel einer Altersabhängigkeit von Einschlafstörungen verwiesen.

Insofern, als die erwachsenen finnischen Zwillinge nicht nur etwa doppelt so viel Einschlafprobleme wie schlechten Schlaf berichteten, sondern auch deutlich mehr Einschlafstörungen, als mit unterschiedlichen Frageformulierungen und Antwortvorgaben anderswo – sowie in einer weiteren finnischen Untersuchung – erhoben wurden, bleibt schließlich der Verdacht, daß hier eine wechselseitige Abhängigkeit zwischen einer Häufung von auf Einschlafstörungen lautenden Antworten und einer befragungsmethodisch beeinflußten minimalen Prävalenz schlechten Schlafs vorliegt.

Zum *Zusammenhang zwischen Schweregrad und Prävalenz von Einschlafstörungen* ist wiederum der Houston-Studie zu entnehmen, daß sich die Prävalenz unter Einbeziehung der Kategorie „manchmal" von 9 auf 32% mehr als verdreifacht.[496] Zu Beginn dieses Abschnitts wurde

493 Vgl. – neben Abb. XIV.1/2 – Karacan et al., 1983, S. 56, äußern sich darüber überrascht: „Surprisingly, difficulty initiating sleep did not appear to be age related ... "; Lavie, a.a.O., S. 151f. berichtet nur andere Alterstrends; ein Rückblick auf die Einschlafzeiten in Abb. V.1 auf S. 55 dieser Arbeit nach Daten, die Tune, 1969 – ausschließlich an guten Schläfern – erhob, läßt ebenfalls einen Alterstrend vermissen, desgleichen die EEG-Normdaten von Williams et al., 1974, S. 73 (an diesem Bild ändert sich im übrigen nichts, wenn, wie inzwischen meist üblich, die Latenz zum ersten Stadium 2 berücksichtigt wird).

494 Vgl. Bixler et al., a.a.O., ebd.; die genannte Signifikanz wurde im übrigen dadurch „herausgequetscht", daß auch Einschlafstörungen aus der Vergangenheit hinzugezählt wurden; die o.g. 14,4% beziehen sich auf gegenwärtige Probleme.

495 Vgl. dies., 1962, S. 646; bei dieser Studie in Dundee und Glasgow ($N = 2446$) wurden nur Einschlafverzögerungen von 1,5 Std. und mehr berücksichtigt.

496 Vgl. Karacan et al., 1983, S. 43; Gesamtprävalenzen errechnet nach den Angaben in Tab. 1, a.a.O., S. 40.

schon erwähnt, daß nur knapp die Hälfte der „guten" Schläfer überhaupt keine bzw. so gut wie nie „erwähnenswerte" Einschlafprobleme haben. Bei der Befragung im primär urbanen Florida wurde zwar die Frage nach Einschlafschwierigkeiten mit der nach der Schlafkontinuität verknüpft, so daß der Vergleich mit den dort für die Kategorie „oft" erhobenen 13,8% etwas problematisch ist: Die Differenz zu den 30,8% jener Befragten, die „manchmal" angaben[497], weist aber immerhin grob in die gleiche Interpretationsrichtung.

Kommen wir nach einer ersten Sichtung der Alters- und Geschlechtsabhängigkeit nun auf weitere Einflußfaktoren zu sprechen, die sich aus jeweils überzufälligen Häufungen von Einschlafstörungen im Zusammenhang mit „Zusatzvariablen" andeuten. Hierunter finden sich sozialdemographische Merkmale, soziale Situationen, psychische Verfassungen und Lebensgewohnheiten, Zugehörigkeit zu ethnischen Gruppen und/oder Minoritäten, Familienstand, (Aus-)Bildungsniveau, Einkommen, Wohnsituation, Art der Berufstätigkeit, regionale Abstammung (Stadt/Land), Ausmaß der (aktuellen) Sorgen und (inneren) Anspannung.

Dabei ergab sich in *Houston* [498], daß Befragte mexikanischer Abstammung weniger Einschlafprobleme berichteten als weiße und schwarze Bewohner der texanischen Millionenstadt. Hingegen nannten Frauen, die keine höhere Schule besucht haben (weniger als 14 Schuljahre), finanziell nicht gut gestellt sind und/oder zur Miete wohnen, mehr Schwierigkeiten mit dem Einschlafen als ihre Alters- und Geschlechtsgenossinnen mit höherem Bildungs- und Einkommensniveau. Die Grobkategorisierung der Berufstätigkeit in Büro und Verkauf, gelernt/ungelernt, Hausfrau und Rentner erbrachte lediglich geringere Einschlafschwierigkeiten bei Frauen, die im Büro oder Verkauf tätig sind. *Weder bei Männern noch bei Frauen war jedoch ein Zusammenhang zwischen dem Grad der körperlichen Belastung und Einschlafschwierigkeiten zu erkennen.*

Männer in der Großstadt Houston, die auf dem Lande aufgewachsen waren, nannten häufiger Einschlafprobleme, ohne daß die Variable „Ansäßigkeit am Befragungsort" ansonsten zur Aufklärung der Häufigkeitsverteilung beitrug. Unabhängig vom Alter und Geschlecht traten *Einschlafprobleme besonders häufig oft bei Personen* auf, *die sich große Sorgen machen und oft innerlich angespannt fühlen.* Eine etwas

497 Vgl. Karacan et al., 1976b, S. 250.

498 Vgl. zu der initialen Serie von Einzelergebnissen, die im Text folgen, Karacan et al., 1983, S. 45-50; a.a.O., S. 41 wird auf zweiseitige Chi-Quadrat-Signifikanzen mit $p < 0.05$ verwiesen.

schwächere, nichtdestoweniger aber deutliche Häufung war auch bei Personen zu sehen, die sich of „abgehetzt“ oder „in Eile“ fühlen. Weiterhin häuften sich Einschlafschwierigkeiten bei Frauen und Männern, die sich vor dem Zeitpunkt der Befragung Diät- bzw. Abmagerungskuren auferlegt hatten.[499] Für eine Ausdifferenzierung nach den Faktoren „Übergewicht“ und „Appetitzügler“ ist die Datenlage jedoch nicht ergiebig genug. Einflüsse des Rauchens, der Anzahl der Kinder in der Wohnung, Art und Größe der Wohnung sowie Fernsehgewohnheiten waren statistisch nicht vom Zufall unterscheidbar.

Die *finnische Studie an städtischen Angestellten*[500] *ließ ebenfalls keinen eindeutigen Einfluß der körperlichen Belastung auf die Prävalenz von Einschlafstörungen erkennen* – wohl aber einen mildernden bei gehobenem Status im Kontext des jeweiligen Berufsfeldes: mit Prävalenzen zwischen 18 und 19% nannten männliche Transportarbeiter, Busfahrer, Handelslehrer und weibliches Reinigungspersonal deutlich mehr Einschlafstörungen als (männliche) Direktoren, Ärzte, Feuerwehrhauptleute (3,7-5,9%) sowie Oberschwestern und Sozialarbeiterinnen (7,8 bzw. 8,9%).

Die *Studie an israelischen Industriearbeitern*[501] erbrachte wie die in Houston einen Zusammenhang zwischen gehäuften Verzögerungen des Einschlafens mit geringem (Aus-)Bildungsniveau; in diesem Falle bei Männern. Einen Vorteil spezifischer ethnischer Abstammungen beim Einschlafen, wie in Houston bei Mexikanern beobachtet, war bei einem Vergleich der in Israel Geborenen mit Kollegen aus den Herkunfsregionen Asien, Afrika, Europa und Amerika nicht ersichtlich.

In *Los Angeles* zeigte sich eine *Häufung von Einschlafstörungen in Verbindung mit geringem Einkommen und Ausbildungsniveau* bei Frauen und Männern. Demnach können auch die von Bixler et al.[502] dort gleichfalls eruierten Symptom-Konzentrationen bei Personen, die emotionale Probleme angeben und/oder sich angespannt fühlen, kaum nur als Problematik „psychogener“ Einschlafstörungen bzw. mit Rückschluß auf Persönlichkeitsdispositionen interpretiert werden. Nichtsdestoweniger handelt es sich dabei mitunter um erhebliche psychische (Begleit-)Probleme schwieriger sozialer Situationen. Dies gilt uneingeschränkt für Einsamkeit, die kaum nur in Los Angeles mit einer größeren Häufigkeit von Einschlafstörungen verbunden sein dürfte. Ein

---

499 Oswald und Adam, 1984, S. 77 u. 110, warnen in ihrem Ratgeber – mit der Autorität pharmakologisch spezialisierter Schlafforscher – ausdrücklich vor Appetitzüglern.

500 Vgl. Partinen et al., 1984, S. 43.

501 Vgl. Lavie, 1981, S. 152 u. 154.

502 Vgl. dies., a.a.O., S. 1260f.

Zusammenhang mit der maximalen Prävalenz von Einschlafproblemen bei zum großen Teil verwitweten alten Frauen könnte existieren, wurde aber in dieser speziellen Kombination weder von Bixler et al. noch von McGhie und Russell geprüft.

Die *Verteilungen von Einschlafstörungen* führen zu folgenden Schlußfolgerungen:
- Bei Frauen und Männern, die eine längere Ausbildung hinter sich haben und eine hervorgehobene berufliche Position einnehmen (womit sich bei der Mehrzahl der Fälle höheres Einkommen, bessere Wohnverhältnisse und größere soziale Sicherheit einstellen) sind Einschlafstörungen insgesamt seltener als im gesellschaftlichen Durchschnitt zu finden.
- Wer selbst in einer privilegierten sozialen Situation Sorgen und Ängste hat – wofür es in der Tat eine Reihe von außerökonomischen und nicht-neurotischen Gründen gibt -, wird dennoch oft schlecht einschlafen können.
- Worin im einzelnen auch immer begründet: Wer sich „angespannt" (tense) fühlt, bekommt eher Einschlafstörungen. „Hetze und Eile" des modernen (Großstadt-)Lebens lassen die Menschen auch nachts schwerer zur Ruhe kommen.
- Was nicht weiter ungeprüft kolportiert werden sollte, ist mangelnde körperliche Betätigung als Ursache von Einschlafstörungen.

Zur *Prävalenz von Einschlafstörungen* ergab sich:
- Insgesamt sind ca. 10% der erwachsenen Bevölkerung davon oft oder immer betroffen; etwa ein Drittel wird zumindest manchmal mit solchen Problemen konfrontiert.
- Frauen, insbesonders ältere, berichten diese Symptome häufiger als Männer.
- *Weder für Frauen, noch für Männern werden konsistent lineare Alterstrends berichtet.* Einzelne alters- und geschlechtsspezifische Prävalenzunterschiede suggerieren *Zusammenhänge mit aktuellen sozialen Bewegungen und Ereignissen sowie mit besonders schwierigen bzw. belastenden sozialen Situationen.* In der Literatur werden Einflüsse des Vietnam-Kriegs auf den Schlaf junger Männer – in Erwartung ihrer Einberufung – sowie Einschlafstörungen junger Frauen in bezug auf das Problem weitreichender Entscheidungen über die Formierung ihrer Geschlechtsrollenidentität diskutiert. Hohe Prävalenzen bei Frauen in hohem Alter könnten die Probleme von (verwitweter) Einsamkeit widerspiegeln.

Befragungsmethodisch ist in bezug auf Prävalenzunterschiede und Inkonsistenzen der Altersverteilungen zwischen einzelnen Studien zu vermerken, daß *größere Unterschiede in Verbindung mit unterschiedlichen Fragen- und Antwort-„Angeboten“* auftreten. Mit großer Wahrscheinlichkeit meint, wer mit „ja“ antwortet, damit keineswegs, daß sie/ er „oft oder immer“ Einschlafstörungen habe. Soweit halbwegs lineare Zunahmen der Häufigkeit von Einschlafstörungen berichtet werden, betrifft dies eher leichtere Formen.

b. Aufwachen während des Schlafs

Die relative Häufigkeit nächtlichen Aufwachens und die Gesamtdauer unfreiwilligen nächtlichen Wachliegens wurden in dieser Arbeit bereits im Rahmen der Ausführungen über die Variabilität des „ungestörten“ Schlafs als herausragender Indikator für dessen Altersabhängigkeit dargelegt. Selbst bei den guten Schläfern ist für diese dennoch meist ungewollten Ereignisse im Verlauf des Erwachsenenalter eher mehr als nur eine Verdoppelung bzw. Verlängerung um 100% zu berichten.[503]

Eine separate Analyse guter und schlechter Schläfer in *San Marino*[504] führte schon bei den Personen, die ihres Erachtens auch ohne Schlafmittel immer oder fast immer gut schlafen, zu 45% für ein oder mehrmaliges nächtliches Aufwachen. Diese 45% verteilen sich so auf die Altersklassen, daß 50-80% auf diejenigen entfallen, die über 35 Jahre alt sind. Im Rentenalter nähert sich dieser Prozentsatz gar 100%. Für die schlechten Schläfer (zwischen 3 und 94 Jahren) geben Lugaresi et al. (insgesamt) 35,2% an, die des nachts mehr als dreimal aufwachen.

In der *San Franzisko*-Studie[505] wurden auf die Frage nach nächtlichem Aufwachen mit Schwierigkeiten wieder einzuschlafen 15,8% Ja-Antworten gegeben (18,6% w vs. 12% m). Dabei unterblieb nicht der Hinweis, daß dieses Symptom in den Personenkreisen unter 20 und über 65 Jahren wesentlich häufiger berichtet wurde.

In *Houston*[506] gaben wiederum ca. 16% (17,4% w vs. 12,9% m) der in diesem Falle auf Erwachsene beschränkten Stichprobe an, „oft oder immer“ nachts aufzuwachen. Unter Einschluß der Antwortalternative „manchmal“ steigt der Prozentsatz auf 46% (53 w vs. 40% m).

Eine geringere Prävalenz nächtlichen Aufwachens wurde bei praktisch gleicher Fragenstellung und Antwortvorgabe aus *Israel* berichtet: 11,2% (12,1% w vs. 10,8% m).[507] Die Differenz zu dem Ergebnis in Houston

503 Vgl. Abschn. A.IV.2, insbes. S. 48ff. mit den Abbn. V u. VI.
504 Vgl. Lugaresi et al., 1983, S. 3f. u. S. 7.
505 Vgl. Welstein et al., 1983, S. 77.
506 Vgl. Karacan et al., 1983, S. 43.
507 Vgl. Lavie, 1981, S. 151.

dürfte sich diesmal – im Gegensatz zum Fall der Einschlafstörungen – kaum mit dem generell geringen Frauenanteil (16%) der Industriearbeiterstichprobe erklären lassen. Insofern als der Prävalenzanstieg von nächtlichem Aufwachen bis ins Rentenalter äußerst steil ausfällt – und für Einschlafstörungen kein konsistenter Alterstrend zu berichten war -, könnten die in einer solchen Stichprobe typischerweise fehlenden Rentner, insbesondere dann auch die weiblichen, beträchtlich zur Erklärung dieser Prävalenzdifferenz beitragen.

Dieser Erklärungsvorschlag wäre damit vereinbar, daß Hetta et al.[508] in *Schweden* bei Frauen und Männern zwischen 45 und 64 Jahren für erhebliche bzw. oftmals auftretende Schlafunterbrechungen zu einer Prävalenz von 11,4% bzw. 9,0% kamen, womit sie nahe bei dem Ergebnis aus Israel liegen. *Finnlands städtische Angestellte*[509] zwischen 45 und 54 Jahren führten jedoch zu 17,5% (w) vs. 15,7% (m) an, mindestens dreimal pro Nacht aufzuwachen. Damit schließen sie sich dem Prävalenzniveau in Houston an, das nur noch von dem in Los Angeles[510] mit 22,9% Ja-Antworten auf die nicht weiter spezifizierte Frage nach nächtlichem Aufwachen übertroffen wird.

Die Häufung unfreiwilligen nächtlichen Aufwachens mit zunehmendem Lebensalter, die in der bisherigen Darstellung – im Vergleich zu der Altersverteilung von Einschlafproblemen – als besonders klar ausgeprägter Zusammenhang hervorgehoben wurde, sollte indes nicht übergeneralisiert werden. So berichten Karacan et al.[511] zwar einen „hochsignifikanten" ($p < 0.001$) Trend bei beiden Geschlechtern; dies gilt aber wohl nur unter Einschluß der Kategorie „manchmal". Aus Abb. XVI ist zu ersehen, daß sich der Alterstrend bei Beschränkung auf „oft oder immer" – vor allem bei den Frauen – deutlich bescheidener ausnimmt. Ebenso kann Lavie[512] einen signifikanten Alterstrend ($p < 0.01$) nur für Männer anführen. Bei dieser Vervierfachung der Symptomhäufigkeit von ca. 5% im Alter zwischen 18 und 24 Jahren auf mehr als 20% für die Altersgruppe mit über 55 Jahren ist dann allerdings von einem klaren Trend zu sprechen, der mit den Ergebnissen aus Houston nicht nur in hohem Maße verlaufs- sondern auch niveaukonsistent erscheint.

---

508 Vgl. dies., 1985, S. 347.
509 Vgl. Partinen et al., 1985, S. 43.
510 Vgl. Bixler et al., a.a.O., S. 1259
511 Vgl. dies., 1983, S. 44, wo kein präziser Bezug der Signifikanzen vermerkt, wohl aber ein etwas günstigeres Bild für die „erweiterte" Häufigkeitsklasse zu erkennen ist.
512 Vgl. ders., 1981, S. 181.

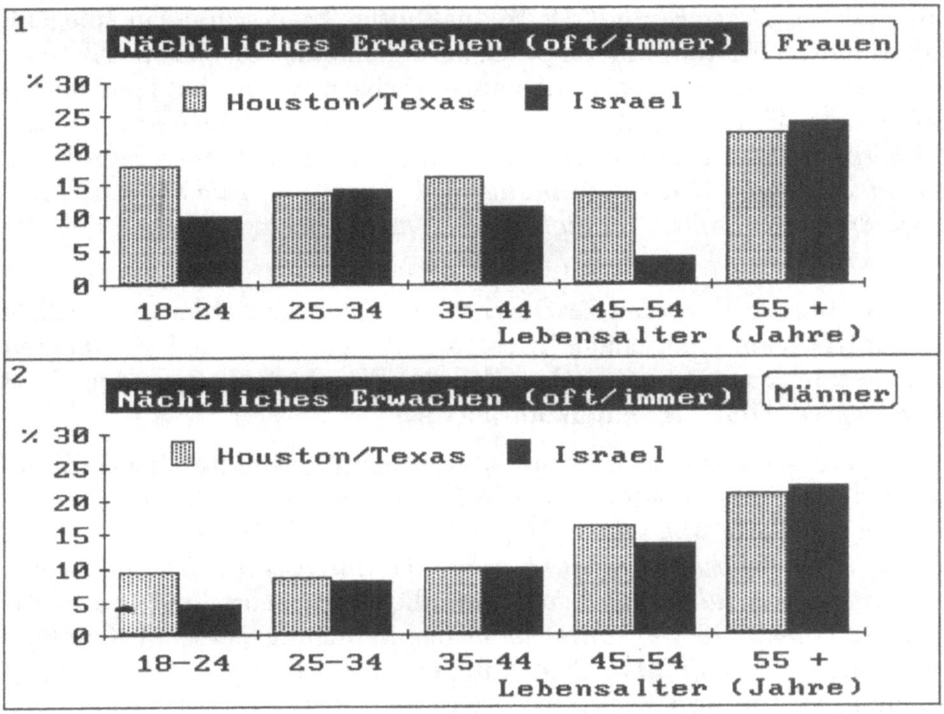

Abb. XVI: Alters- und geschlechtsspezifische Prävalenz nächtlichen Aufwachens nach Daten von Karacan et al., 1983, S. 44, und Lavie, 1981, S. 152.

Beginnen wir mit den *Verteilungen von Durchschlafproblemen* wiederum in *Houston*[513]: Bewohner mexikanischer Abstammung nannten auch weniger Durchschlafprobleme im Vergleich zu Weißen und Schwarzen. Des weiteren zeigte sich in dieser Befragung ein Durchschlafvorteil für alleinstehende Männern im Vergleich zu verheirateten, verwitweten, in Trennung lebenden und geschiedenen. Unter den Frauen konnten die alleinlebenden wie die verheirateten besser durchschlafen als verwitwete, geschiedene und getrennt lebende. Während das Einkommen bei Männern keinen Zusammenhang mit dem Durchschlafen aufwies, schilderten Frauen mit höheren Familieneinkommen eine bessere Schlafkontinuität als eher mit Geldsorgen belastete Geschlechtsgenossinnen. Eine besonders starke Häufung nächtlichen Erwachens fand sich indes bei männlichen Rentnern. Die Autoren erwägen dabei – im Hinblick mit der für einen sinnvollen statistischen Vergleich zu kleinen Altersstichprobe von Frauen gleichen Alters – einen letztlich simplen Alterseinfluß.

513 Vgl. Karacan et al., 1983, S. 45-51.

Ein eher *komplexer Einfluß der Wohnsituation* mag sich darin spiegeln, daß weibliche Mieter – im Vergleich zu Eigenheim(-mit-)besitzerinnen – und Männer, die auf dem Lande aufgewachsen waren, häufiger nachts aufwachen. *Wie bei den Einschlafschwierigkeiten zeigte sich kein Einfluß der körperlichen Belastung auf die Aufwachhäufigkeit. Wiederum konnten jedoch Sorgen und Anspannung sowie Hetze und Eile als gewichtige Einflußfaktoren auf die Häufigkeit von (Durch-)Schlafstörungen identifiziert werden.*

Aus *Los Angeles*[514] werden für Durchschlafstörungen wiederum parallele Konzentrationen emotionaler Probleme, Anspannung und Einsamkeit berichtet; im Unterschied zu dem Fall der Einschlafstörungen tritt jetzt auch *Depressivität* als signifikant hervor.[515]

Die Ergebnisse aus *Finnland* mit städtischen Angestellten kontrapunktieren das bislang ohnehin schon in Frage gestellte diesbezügliche Stereoty in der Weise, *daß schwer körperlich arbeitende Männer und Frauen gemäß ihrer Selbsteinschätzung weit überdurchschnittlich oft nachts mindestens dreimal aufzuwachen*: Männliche Transport- und andere Arbeiter (30,0 bzw. 28,1%) sowie weibliches Reinigungspersonal Krankenhaushilfskräfte (26,1 bzw. 26,4) führten dieses Symptom fast doppelt so häufig an wie im jeweiligen Durchschnitt der Geschlechter; in etwa demselben Ausmaß lag die Prävalenz, wie schon bei den Einschlafstörungen, bei Ärzten (1,6%) und Direktoren (7,4%), Fachlehrerinnen (4,2%), Feuerwehrhauptleuten (5,9%) und Oberschwestern (8,9%) unter den Geschlechtsdurchschnitten von 15,7 (m) vs. 17,5 (w).[516] Soweit ein grober Berufsgruppenvergleich sinnvoll erscheint, ist zu vermerken, daß die Prävalenzen für Durchschlafprobleme bei schwer körperlich Arbeitenden in Finnland weit über denen liegen, die für Industriearbeiter in Israel bestimmt wurden. Dafür finden wir keine Erklärung, zumal selbst angestellte Gärtner in Finnland zu 23,5% ankreuzten, mindestens dreimal in der Nacht aufzuwachen.[517]

Zusammenfassend mag die Datenlage so gewertet werden, daß die Verteilung von Durchschlafproblemen innerhalb der einzelnen Stichproben, ähnlich wie im Fall der Einschlafschwierigkeiten, in hohem Maße von der Päsenz „psychosozialer" Probleme bei den Betroffenen abhängt. Mit dieser der (vor-)herrschenden Auffassung entsprechenden „Allerweltsformel" sei vor allem darauf hingewiesen, daß differenzierte Zusammenhänge zwischen psychisch-disponierenden Anteilen und durch die

---

514 Vgl. Bixler et al., 1979, S. 1260.
515 Vgl. dazu S. 126 u. 132f. dieser Arbeit.
516 Vgl. Partinen et al., 1985, S. 43.
517 Vgl. dies., 1984, S. 468 (Parallelpublikation der gleichen Studie).

individuelle Psyche wenig beeinflußbaren sozialen Verwurzelungen dieser Probleme durch die verfügbaren Untersuchungen ungeklärt bleiben. Die Ergebnisse lassen immerhin den Schluß zu, daß *weder Mangel an körperlicher Betätigung noch Wohlstand allein* die Kontinuität des Nachschlafs beeinträchtigen. Möge auch dieses Ergebnis zum empirischen Glatteis für das Betreten von Allgemeinplätzen beim umstandslos verallgemeinernden Einreihen von Schlafstörungen in die Standardliste der sogenannten Zivilisationskrankheiten gefrieren; denn auch mit den Ergebnissen über Durchschlafprobleme wird einer Überschätzung der Psychogenese von Schlafstörungen bzw. einem Mißverständis evidenter psychischer Begleitsymptomatik Einhalt geboten.

Differenzierungen der Prävalenzen von Durchschlafstörungen nach Alter und Geschlecht ergaben:

- Auch Durchschlafprobleme sind bei Frauen konsistent öfter anzutreffen; jedoch beträgt das Verhältnis der Prävalenzen bei Frauen und Männern nur etwa 5:4.
- In Stichproben, die das gesamte Erwachsenenalter repräsentieren, zeigt sich – im Vergleich zu den Einschlafstörungen – generell für beide Geschlechter eine ausgeprägtere Altersabhängigkeit von Durchschlafstörungen, die im übrigen – wiederum im Gegensatz zur Verteilung von Einschlafstörungen – bei Männern deutlicher zu erkennen ist als bei Frauen.

Insgesamt scheinen chronische, d.h. oftmals oder ständig auftretende Durchschlafprobleme mit durchschnittlich etwa 15% häufiger auzutreten als entsprechend frequente Einschlafprobleme (ca. 10%). Letzteres liegt vor allem an einer Verdoppelung bis Vervierfachung der Durchschlafsstörungs-Prävalenz vom jungen bis zum höheren Erwachsenenalter; in jungen Jahren sind hingegen nach dem durchschnittlichen Ergebnis der Studien kaum mehr Durchschlaf- als Einschlafprobleme zu verzeichnen. Gelegentliche Durchschlafstörungen treten im übrigen bis zu dreimal so häufig auf wie ständige.

c. Früherwachen

Die Prävalenz ungewollt frühen Erwachsens (mit Schwierigkeiten, nochmals einzuschlafen) ist in allen bislang genannten Studien niedriger als die anderer Symptome. Wenn gefragt wurde, ob dieses Problem oft oder immer bzw. in gravierender Ausprägung auftritt, pendeln sich die Einzelergebnisse mit geringen Abweichungen im Bereich von 5-6%

ein.[518] Wiederum ist eine etwas höhere Prävalenz bei Frauen gegeben. Dieser Unterschied verliert sich jedoch fast in den geringen Prozentunterschieden. Im Durchschnitt ergibt sich aus den Studien ein Verhältnis von etwa 4:3 (w:m). Alterstrends ergaben sich aus der Studie in *Houston* bei Frauen und Männern. Dabei zeigen sich kaum Unterschiede in Form und Ausprägung der Alterstrends, wenn die Ergebnisse mit den Antworten „oft/immer“ mit denen unter Einschluß der Kategorie „manchmal“ verglichen werden . Mit dieser Erweiterung durch die Kategorie „manchmal“ erhöht sich die Prävalenz unfreiwilligen Früherwachsens auf knapp das Dreifache, nämlich von 7 auf 21%. Dazwischen liegt das Prävalenz-Ergebnis für Früherwachen aus *Los Angeles* mit 13,8%, das mit globalen Ja-Antworten erzielt wurde. An den 16%, die in San Franzisko telefonisch bejahten, unfreiwillig früh zu erwachen, waren wiederum so viel Kinder beteiligt, daß ein Vergleich mit den Erwachsenen-Stichproben der anderen Studien kaum sinnvoll erscheint.

Hinsichtlich der Verteilung von Früherwachen auf Untergruppen der Stichproben, finden sich kaum Abweichungen von den Häufigkeitskonzentrationen, die für Ein- und Durchschlafprobleme anzuführen waren. Ein Widerspruch sollte jedoch nicht unerwähnt bleiben, zumal der gesamte Studienvergleich sonst nie ein tatsächlich gegensätzliches Ergebnis erbrachte: In Houston häufte sich Früherwachen bei Frauen und Männern im Zusammenhang mit minimaler physischer Beanspruchung; in Finnland bei Arbeiterinnen und Arbeitern.[519] Nun sind unter der Vielzahl der gezogenen Einzelvergleichen, die allein aus der Houston Studie als signifikant berichtet wurden, auch vereinzelt Zufallsergebnisse zu erwarten. „Reine“ Zufallsergebnisse sind im übrigen dadurch charakterisiert, daß sie mit dem Gesamtbild aus mehreren Studien inkonsistent erscheinen. Im Falle des Früherwachens ist die Anzahl der Vergleichsstudien gering. So kann lediglich auch im Zusammenhang mit Früherwachen darauf verwiesen werden, *daß der Grad der körperlichen Beanspruchung insgesamt kaum einen Einfluß auf den Schlaf zeigt.*

Weiterhin erscheint eine Beziehung des Früherwachens zu der konventionell mit „endogen“[520] etikettierten Depression nur in Einzelfällen vor-

518 Die Einzelprävalenzen der Studien aus Houston, Finnland und Schweden, die solche Antwortkategorien enthalten, sind in den Publikationen neben denen anderer Symptome angegeben.

519 Vgl. Karacan et al., 1983, S. 48 u. Partinen et al., 1984, S. 43.

520 Die Verwendung des Begriffs „endogen“ war in dieser Arbeit durch Versuchsprotokolle definiert, die entweder einen kontrollierten Ausschluß relevanter exogener Einflüsse garantierten oder, bei den Tierexperimenten, Läsionen implizierten. Unter solchen Voraussetzungen ist es naheliegend, Ergebnisse dieser experimentellen Manipulationen der Zirkadianrhythmik als Manifestation einer „endogenen“ Periodik zu interpretieren. Bei den „endogenen“ Depressionen sind

zuliegen. Aus den Befragungsstudien ist nicht mehr zu entnehmen, als daß *in Los Angeles* 24% der zu früh Erwachenden im Jahr vorher das Gefühl hatten, wegen depressiven Stimmungen und Verfassungen Hilfe zu benötigen. Bei den Einschlaf- und Durchschlafgestörten waren es 21 bzw. 20%, wobei Überschneidungen auf Grund der Mehrfachnennungen unklar bleiben. Im Durchschnitt der Gesamtstichprobe waren es 15%. Nur ein kleiner Teil der Personen, die das Symptom Früherwachen nennen, dürfte mithin Depressionen in einem psychiatrisch relevanten Ausmaß haben.[521]

d. Maximalprävalenzen durch Einschluß jedweden Schlafproblems

Die San Franzisko-Studie kommt auf 31% von fast 2000 Befragten vom Kinder- bis zum Greisenalter, die zumindest ein Einzelproblem mit ihrem Schlaf bejahen.[522] Immerhin 30% der interviewten israelischen Industriearbeiter antworten sogar mindestens einmal mit „immer" oder „oftmals" auf die Fragen nach verschiedenen Schlafstörungen.[523] Im urbanen Florida gaben 30,8% an, zumindest manchmal Schlafprobleme zu haben.[524] Mit globalen Ja-Antworten und Einschluß von (4,2%) Hypersomnien kamen Bixler et al. in Los Angeles sogar auf 38,2%. Unter Einschluß von Einzelsymptomen, die, wenn nicht zum Zeitpunkt der Befragung, so doch wenigstens in der Vergangenheit einmal aufgetreten sind, liegt die Prävalenz von „Schlafstörungen überhaupt" bei 52,1%.[525]

So „leidet" ein Drittel der Bevölkerung nur dann unter Schlafstörungen, wenn unterschiedslos Einzelsymptome aufsummiert werden – unter besonderer Berücksichtigung der Kategorie „manchmal". Maximalprävalenzen sind freilich auch dann zu berichten, wenn nur Personen im höheren Lebensalter berücksichtigt werden. Ersteres mag bis zu einem gewissen Grade unsinnig erscheinen; letzteres deutet eher in Richtung ernsthafter Probleme.

---

weder exogene Einflüsse – im doppelten Sinne – ausgeschlossen, noch ist die endogene Störung im Gehirn bzw. dessen neurohumoraler Funktionen vergleichbar spezifiziert (vgl. Siever und Davis, 1985, zum offenen Stand der Diskussion).

521 Insofern als in Ratschlägen zur Pharmakotherapie von Schlafstörungen im Falle von Früherwachen u.a. auf Antidepressiva verwiesen wird (vgl. z.B. Leutner, 1985, S. 350), stimmt etwa bedenklich, daß die Prävalenz der Diagnose „larvierte Depression" seit der Einführung von Antidepressiva sprunghaft gestiegen ist (vgl. Häfner, 1985, S. 124).

522 Vgl. Welstein et al., a.a.O., S. 77.

523 Vgl. Lavie, a.a.O., S. 5

524 Vgl. Karacan et al., 1976, S. 242.

525 Vgl. ders., 1983, S. 129.

e. Multiple Symptomatik und „Schlaflosigkeit“

Eine Angabe zur Prävalenz chronisch multipler Symptomatik findet sich in einer Parallelpublikation zur der Industriearbeiter-Studie von Lavie in *Israel* [526], der 3,4% für die Kombination von ständigen Ein- und Durchschlafstörungen und 2,9% für die Koexistenz dieser Kombination mit übermäßiger Tagesschläfrigkeit angibt, die in dieser Stichprobe insgesamt bei 4,9% lag. So überrascht dann nicht weiter, daß sich selbst in Verbindung mit den ansonsten maximalen Prävalenzen in *San Franzisko* – am Telefon – nur 4% (w/m: 5 vs. 3%) definitiv als „schlaflos“ beurteilten.[527]

Nur 0,9% der Männer und 2,6% der Frauen unter den insgesamt fast einer Million Befragten der nationalen Stichprobe aus den *USA* gaben an, „oft“ unter „Schlaflosigkeit“ zu leiden. Mit der Kategorie „ziemlich oft“ zusammen werden daraus 5,4 bzw. 13,6%.[528] Unter Einbeziehung von „selten“ ergeben sich dann 13,0 bzw. 26,4%, was im Abschnitt über schlechten Schlaf gerade noch als „schlechter Schlaf“ akzeptiert wurde.[529] Wer im Rahmen dieser Studie angab, „ziemlich oft“ bzw. „oft schlaflos“ zu sein, berichtete auch, im Mittel nur mehr fünf bzw. vier Stunden schlafen zu können[530] Hingegen schätzten die im vorangegangen erörterten „ziemlich“ und, uneingeschränkt, „schlechten Schläfer“ in Finnland die durchschnittliche Dauer ihres Nachtschlafs immer noch auf sieben Stunden ein.[531]

Dies führt zu dem Schluß, daß in der befragten Bevölkerung – bei praktisch identischer Spezifikation (oft/immer) bzw. Einschränkung mit „ziemlich“ – ein semantischer Unterschied zwischen „schlechtem Schlaf“ und „Schlaflosigkeit“ durchaus gewahrt wird. Überschätzungen der Häufigkeit von „Schlaflosigkeit“ sind also eher ein Phänomen der Fachliteratur. Bei etwas näherer Betrachtung sagen es die Befragten selbst, wie niedrig die Prävalenz gravierenden chronischen Schlafmangels letztlich einzuschätzen ist: zwischen ein und drei Prozent.

---

526 Vgl. ders., 1983, S. 129.

527 Vgl. Welstein et al., 1983, S.78; bei dieser Frage verzerrten die Kinder und Jugendlichen dieser Stichprobe die Prävalenz nicht so einschneidend, weil sie auf die Frage „Would you say you have insomnia?“ über wiegend mit „I don't know“ antworteten.

528 Vgl. Kripke et al., 1979, S. 107.

529 Vgl. Hammond, 1964, S. 16f.; aus den über zwei Publikationen verstreuten Teilprävalenzen läßt sich errechnen, daß 7,6 bzw. 12,8% der Männer und Frauen zwar nur „manchmal“, aber doch „schlaflos“ sind – also nicht nur z. B. schlecht einschlafen können, ohne danach noch mehrmals aufzuwachen.

530 Vgl. Kripke et al., Abb. 3 ebd.

531 Vgl. Abb. VII auf S. 53; vorzuziehen wären für diesen Vergleich „selbsternannte“ schlechte Schläfer aus den USA, wenn es die nach den dortigen Studien gäbe.

f. Einnahme von Schlaftabletten

An kritischen Überlegungen zum Konsum und der Verschreibungspraxis von Schlaftabletten in „zivilisierten" Ländern mangelt es nicht.[532] Deshalb erlauben wir uns hier, die Häufigkeit und die Verteilung der Einnahme von Schlafmitteln[533] einmal nur aus dem Blickwinkel zu betrachten, ob sie für oder gegen die Plausibilität der bisher vorgetragenen Prävalenzergebnisse in bezug auf Schlafmangel sprechen.

Unter den schlechten Schläfern in *San Marino* räumen 11,4% ein, daß sie ständig, 27,1%, daß sie gelegentlich Schlafmittel einnehmen. Diese 11,4% sind 1,5% der gesamten Stichprobe.[534] *In Finnland* gaben 0,8% bzw. 1,6% der erwachsenen Zwillinge an, im vorangegangenen Jahr über mehr als sechs bzw. mindestens zwei Monate lang Schlaftabletten eingenommen zu haben.[535] Der Stichprobenanteil derjenigen, die in diesem Zeitraum mindestens elfmal Hypnotika benutzt hatten, liegt bei 8,5%, d. h. ganz in der Nähe der Prävlenz schlechten Schlafs (9%). Diese relative Prozentidentität besagt jedoch nicht viel, denn 71% der schlechten Schläfer nahmen nach eigenen Angaben im Jahr vorher überhaupt keine Schlafmittel ein.

Für die (nationale) USA-Stichprobe wird berichtet, daß 1,9% oft Schlaftabletten einnehmen.[536] Die Autoren errechneten, daß die verschriebenen Schlaftabletten ausreichen würden, um 8% der (erwachsenen) Bevölkerung in jeder dritten Nacht und 2% in jeder Nacht damit zu „versorgen".[537] Deshalb besteht kein Grund zu der Annahme, daß es sich bei den oben genannten 1,9% um erhebliche Unterschätzungen des tatsächlichen Schlaftablettenkonsums handelt. In dieser Stichprobe gaben 2,6% der Frauen und 0,9% der Männer an, oft „schlaflos" zu sein. Davon benutzen 34,2% bzw. 43% nie Schlaftabletten.[538] Diejenigen, die sich als „ziemlich oft schlaflos" einstuften (11% w vs. 4,6% m), verzichteten etwa zur Hälfte auf Hypnotika (49,3 bzw. 55,1%). Insgesamt berichteten 18,6% der Frauen 10,4% der Männer dieser Befragung, selten Hypnotika zu benutzen. Addiert zu den 2,5 bzw. 1,4%, die oft Schlaftabletten einnehmen, ergeben sich 21,1% Frauen und 11,8% Männer, die mindestens selten

---

532 Vgl. hierzu insbes.: National Academy of Sciences, 1979.

533 Alkohol sowie Baldrian und heiße Milch u.ä. bleiben hier unberücksichtigt.

534 Vgl. Lugaresi et al., 1983, S. 9.

535 Errechnet nach den Angaben bei Partinen et al., 1983, S. 34; vgl. weiterhin, a.a.O., S. 33.

536 Vgl. Kripke et al., 1979, S. 110.

537 Vgl. a.a.O., S. 112.

538 Vgl. a.a.O., S. 107; die Abstinenten scheinen zu erahnen, was sich ebd. im Vergleich ihrer Schlafdauerverteilung mit der regelmäßiger Konsumenten zeigt, nämlich kaum ein Unterschied.

Schlaftabletten nehmen. Diese Werte liegen noch unter den Prävalenzen für Schlaflosigkeit, die mindestens selten auftritt (26,4 vs. 13%).

Mit diesen Zahlenangaben war primär die Absicht verbunden, Prävalenzunterschiede zwischen schlechtem Schlaf und chronischer Schlaflosigkeit indirekt anhand von Häufigkeitsunterschieden im Schlafmittelgebrauch nachzuvollziehen. Es war eine international relativ konsistente Häufigkeit von 1 für 2% für die regelmäßige Einnahme von Schlaftabletten zu verzeichnen.[539] Dabei handelt es sich im wesentlichen um rund die Hälfte der ziemlich/oft „Schlaflosen", die – mit und ohne Schlaftabletten – im Mittel drei Stunden weniger als die Gesamtstichprobe schlafen. Da nur rund 10% aller schlechten Schläfer, sehr oft Hypnotika einnehmen, gelangen wir auch mit dem Hypnotikakonsum als Indikator zu dem Ergebnis, daß gravierende Schlaflosigkeit, die in einem Schlaffragment von im Mittel ca. fünf Stunden resultiert, nur bei einem kleinen Teil der schlechten Schläfer vorzufinden ist. Dies ist auch damit zu vereinbaren, daß das *durchschnittliche* Schlafdefizit aller schlechten Schläfer – in Relation zum Mittel bevölkerungsrepäsentativer Stichproben – nur eine knappe Stunde beträgt.

3. Hyper- und Parasomnien

Mit Ausnahme der Schlaf-Apnoe und den Alpträumen finden sich in der epidemiologischen Literatur[540] kaum Häufigkeitsangaben über 1-2% für ein oftmaliges Auftreten einzelner Hyper- oder Parasomnien. Dabei erlauben wir uns, das „Sprechen im Schlaf" (3,5-9,5%) als eher undramatisch auszuklammern; der gebißruinöse Bruximus kann mit ca. 2% veranschlagt werden. Das pro Land mittlerer Größe mit ca. 1000 Todesfällen im Jahr weit besorgniserregendere Asthma hat eine Prävalenz von etwa 1%.[541] In bezug auf die Prävalenz der Narkolepsie pendeln sich die Schätzungen bei ca. 0,05% ein.[542]

Lavie[543] kommt bei Industriearbeitern auf eine Prävalenz zwischen 1 und 5,9% für Schlaf-Apnoe eines Schweregrades von mindestens fünf Atemstillständen pro Stunde, die jeweils länger als zehn Sekunden dau-

539 Einer Arbeit von Walther et al., 1981, ist im übrigen zu entnehmen, daß die Verbrauchsentwicklung von Sedativa/Hypnotika und Psychopharmaka im Gebiet der ehemaligen DDR weitgehend im Trend westlicher Industrienationen lag.

540 Vgl. hierzu – aus dem engeren Bereich der Schlafforschung – Smirne et al., 1983, s. 64ff., und Partinen und Putkonen, 1981, S. 384f.

541 Vgl. Fleming und Crombie, 1987, über England und Wales.

542 Vgl. Roth, 1981, S. 109 (CSSR); Dement et al., 1972, S. 148 (USA).

543 Vgl. ders., 1983b, S. 134f.

ern. Peter et al.[544] berichten (mit ähnlicher Definition) eine Pävalenz von 40% (N = 8 v. 20) bei 78 Metallarbeitern (mittleres Alter: 45 Jahre). Dabei handelt es sich um eine Teilstichprobe von ansonsten gesund erscheinenden Personen (weder Bluthochdruck noch Übergewicht), die näher untersucht wurden, weil sie angaben, oftmals nachts aufzuwachen. Bei ebenfalls 8 von 20, d. h. einigen wenigen der 4,9% Industriearbeiter, die übermäßige Tagesmüdigkeit beklagten und bereit waren, sich speziell im Schlaflabor untersuchen zu lassen, fand auch Lavie „40%" Apnoepatienten.[545]

Die vom Säuglings- bis zum Greisenalter mitunter fatalen Folgen von Atemstillständen, die zu lange andauern,[546] lassen es unangemessen erscheinen, in diesem Bereich um Prozentpunkte zu feilschen. Insofern als es sich um eine zwar nicht auf ein bestimmtes Lebensalter beschränkte, von der relativen Häufigkeit her aber um eine in hohem Maße altersabhängige Krankheit handelt, erscheint eine Prävalenzangabe in bezug auf die gesamte Bevölkerung ohnehin nur bedingt informativ. Kripke und Ancoli-Israel[547] fühlen sich mit einer Prävalenz von ca. 25% bei den über 65-jährigen ziemlich sicher. Die mutmaßliche Häufigkeit von Schlaf-Apnoe und (nächtlichen) Atemfunktionsstörungen bei älteren Menschen, die noch unterhalb der Definitionsgrenze für Schlaf-Apnoe liegen, ist in jedem Falle alarmierend.

4. Müdigkeit und übermäßige Schläfrigkeit tagsüber

In *San Franzisko* klagten 15% aller Befragten (w/m: 18 vs. 12%) über Tagesmüdigkeit, die sie ihrem schlechten Schlaf zuschrieben.[548] In *San Marino* waren es 15% der „schlechten" und 8% der „guten" Schläfer, das sind insgesamt ca. 8,7% aller Befragten, die auf die Frage nach starker Tagesmüdigkeit positiv antworteten.[549] „Konsequenterweise" halten dort auch 18% der „schlechten" und 9% der „guten" Nachtschläfer regelmäßig *Mittagsschlaf*. Bei der Verteilung dieser Gewohnheit in der gesamten Stichprobe fiel auf, daß Kinder bis zum Alter von zehn Jahren dies häufi-

544 Vgl. dies., 1985, S. 811ff.

545 Vgl. Fußn. 543.

546 Vgl. hierzu Guilleminault, 1983; Kripke und Ancoli-Israel, 1983.

547 Vgl. dies, 1983, S. 140; vgl. auch die Angaben zum Streubereich der Literatur bei Reynolds et al., 1985, S. 27. Kripke u. Ancoli-Israel äußern sich (a.a.O., ebd.) im übrigen optimistisch, die Prävalenz von Schlaf-Apnoe in der Bevölkerung bald mit ca. 1000 somnopolygraphischen Daten einer repräsentativen Stichprobe von ca. 1000 Senioren besser sichern zu können.

548 Vgl. Welstein et al., 1983, S. 78.

549 Vgl. Lugaresi et al., 1983, S. 4f. u. 7.

ger tun (müssen). Am weitesten verbreitet ist diese Gewohnheit jedoch mit 36% bei Personen, die 65 Jahre und älter sind. Die postprandiale Müdigkeit wird hier jedoch am stärksten im Alter von 50 bis 64 Jahren empfunden. Dabei handelt es sich um den Lebensabschnitt, der – mit einem deutlichen Übergewicht der Frauen – durch den Anstieg der Prävalenz von Schlafstörungen zum Maximum innerhalb der gesamten Altersverteilung gekennzeichnet ist.

Interessant ist die Diskrepanz zwischen den Altersverteilungen der bei Lugaresi et al.nach genereller und postprandialer differenzierten Tagesmüdikgeit: Während die postprandiale Müdigkeit – wie die Häufigkeiten von Schlafstörungen generell – eine Häufigkeitszunahme mit fortschreitendem Lebensalter zeigen, entwickelt sich die nicht weiter spezifizierte Tagesmüdigkeit in umgekehrter Richtung (mit einem Maximum in der Pubertät bzw. Adoleszenz, 10-19 J.). Einen solchen Trend fanden schon McGhie und Russel[550] für die Müdigkeit am Morgen. Die Tagesmüdigkeit verteilte sich im Vergleich dazu unsystematisch um ein Mittel von ca. 10%; erst für das Alter von über 75 Jahren war eine rapide Verdoppelung zu verzeichnen.

So muß es nicht an unterschiedlichen Fragen und Antwortalternativen liegen, wenn sich 9,5% von ca. 2500 finnischen Rekruten tagsüber „schläfriger als ihre Freunde und Arbeitskollegen" fühlen.[551] Nach Hetta et al.[552] fühlen sich auch nur rund 5% der schwedischen Frauen (5,8%) und Männer (4,8%) zwischen 45 und 64 Jahren tagsüber „oft und sehr oft" schläfrig. Die Ermüdbarkeit während des Tages ist nach dieser Studie, bei gleicher Spezifikation der Symptomintensität, jedoch stärker verbreitet, nämlich zu 9,1 bzw. 6,6%. Berücksichtigen wir wiederum die höhere Prävalenz bei Frauen, sind die (im vorangegangenen schon genannten) 4,9% Tagesschläfrigkeit (oft und immer) aus Lavies Industriearbeiterstichprobe nicht weit davon entfernt.

Mit den Daten der letztgenannten Studie wurde die Problematik stark ausgeprägter Tagesmüdigkeit in Form einer erhöhten Arbeitsunfallrate statistisch gegen die Hypothese eines bloßen Zufalls profiliert.[553] Da im Schlaflabor bei einer kleinen Teilstichprobe der tagsüber übermäßig Schläfrigen fast zur Hälfte Schlaf-Apnoe diagnostiziert wurde, ist zu vermuten, daß sich hinter der Prävalenz von ca. 5% für stark ausgeprägte Tagesmüdigkeit in etwa zu gleichen Teilen gravierender Schlafmangel und Schlaf-Apnoe – mit meist unauffälliger Schlafdauer – verbergen.

---

550 Vgl. dies., 1962, S. 649f.
551 Vgl. Partinen und Putkonen, 1981, S. 384.
552 Vgl. dies., 1985, S. 347.
553 Vgl. Lavie et al., 1982.

Weiterhin führen die in diesem Abschnitt vorgestellten Ergebnisse über überdurchschnittliche und extreme Tagesmüdigkeit zu dem Schluß, daß bei Prävalenzen von ca. 10 bzw. 5%, die dem Literaturvergleich zu entnehmen sind, nicht alle schlechten Schläfer und letztlich wenige der im weiteren Sinne Schlafgestörten tagsüber in besonderem Ausmaß müde sind.

Es ist eine Herausforderung an unser Gesundheitssystem, daß ca. 5% schwerst Schlafgestörte in der Bevölkerung (über 4 Mio. Menschen in den „alten“ und „neuen“ Bundesländern) verläßlicher diagnostiziert und differentiell behandelt werden können.

C. Zusammenfassung und Schlußfolgerungen

Ziele und methodischer Ansatz dieser Untersuchung zur Epidemiologie von Schlafstörungen waren,

a) die *Prävalenz von Schlafstörungen nach einzelnen Formen und Schweregraden sowie in Abhängigkeit von Stichprobencharakteristika zu differenzieren;*
b) der *Verteilung von Schlafstörungen* auf biologisch, psychologisch und soziologisch definierte Untergruppen der Bevölkerung eine Hierarchie von *Risikofaktoren* für das Auftreten und die Verbreitung von Schlafstörungen zu entnehmen und die Plausibilität dieser Befragungsergebnisse durch den Vergleich mit einschlägigen Ergebnissen der experimentellen und klinischen Schlafforschung zu überprüfen;
c) die so empirisch profilierten Risikofaktoren im Bezugsrahmen historischer Veränderungen des Schlafens und der sozialen Schlafbedingungen zu betrachten und vor diesem Hintergrund dann zu einem Schluß über Zusammenhänge zwischen *Schlafstörungen und Zivilisation* zu gelangen.

Ad a) Etwa ein Drittel der Bevölkerung[554] hat Schlafstörungen, wenn jedwedes Einzelsymptom, das mindestens manchmal isoliert auftritt, mitgerechnet wird. Prävalenzen von ca. 50% und mehr ergeben sich (bei gleicher Definition), wenn

- Schlafstörungen hinzugezählt werden, die zwar nicht zum jeweiligen Zeitpunkt der Befragung, aber im Jahr davor akut waren;
- wenn ausschließlich Personen im Rentenalter,
- psychiatrische Patienten in stationärer Behandlung oder
- (Wechsel-)Schicharbeiter befragt werden.

Sowohl bei den Einzelsymptomen „Ein- und Durchschlafstörungen", als auch bei den globalen Selbstbeurteilungen „schlechter Schlaf" und „Schlaflosigkeit" zeigt sich im Vergleich der internationalen Literatur relativ konsistent, daß verbleibende Prävalenzunterschiede in bezug auf spezifizierte Formen von Schlafstörungen zu einem großen Teil auf letztlich simple Unterschiede in der Formulierung von Fragen und Ant-

554 Wir unterstellen hier – wie bei den folgenden (Punkt-)Prävalenzangaben – eine erwachsene Bevölkerung, deren Altersaufbau nicht erheblich davon abweicht, daß ca. 40% jünger als 40 Jahre und nicht unter 20% älter als 60 Jahre alt sind. Dies ist in westlichen Industrienationen meist der Fall; vgl. dazu auch S. 159.

wortvorgaben (bzw. deren Auswertung nach Sammelkategorien) zurückzuführen sind, die unterschiedliche Schweregrade der einzelnen Symptomausprägungen reflektieren.

Als allgemeine Faustregel gilt dabei ein *Häufigkeitsverhältnis von etwa 3:1 für Einzelsymptome* (Einschlaf-, Durchschlafprobleme und und Früherwachen) sowie globale Schlafdisqualifizierungen (schlechter Schlaf, „Schlaflosigkeit"), wenn deren Prävalenzen entweder unter Einschluß von Kategorien wie „manchmal", „gelegentlich" („selten") oder ausschließlich nach Spezifikationen wie „(ziemlich) oft und/ oder (fast) immer" sowie „große/sehr große Probleme" bestimmt wurden.

Ein etwas engerer Proporz von kaum über ca. 2:1 war bei den *Ein- und Durchschlafstörungen*[555] für Häufigkeitsangaben nach bloßen Bejahungen (im Rahmen einer Ja-Nein-Dichotomisierung) im Vergleich zu Symptomnennungen festzustellen, die auf die Kategorien „oft/immer" bzw. „große/sehr große Schwierigkeiten" entfielen.

Es scheint so, als ob Ideen, die in der Bevölkerung darüber vorherrschen, was guter Schlaf sei, an eine nahezu ausnahmslose Absenz von ungewollten Einschlafverzögerungen und nächtlichen Aufwachreaktionen sowie an einen Schlaf von möglichst durchschnittlicher Dauer geknüpft sind. Aus diesem Grunde dürften Prävalenzangaben stets auch alterphysiologisch normale Verminderungen der Schlafkontinuität umfassen. Wenn Häufigkeitskategorien wie „gelegentlich/manchmal" mitgezählt werden, ist beim Einfluß von Schlafsbeeinträchtigungen durch die Schlafumgebung sowie durch belastende und aufregende Tageserlebnisse in der Arbeits- und Lebenswelt auf die Häufigkeit von Schlafstörungen zu berücksichtigen, daß sich zwar deren jeweilige historische Form unterscheidet, nie aber eine historische Situation gegeben war, an der sich die Illusion von einem für die Mehrheit der Bevölkerung weitestgehend „ungestörten Schlaf in einer guten alten Zeit" festmachen ließe.

In Verbindung mit den genannten Faustregeln genügt es, hier festzuhalten, daß *Ein- und Durchschlafstörungen bei rund 10 bzw. 15% der Bevölkerung mindestens ziemlich oft auftreten*. Zwischen diesen Prozentmarken liegen (nach der Mehrheit der Studien) die Prävalenzen für (insgesamt) schlechten Schlaf oder „Schlaflosigkeit", die mindestens ziemlich oft zu verzeichnen sind. Die davon Betroffenen schlafen im (konsistenten) Mittel der Stichproben zwischen sechs und

555 Für das Symptom „Früherwachen" sowie schlechten Schlaf und Schlaflosigkeit genannten Schlafmangel sind auch der internationalen Literatur noch nicht genügend Studien für einen diesbezüglichen Vergleich zu entnehmen, der gegen die Möglichkeit anderer Prävalenzeinflüsse ausreichend abgesichert werden kann.

sieben Stunden, d.h. etwa eine Stunde weniger als die gesamten (Feldbefragungs-)Stichproben im Durchschnitt. Dieses Ergebnis wird durch EEG-Untersuchungen schlechter Schläfer im großen und ganzen mit der Einschränkung bestätigt, daß deren *mittleres* Schlafzeitdefizit weniger als eine ganze, d.h. eine Dreiviertelstunde beträgt.[556] Dabei ist zu berücksichtigen, daß die subjektiv empfundene Schlafqualität nur schwach mit der rein rechnerisch ermittelten, ingesamt schlafend verbrachten Zeit korreliert.[557]

Allnächtlich eine halbe Stunde zum Einschlafen zu benötigen, mag ebenso schon als Störung empfunden werden wie zwei nächtliche Wachphasen von je ca. 15 Minuten. Das Urteil „schlechter Schlaf" wird jedoch meist erst dann gefällt, wenn entweder ein Einzelsymptom stärker als im eben konstruierten Beispiel ausgeprägt ist oder Symptomkombinationen bei jeweils moderater Intensität die Schlafqualität beeinträchtigen.

Unter gravierendem Schlafmangel durch einen chronisch verzögert eintretenden und/oder mehrfach unterbrochenen Schlaf von im Mittel etwa fünf Stunden leiden kaum mehr als 2,5% der Bevölkerung.[558] Bei etwa gleich vielen Personen – mit einem mutmaßlich wesentlich höheren Prozentanteil von kaum unter 10% bei den über 50jährigen und 20% bei den über 60-jährigen[559] – sind häufiges Aussetzen der Atmung oder Obstruktionen von Atmungsansätzen (Schlaf-Apnoe) mit mindestens fünf Ereignissen pro Stunde) die Ursache für stark ausgeprägte Tagesmüdigkeit, ohne daß formal betrachtet ein Schlafmangel vorliegt.[560]

Gravierender Schlafmangel und Schlaf-Apnoe können zu einer *Tagesschläfrigkeit* im Ausmaß einer sozialen Behinderung führen, die für Betroffenen selbst und deren Mitmenschen ein erhebliches Risikopotential darstellt. Hinter den knapp 5%, die über sehr stark ausgeprägte Tagesmüdigkeit klagen, dürften sich im wesentlichen diese beiden Diagnosegruppen verbergen.

Mit ca. 5% fühlen sich tagsüber weit weniger Personen *oft* überdurchschnittlich müde, als der Bevölkerungsanteil (10-15%) der schlechten Schläfer beträgt. Mithin berichten höchstens die Hälfte derjenigen, die (mit mindestens einem Symptom, das manchmal bzw. „des öfteren" auftritt) gemeinhin als schlafgestört gelten, überdurchschnittliche Tagesmüdigkeit. Die Tagesmüdigkeit streut bei chronisch schlechten Schläfern nach EEG-kontrollierten Untersuchungen (an kleineren Stich-

556 Vgl. S. 1 (Fußn. 3), S. 3 (Fußn. 13), S. 61.
557 Vgl. S. 63ff.
558 Vgl. S. 182; vgl. auch S. 184.
559 Vgl. S. 185.
560 Vgl. dazu S. 6f., 128f., 134, 142f.

proben) so stark, daß im Mittel der vorliegenden Studien meist kein Unterschied zu schlafgesunden Kontrollgruppen festzustellen war.[561] Dies ist gut damit zu vereinbaren, daß sich in Experimenten mit freiwilliger Schlafreduktion bei (schlafgesunden) Probanden um ein- bis zweieinhalb Stunden in Relation zu deren gewohnter Schlafdauer die die zu Beginn deutlich spürbare Tagesmüdigkeit nach ein paar Wochen zurückbildete.[562]

Des weiteren haben wir im Zusammenhang mit anderen Formen experimentellen Schlafentzugs müdigkeitskonterkarierende (motivierende und bedrohliche soziale) Situationsbedingungen sowie Persönlichkeitsmerkmale erörtert, die zu einem permanent erhöhten Angst- und Erregungsniveau prädisponieren.[563] Schließlich mag auch die extreme Verteilung des zum großen Teil von der mit subjektiven Angaben und EEG-Parametern konkretisierbaren Schlafqualität unabhängigen Frischegefühls auf die erste bzw. zweite Tageshälfte zu einem Bias bei der Selbstbeurteilung der Schlafgüte beitragen, die in aller Regel morgens vorgenommen wird.[564] Weiterhin bleibt offen, inwieweit es sich bei denen, die Tagesmüdigkeit angeben, um eine personenidentische Teilmenge der chronisch schlechten Schläfer handelt.

Ohne die Tagesmüdigkeitsprobleme eines Teils der chronisch schlechten Schläfern, die Schlafmangelsymptome berichten, verharmlosen zu wollen, ist zu fragen, ob die im engeren Sinne schlafmangelbedingte Tagesmüdigkeit nicht als Problem überschätzt wird. Zum einen wird Tagesmüdigkeit als Risikopotential in bezug auf Arbeits- und Verkehrsunfälle ausnahmsloser und in stärkerem Ausprägung durch Schlaf-Apnoe verursacht (deren Prävalenz bei über 50-jährigen erheblich zunimmt); zum anderen sind (vor allem im jüngeren Erwachsenenalter) eine *relative Häufigkeit akuter, „ausnahmsweiser“ Schlafreduktionen bei ansonsten schlafgesunden Personen* zu berücksichtigen, die im Zusammenhang mit vorübergehenden, besonderen Streßsituationen und/oder einem ausgedehnteren Freizeitleben vorgenommen werden. Die nicht durch Schlafstörungen bedingten Schlafreduktionen dürften im gesamtgesellschaftlichen Maßstab ein erhebliches Summenproblem darstellen, das im Verhältnis zu den Folgeproblemen von Schlafstörungen möglicherweise weit unterschätzt wird.

Ansonsten ist Schlaf-Apnoe die einzige Schlafstörung, die potentiell schon während der Nacht fatale Folgen haben kann („Tod durch Herz-

561 Vgl. S. 3f.
562 Vgl. S. 93.
563 Vgl. S. 91ff.
564 Vgl. S. 63ff. u. 70ff.

versagen"). In diesem Zusammenhang ist festzustellen, daß ausgerechnet diese lebensgefährliche Schlafstörung auf Grund eines in unserem Gesundheitssystem atypischen Mangels an spezieller „Apparatemedizin" bislang nur in wenigen Schlafambulanzen verläßlich diagnostiziert werden kann. Dieser Versorgungsmangel ist nicht zuletzt deshalb eine erhebliches Gesundheitsrisiko, weil sich Schlaf-Apnoe durch (bloß moderaten) Alkoholgenuß und (in abgeschwächter Form) durch Schlaftabletten – z. B. gegen Durchschlafstörungen – unkalkulierbar verschärfen kann.[565]

Ad b) Die *Altersabhängigkeit der Häufigkeit von Schlafstörungen* war als konsistenter Globalbefund in der Tat schon vor dieser Arbeit bekannt. Wir haben sie nach spezifischen Formen und Schweregraden von Schlafstörungen differenziert und zur Teilerklärung von Prävalenzunterschieden benutzt. Letzteres hat – neben der oben skizzierten Berücksichtigung von Unterschieden in den Frageformulierung und Antwortvorgaben – erwartungsgemäß zu einer noch weiteren Reduktion von (scheinbaren) Prävalenzunterschieden geführt.[566]

Punktuell betrachtet, finden sich im Durchschnitt der Studien vom jungen Erwachsenen- bis ins Rentenalter (bei trivialen Geschlechtsverteilungen von rund 1:1, d.h. ca. 55% w zu 45% m in repräsentativen Stichproben) Vervierfachungen der Prävalenz von Durchschlafstörungen und schlechtem Schlaf.[567] Die Altersverteilung der Einschlafstörungen folgt keinem konsistenten Trend. Nach den Ergebnissen mit extremen Häufigkeitskategorien (oft/immer) zu urteilen, kann hier in neueren Untersuchungen kein Alterstrend gesichert werden. Mit Ja-Antworten und unter Einschluß der Kategorie „manchmal" folgen auch Einschlafprobleme einem Alterstrend, der in einem dieser Fälle jedoch nur durch eine eine sprunghafte Zunahme der Häufigkeit bei Frauen im hohen Lebensalter zustande kam.[568]

In diesem Bild spiegeln sich die Alterstrends der Schlafparameter bei (ausschließlich) guten Schläfern, die – mit relativ guter Übereinstimmung zwischen subjektiven Beurteilungen und EEG-Daten – eine relative Alterskonstanz der Einschlafdauer, eine Abnahme der effektiven

565 Die atmungsdepressive (Begleit-)Wirkung von Alkohol ist bei (äquipotenten hypnotischen Dosen) stärker als die der heute überwiegend verschriebenen Benzodiazepinhypnotika (vgl. dazu z. B. Harvey, 1987, S. 346f.).

566 Wir konnten der Literatur keinen Prävalenzunterschied entnehmen, der nach Differenzierung von Symptomatik und Schweregrad bzw. Frageformulierungen und Antwortkategorien sowie Alters- und geschlechtsstandardisierung mehr als max. 5% betragen könnte.

567 Vgl. S. 155ff. u. 176ff.

568 Vgl. S. 168f. u. 206f.; vgl. auch S. 157 (Fußn. 455).

Schlafdauer bei tendenzieller Zunahme der Bettliegezeit, eine systematische Häufung nächtlicher Schlafunterbrechungen und Verlängerungen des jeweiligen Wachliegens sowie eine Verminderung des Tiefschlafanteils mit fortschreitendem Lebensalter offenbarten.[569]

Soweit sich halbwegs lineare Alterstrends für Schlafstörungen finden, ist insbesondere in bezug auf die subjektiven Beurteilungen eine Besonderheit anzumerken, nämlich ein sprunghafter Häufigkeitsanstieg von Schlafstörungen im späteren Erwachsenenalter, der zudem mit einem Zeitversatz von etwa einer Lebensdekade bei Frauen im Klimakterium und bei Männern mit Beginn des Rentenalters einsetzt. Dieses von McGhie und Russel[570] schon vor über zwanzig Jahren beobachtete Phänomen stellt sich auch in neueren Untersuchungen dar.[571] Hierin mag eine Teilerklärung für die relativ geringe gemeinsame Varianz (um 5%) von Schlafstörungen und Alter zu finden sein[572]; die Modellannahmen der multiplen Regression werden im übrigen generell durch (Mehrfach-)Interaktionen von Alter, Geschlecht und psychosozialen Problemen nicht realistischer.

Die *Geschlechtsabhängigkeit der Schlafstörungen* ist ebenso deutlich wie unerklärt. Frauen berichten generell mehr Schlafstörungen (der verschiedenen Formen und Schweregrade) als Männer, und zwar in einem Verhältnis von etwa 3:2 (bei Mittelung über alle Altersgruppen).

Dies ist keineswegs bei allen subjektiven Angaben über gesundheitliche Beschwerden der Fall. In einer großen Studie Studie (N = ca. 1 Mio.) zeigt sich z. B., daß hier zwar Schlaflosigkeit aller Häufigkeitsabstufungen (oft, ziemlich oft, und selten) von Frauen in einem Mehrheitsverhältnis von sogar ca. 2:1 angegeben wurde. Dieselben Frauen nannten jedoch u.a. nicht mehr Magenverstimmung, Magenschmerzen, Verstopfung, Kurzatmigkeit oder Heiserkeit als die Männer der Stichprobe.[573] Hingegen finden sich bei schlafbezogenen Beschwerden wie Müdigkeit bzw. Ermüdbarkeit (fatigue) und Benommenheit bzw. Schwindelgefühl (dizziness) ähnliche Unterschiede in den (Alters-)Durchschnittsniveaus und in den Altersverteilungen zu den entsprechenden Angaben der Männer wie beim Symptom Schlaflosigkeit. Somit können wir zunächst eine symptomunabhängige Neigung bei Frauen ausschließen, generell mehr gesundheitliche Beschwerden anzugeben.

569 Vgl. Abschn. A.IX.2, insbes. die Abbn. V (S. 48) u. VI (S. 50).
570 Vgl. dies., 1962, S. 635.
571 Vgl. S. 154ff.
572 Vgl. S. 163 u. Poelstra, a.a.O., S. 256.
573 Vgl. Hammond, 1964, S. 16f.

Den Daten derselben Studie ist jedoch weiterhin zu entnehmen, daß Frauen ihren Schlaf bei gleichen Schlafdauerangaben schlechter beurteilen als Männer.[574] Nun war im Verlauf der Darstellung nicht der Eindruck zu gewinnen, daß es sich bei der Schlafdauer um einen allzu spezifischen Indikatior für die Schlafgüte handelt, obgleich sich chronisch schlechter Schlaf doch relativ konsistent in einem Schlafdauerdefizit von einer knappen Stunde im Vergleich zum Durchschnittsschlaf niederschlägt.[575] In der Alltagspraxis dürfte sich zwar oft eine Synchronisation der Bettliegezeiten herstellen; ein differentieller Erholungswert des Schlafs gleicher Dauer ist aber nicht ganz ausgeschlossen. Immerhin fanden sich auf drei höchst unterschiedlichen methodischen Wegen Hinweise auf ein etwas größeres Schlafbedürfnis bei Frauen: Eine Befragung in Schweden erbrachte – bei identischen Schlafdauermittelwerten für Frauen und Männer -, daß die Frauen dieser Stichprobe sich einen etwas längeren Schlaf wünschen und mit (24,7% vs. 16,8%) zu einem größeren Teil das Gefühl haben, zu wenig Schlaf zu bekommen.[576] Unter sozialer (inkl. Zeit-)Isolation, war bei Frauen ein größerer Anteil der Schlafepsiode an der Peridode des freilaufenden Schlaf-Wach-Rhythmus zu beobachten.[577] Des weiteren lassen Normdaten aus dem Schlaflabor einen geringfügig (!) längeren und tieferen Schlaf bei Frauen erkennen.[578]

Für den prämenopausalen Lebensabschnitt sind menstruations-[579] und schwangerschaftsbedingte[580] Schlafstörungen anzuführen, wobei sich letztere im Zusammenhang mit der nächtlichen Ernährung und Pflege der Säuglinge fortsetzen. Des weiteren dürften prämenstruelle Erhöhungen von Angst, Ärger und Dysphorie[581] entweder den Schlaf selbst oder

574 Vgl. Kripke et al., 1979, S. 106, die beispielsweise anführen, daß 50% der Männer, aber nur 33% der Frauen, die gleichermaßen eine Schlafdauer zwischen 5 u. 5,9 Std. berichten, sich als nie oder (nur) selten schlaflos charakterisieren. Weiterhin schätzen sich 6% der Frauen, aber nur 3% der Männer, die alle neun und mehr Stunden schlafen, als zumindest ziemlich oft schlaflos ein.

575 Vgl. dazu z. B. Abb. VII, S. 53.

576 Vgl. S. 51.

577 Vgl. ebd.

578 Vgl. S. 49f.

579 Neben einem erhöhten Schlafbedürfnis während der Menstruation (vgl. S. 161) konnten z. B. Einschlafstörungen auf Grund von Bauchschmerzen bislang kaum Untersuchungsinteresse erwecken; vgl. dazu jedoch Höller und Irrgang, 1985, S. 194, die in einer Darstellung allgemeiner Voraussetzungen für sinnvoll interpretierbare EEG-Ableitungen mit einem kasuistischen Schlafprofilvergleichs vor allem auf erhebliche menstruationsbedingte Durchschlafstörungen aufmerksam machen. Am Rande sei hier auch vermerkt, daß sich bei Einnahme oraler Kontrazeptiva die Verstoffwechselung von Koffein um ca. 50% verlangsamt (vgl. Neims, 1983, S. 37).

580 Vgl. dazu Karacan et al., 1968; Schweiger, 1972.

581 Vgl. dazu Schwarzer und van der Ploeg, 1987, insbes. S. 239f.

dessen Beurteilung beeinflussen, zumal auch oft genannte Symptome wie Konzentrationsstörungen und Müdigkeit schlechten Schlaf suggerieren. Die drastischen Häufungen von Schlafstörungen bei peri- und postmenopausalen Frauen erscheinen als komplexe Interaktion physiologischer, psychischer und sozialer Faktoren.[582] Wenn schließlich Fauen und Männer im höheren Lebensalter verglichen werden, ist in bezug auf ein Übergewicht von Schlafstörungen (im Zusammenhang mit der höheren durchschnittlichen Lebenserwartung) bei Frauen auch ein größerer Anteil verwitweter Personen zu berücksichtigen.[583] Schließlich mag auch eine nach wie vor existente ökonomische Unterprivilegierung von Frauen eine gewisse Rolle spielen.[584]

So lassen sich durchaus eine Reihe von – im Lebenslauf wechselnden – Gründen dafür anführen, daß Frauen mehr Schlafstörungen berichten als Männer und/oder sich bei gleicher Schlafdauer auf Grund eines etwas größeren Schlafbedürfnisses nicht gleichermaßen erholt fühlen. Mit den hier aufgeführten Argumenten ist die größere Häufigkeit von Schlafstörungen bei Frauen zwar nicht hinreichend erklärt, aber immerhin so weit erläutert, daß die Hypothese verworfen werden kann, es handele sich hierbei im wesentlichen um nicht mehr als einen Bias geschlechtsspezifischen Antwortverhaltens.

Obwohl Indikatoren der sozialen Lage und der Schichtzugehörigkeit wie *Einkommen und Ausbildungsniveau* in der Mehrheit der Studien signifikant zur Erklärung der Häufigkeitsverteilung von Schlafstörungen in der Bevölkerung beigetragen haben, ist dies bislang kaum in die Fachdiskussionen und in die öffentlichen Meinungsbildung vorgedrungen. Das Ergebnis aus Repräsentativbefragungen der Bevölkerung, daß Schlafstörungen (fast) aller Art und Intensität[585] in den unteren Schichten und Einkommensklassen häufiger sind, läßt sich mit der Alltagserfahrung und dem „gesunden Menschenverstand" vereinbaren, nicht aber mit den gängigen Ideologiebildungen über Schlafstörungen als Wohlstandskrankheit.

582 Vgl. S. 186; Ballinger, 1976; Hammerstein, 1984.

583 Vgl. dazu z. B. Butler und Lewis, 1977, S. 101; als Bevölkerungsdurchschnitt findet sich bei Ballerstedt und Glatzer, 1979, S. 39, ein Verhältnis von 2,6% Witwern zu 14,2% Witwen (Stichjahr: 1975).

584 Fuchs, 1986, S. 459, verweist in diesem Zusammenhang (mit USA-Daten) u.a. darauf, daß bei verdoppelter Scheidungsrate und erhöhter Anzahl unverheirateter Mütter ein insgesamt größerer Teil der Frauen auf ihr eigenes Einkommen angewiesen sind, das im Vergleich zu dem der Männer nach wie vor geringer ist.

585 Vgl. S. 194; S. 204ff.; S. 210f.

In den Feldstudien war auch keine Assoziation von Schlafstörungen mit *Bewegungsmangel* bzw. geringer körperlicher Belastung zu eruieren.[586] Es scheint sich eher so zu verhalten, daß die besonders schwer körperlich Arbeitenden eher häufiger von Schlafstörungen betroffen sind. Daran könnte auch die noch als Regel formulierbare Überschneidung von primär körperlicher Arbeit mit geringerem Einkommen und Sozialstatus[587] beteiligt sein.

Schlafstörungen sind also wie die meisten körperlichen und psychischen Krankheiten – d.h. auch solche, deren Auszählung nicht auf Selbsteinschätzungen beruht – in den unteren Einkommensklassen häufiger vertreten, in denen schließlich auch die Mortalitätsraten höher liegen.[588] Für Bewegung bzw. körperliche Betätigung zu plädieren, bleibt eine zentrale Schlußfolgerung aus der Epidemiologie von Herz-Kreislauf-Erkrankungen, die dadurch beileibe nicht hinfällig wird, daß sie aus Schlafbefragungen letztlich keine zusätzliche Unterstützung findet.

Die populäre Auffassung, *Schlafstörungen* seien *meist psychisch bedingt*, ist eng verstanden falsch und weit gefaßt letztlich nichtssagend. Unstrittig ist, daß Schlafstörungen im Zusammenhang mit akuter emotionaler Erregung und Bedrängnis nahezu unausweichlich auftreten. In bezug auf Extremformen von Angst (Panik), Ärger (Aggression) sowie Traurigkeit und (reaktive) Depression im Zusammenhang mit Schicksalsschlägen und Katastrophen sei auf Homers Schilderung von natürlich

586 In diesem Punkt führen auch Laborexperimente zu nicht wesentlich anderen Ergebnissen; Vgl. dazu S. 41 sowie z.B. auch Trinder et al., 1985, insbes. S. 671, die (im EEG) keinen relevanten Schlafstrukturunterschied zwischen einer (untrainierten) Kontrollgruppe und Langstreckenläufern fanden; den schlechtesten Schlaf – unter den insgesamt guten Schläfern dieser Studie – zeigten im übrigen Bodybuilder und Gewichtheber.

587 Vgl. dazu S. 205 u. 211; die dort skizzierten Verteilungen von Schlafstörungen nach Statusunterschieden *innerhalb* einzelner Berufsfelder lassen im übrigen auch erahnen, warum die Korrelationen der Schlafqualität mit dem nominalen Einkommen in engeren Grenzen bleibt. Rahe, 1975, S. 525f., verweist darauf, daß jüngere, ungelernte Seeleute, die mit ihren (Hilfs-)Tätigkeiteiten nicht zufrieden sind, dazu tendieren, eher Krankheiten zu berichten als ihre Vorgesetzten. Im Rahmen einer Gesamteinschätzung des Erklärungswerts von Life-events kommt er dann zu einer für den hier erörterten Zusammenhang interessanten Schlußfolgerung: „... The life change questionnaire ... does not measure long-standing life-difficulties, such as chronic marital or financial problems“ (a.a.O., S. 527).

588 Vgl. dazu Smith, 1987, S. 881ff. Dies mag Kausalitätsfacetten für die höhere Mortalität bei denjenigen erahnen lassen, die in der Untersuchung der American Cancer Society sechs Jahre vorher angaben, kürzer oder länger zu schlafen, als für den Stichprobendurchschnitt zu verzeichnen war (vgl. Kripke et al., 1979, S. 108ff.).

erscheinenden Schlafstörungsreaktionen verwiesen.[589] Mühe- und ausnahmslos ist in der Literatur nachzuzählen, daß Schlafstörungen bei psychiatrischen Patienten mindestens doppelt so häufig vorkommen wie im Durchschnitt der Bevölkerung. Vor allem in akuten Krankheitsphasen sind die Schlafstörungen auch gravierender als beim durchschnittlichen schlechten Schläfer.[590]

In großen, medizinisch und psychologisch unselektierten (Repräsentativ-)Stichproben finden sich zwar konsistent signifikante Korrelation zwischen Beeinträchtigungen der psychischen Befindlichkeit und/oder Normabweichungen von Persönlichkeitsprofilen mit (schlechter) Schlafqualität; diese Korrelationen sind aber letztlich schwach und hinsichtlich der näheren Umstände für das Zustandekommen dieser Probleme unspezifisch.[591] Wir haben in diesem Zusammenhang aus der Literatur auch über „Skalenerhöhungen" (Depression, MMPI) berichtet, die bei Schlafgestörungen auf Grund körperlicher Erkrankungen und Beschwerden diagnostiziert wurden.[592] Im übrigen ist nicht ausgeschlossen, daß die Vielfalt inhomogener Ätiologien so viel Verteilungsvarianz absorbiert, daß für einen generellen Erklärungsfaktor „Präsenz psychisch-emotionaler Probleme" (gleich welchen Usprungs) nur mehr wenig gemeinsame Varianz zu erklären bleibt.

Mitunter äußern sich auch Kliniker skeptisch gegenüber den gängigen Erklärungsansätzen. So Karacan und Williams[593]:

> Clinicians have long been interested in understanding the mechanisms and etiology of insomnia, but traditionally their approach has been first to rule out possible underlying organic causes, then to ascribe one of a number of multipurpose psychogenic etiologies in contemporary vogue ... Unfortunately, in practice, it is all too frequent that no gross somatic or psychological pathology can be found, nor is there an apparent environmental influence.

Ein für die Praxis wenig hilfreiches, nichtsdestoweniger konsistentes Ergebnis der Feldstudien lautet: Die Präsenz psychisch-emotionaler Probleme erklärt für sich kaum mehr Schlafstörungen als die Indikatoren für individuelle Wohlstands- bzw. Lebensqualitätsdefizite wie Einkommen, Ausbildungsniveau und Wohnverhältnisse. In Übereinstimmung mit populären Auffassungen werden Schlafstörungen allerdings häufiger in Verbindung mit der Selbsteinschätzung berichtet, sich ständig in *Streß und Anspannung* (tension) bzw. Hetze und Eile zu befinden.[594] Auch in

589 Vgl. S. 101f.
590 Vgl. S. 64f.; vgl. auch S. 61.
591 Vgl. S. 163ff.
592 Vgl. S. 61.
593 Dies., 1971, S. 274f.
594 Vgl. S. 172f., 174, 178.

diesem Punkt bleibt letztlich offen, wie groß der Anteil der Personen ist, die sich auf Grund ihrer sozialen Lage hetzen (lassen) bzw. eilen müssen, im Verhältnis zu denen, deren neurotisch-depressive Persönlichkeitsverfassung auch ein alltägliches Außmaß an Aktivität und Anstrengung als anspannend und zermürbend erfahren läßt. Im individuellen Fall mögen sich die hier resümierten Einflußfaktoren auf den Schlaf in eine bestimmte Richtung verstärken oder kompensieren. Einfache Erklärungen und Patentrezepte führen in der Therapie von Schlafstörungen nur in Ausnahmefällen zum Erfolg.[595]

Ein Teil der (erwachsenen) Bevölkerung – wir schätzen etwa 10% bei um die 20% Schichtarbeitern unter den Erwerbstätigen moderner Industrienationen – nehmen (gegen Extra-Entgelt und Freizeitbonus) einen schlechteren Schlaf, zumindest mitunter beträchtliche Schlafqualitätseinbußen hin.[596] Dies trägt dazu bei, daß viele andere in wirtschaflichem Wohlstand beruhigt schlafen können. Wir sind gegen gewaltsame Angriffe auf Hab und Gut sowie Leib und Leben rund um die Uhr mehr geschützt denn je. Bei Unfällen und Erkrankungen steht jederzeit Soforthilfe und weitere medizinische Versorgung bereit. Ohne Frage ist die relative Häufigkeit von Nacht- und Schichtarbeit (im Vergleich zu den schon für die Antike belegten Ausnahmen) eine Zivilisationserscheinung und -bedingung, soweit wir den Zivilisationsprozeß – mit welchen Abstrichen im einzelnen auch immer – in der generellen Form moderner Industriegesellschaften akzeptieren.

Bei der (Wechsel-)Schichtarbeit zeigen sich besonders deutlich die allgemeinen Grenzen und individuellen Unterschiede der Anpassungsmöglichkeiten physiologischer Zirkadianrhythmik an die „rationale Arbeitsorganisation“. Die allgemeinen Grenzen sind in diesem Falle dadurch abgesteckt, daß eine weitgehende physiologische Anpassung nur bei permantenter Nachtarbeit, d. h. aber um den Preis einer relativen sozialen Isolation der Betroffenen und deren Ausschluß vom öffentlichen Leben möglich wäre. Jeder anders gelagerte Kompromiß führt zu einem Dauerkonflikt zwischen der zirkadianphysiologisch determinierten Vigilanzlage und den situationsaktuellen sozialen Anforderungen[597], sei es die Notwendigkeit, (hell-)wach und aktiv zu sein, oder

595 Der von Strauch, 1985, S. 131f., im Bereich der psychologischen Therapie und „Verhaltensmedizin“ konstatierte Übergang von monokonzeptuellen Standardprogrammen zu individuell angepaßten Verfahrensweisen auf der Basis integrierter Methoden hängt wohl auch damit zusammen.

596 Vgl. S. 97ff.

597 Die Intensität dieses dauerhaften Konflikts variiert wiederum mit jeweils mehr oder weniger ungüngstigen Konstellation in bezug auf auf die individuelle Ausprägung der Zirkadianrhythmik; vgl. S. 68.

die Verordnung des Schlafs zu einem physiologisch unpassenden Zeitpunkt. Es überrascht nicht weiter, daß in dieser Population ein überdurchschnittlicher Konsum von umstandslos verfügbarem Koffein und Alkohol herrscht. Die Population ist zu groß, um dies im wesentlichen psychologisch erklären zu können.

Bei den sogenannten Abendtypen im Standardarbeitstag liegt ein ähnliches Problem vor, mit dem Unterschied, daß hier eine hohe und ausdauernde Vigilanz in einem Tageszeitbereich zu erbringen ist, wo sie sich – relativ unabhängig von der Schlafqualität der vorangegangen Nacht – nur durch manipulative Eingriffe formieren läßt.[598] Weder die eine, noch die andere Problematik reicht im entferntesten an die gesundheitsruinöse Ausbeutung über einen historischen Arbeitstag von bis zu doppelter Länge heran.[599] Es ist davon auszugehen, daß die Marginalität von Einschlafproblemen in Verbindung mit der völligen physischen Verausgabung[600] bei einem weit größeren Teil der Bevölkerung als heute kein Trost für andere, daraus resultierende Gesundheitsfolgen sein konnte. Ebensowenig vermag es jedoch den in der Gegenwart von Schlafstörungen Betroffenen helfen, daß sie sich in einer vergleichsweise günstigen gesundheitlichen Gesamtsituation befinden.

Insofern als die Verkürzung des Arbeitstags auch am Sinken der Rate von Arbeitsunfällen[601] beteiligt sein dürfte, erscheinen verstärkte Anforderungen an eine hohe und dauerhafte Aktivation nicht generell gesundheitlich bedenklich, nur weil sie „unrhythmisch“ sind. Mit den genannten Einschränkungen ist nichtsdestoweniger festzuhalten, daß zum einen – in bezug auf eine weit verbreitete Alltagspraxis der Vigilanzmodulation – die chronischen Interaktionswirkungen (gerade des moderaten) Konsums von Koffein und Alkohol auf die Schlafqualität zu ungeklärt sind, um es bei dem üblicherweise erteilten Rat zu belassen, abends keine koffeinhaltigen Getränke mehr zu sich zu nehmen.[602] Zum anderen sei daran erinnert, daß der Schlaf nach einer höheren psychophysiologischen Aktivierung am Tage generell nicht tiefer und erholsamer wird – relativ unabhängig von den jeweils eingeschlagenen Wegen.[603]

Ad c) Ein paar „typische“ Veränderungen im Prozeß der Zivilisation konnten im Querschnitt von Untergruppen der Bevölkerung modelliert werden, die jeweils Extrema repräsentieren: eine höhere durchschnittli-

598 Vgl. S. 71ff.; vgl. auch S. 113ff.
599 Vgl. S. 112f.
600 Vgl. Fußnote 344 auf S. 112.
601 Vgl. die Angaben bei Ballerstedt und Glatzer, a.a.O., S. 204.
602 Vgl. dazu S. 115f.
603 Vgl. S. 5 u. S. 116 (Fußnote 358); vgl. auch S. 119f.

che Lebenserwartung[604], eine geringere körperliche Beanspruchung bzw. der im Zusammenhang mit Zivilisationskrankheiten grundsätzlich monierte Bewegungsmangel sowie der Wohlstand vieler. Daraus ergibt sich, daß auf Grund der größeren Häufigkeit von Schlafstörungen fast aller Art mit höherem Lebensalter ein Prävalenzanstieg im Prozeß der Zivilisation, wie allenthalben erwogen wird, nicht auszuschließen ist. Sollen Hygiene und Medizin indes dafür angeklagt werden, daß sie, wie McKeown[605] es sieht, das Leben erheblich verlängert haben, ohne beste Gesundheit bis ins hohe Alter gewährleisten zu können?

Der Schluß von der Erhöhung der Lebenserwartung auf einen durchschnittlichen Prävalenzanstieg abstrahiert indes völlig von dem *Zusammenhang zwischen sozialer Lage und Schlafqualität*.[606] Allein die heutige Ausgestaltung der unmittelbaren Schlafumgebung läßt letztlich wenig Platz für die Vorstellung, daß die *Mehrheit* der Bevölkerung in den vergangenen Jahrhunderten besser geschlafen habe. Selbst die unstrittig erhöhte Lärmbelästigung der Schläfer durch *von draußen* in den Schlafraum dringende Geräusche versinkt – fast verschämt – im eigenen Bett eines separaten Schlafraumes: einem Luxus für die breite Masse, der mit erheblich angehobenen Ansprüchen auf Ungestörtheit einhergehen mag, aber kaum einen unvorteilhaften Vergleich mit den historischen Schlafbedingungen des gemeinen Volkes bzw. der Proletarier und der Tagelöhner auf dem Lande bis ins 20. Jahrhundert hinein duldet.

Wer hungert, noch unter Kriegsfolgen leidet, wenn ein neuer Krieg schon begonnen hat, wird in der Tat emotionale Probleme haben, kaum gut schlafen und doch primär mit ganz anderen Sorgen befaßt sein. Die zur Zeit des Vietnam-Kriegs[607] auffällig hohe Prävalenz von Schlafstörungen bei jungen Männern in den USA mag abschließend noch einmal die Vielschichtigkeit des Zusammenhangs zwischen Schlaf und Zivilisation eröffnen – und die Vielfalt unterschiedlichster psychischer Probleme, die den Schlaf beeinträchtigen.

---

604 Vgl. dazu Häfner, 1986, S. 3ff.

605 Vgl. ders., 1982, insbes. S. 135, 157f. u. 222.

606 Vgl. dazu z. B. auch van Stolk und Wouters, 1984.

607 Vgl. S. 167f. (Fußnote 485).

Literaturverzeichnis

Abele-Brehm, A., Brehm W. (1986): Zur Konzeptualisierung und Messung von Befindlichkeit. Die Entwicklung der „Befindlichkeitsskalen“ (BFS). Diagnostica 32 (3), 209-228.

Adam, K., Tomeny, M., Oswald, I. (1986): Physiological and psychological differences between good and poor sleepers. J. Psychiat. Res. 20 (4), 301-316.

Akerstedt, T. (1979): Altered sleep/wake patterns and circadian rhythms. Laboratory and field studies of sympathoadrenomedullary and related variables. Acta Physiol. Scand. 469, 1-48.

Akerstedt, T. (1985): Shifted sleep hours. Ann. Clin. Res. 17 (5), 237-279.

Akerstedt, T., Gillberg, M. (1981): Sleep disturbances and shift work. In: Advances in the biosciences, Vol. 30. Night and shift work. Biological and social aspects, Reinberg, A., Vieux, N., Andlauer, P. (Hrsg.), Pergamon Press, Oxford-New York-Frankfurt/M., 127-137.

Akerstedt, T., Torsvall, L. (1985): Napping in shiftwork. Sleep 8 (2), 105-109.

Anders, T.F., Keener, M. (1985): Developmental course of nighttime sleep-wake patterns in fullterm and premature infants during the first year of life I. Sleep 8 (3), 173-192.

Anderson, H., Chambers, M.M.C., Nicholson, A.N., Stone, B.M. (1984): Sleep of shiftworkers within the Arctic circle. Aviat. Space Environ. Med. (55 (11), 1026-1030.

Aschoff, J. (1970): Circadiane Periodik als Grundlage des Schlaf-Wach-Rhythmus. In: Ermüdung, Schlaf und Traum, Baust, W. (Hrsg.), Wissenschaftliche Verlagsgesellschft mbH, Stuttgart, 59-98.

Aschoff, J., Wever, R. (1966): Circadian period and phase-angle difference in chaffinches (Fringilla coelebs L.). Comp. Biochem. Physiol. 18, 397 ff.

Aserisnky, E., Kleitman, N. (1953): Regularly occuring periods of eye motility and concomitant phenomena during sleep. Science 118, 273.

Association of Sleep Disorders Centers and Association for the Psychophysiological Study of Sleep (1979): Diagnostic classification of sleep and arousal disorders, 1st edn. Sleep 2, 21-57.

Ballerstedt, E., Glatzer, W. (1979): Soziologischer Almanach. Handbuch gesellschaftlicher Daten und Indikatoren. Campus Verlag, Frankfurt/M., New York.

Ballinger, C.B. (1976): Subjective sleep disturbance at the menopause. Journal of Psychosomatic Research 20, 509-513.

Baumgartner, A. (1984): Einfluß von Klima und Wetter auf den Schlaf. Der Internist 25, 531-535.

Baust, W. (1970): Die Phänomenologie des Schlafes. In: Ermüdung, Schlaf und Traum, Baust, W. (Hrsg.), Wissenschaftliche Verlagsgesellschaft mbH, Stuttgart, 99-144.

Beersma, D.G., Daan, S., van den Hoofdakker, R.H. (1985): The timing of sleep in depression: Theoretical considerations. Psychiat. Res. 16 (3), 253-262.

Benoit, O., Foret, J., Merle, B., Reinberg, A. (1981): Circadian rhythms (temperature, heart rate, vigilance, mood) of short and long sleepers: Effects of sleep deprivation. Chronobiologica 8, 341-349.

Berger, R.J. (1984): Slow wave sleep, shallow torpor and hibernation: homologous states of diminished metabolism and body temperature. Biol. Psychol. 19, 305-326.

Berger, R.J., Walker, J.M., Scott, T.D., Magnuson, L.J., Pollack, S.L. (1971): Diurnal and nocturnal sleep stage patterns following sleep deprivation. Psychonom. Sci. 23 (4), 273-275.

Billiard, M., Besset, A., Passouant, P. (1981): The place of sleep disorder centers in the evaluation and treatment of chronic insomniacs. Int. J. Neurol. 15 (1-2), 56-61.

Bixler, E.O., Kales, A., Soldatos, C.R., Kales, J.D., Healy, S. (1979): Prevalence of sleep disorders in the Los Angeles metropolitan area. Amer. J. Psychiat. 136, 1257-1262.

Bonnet, M.H. (1985): Effect of sleep disruption on sleep, performance, and mood . Sleep 8 (1), 11-19.

Borbély, A.A. (1982): A two-process model of sleep regulation. Hum. Neurobiol. 1, 195-204.

Borbély, A.A. (1984): Das Geheimnis des Schlafs. Deutsche Verlagsanstalt, Stuttgart.

Borbély, A.A., Valatz, J.L. (Hrsg.) (1984): Experimental Brain Research Supplementum 8. Sleep Mechanisms. Springer-Verlag, Berlin, Heidelberg, New York, Tokyo.

Borbély, A.A., Tobler, I. (1985): Homeostatic and circadian principles in sleep regulation in the rat. In: Brain Mechanisms of Sleep, McGinty, D.J. et al. (Hrsg.), Raven Press, New York, 35-44.

Borst, O. (1983): Alltagsleben im Mittelalter. Insel Taschenbuch, Frankfurt/M.

Bortz, J. (1979): Lehrbuch der Statistik. Für Sozialwissenschaftler. Springer-Verlag, Berlin-Heidelberg-New York.

Broman, J.E., Almquist, M., Hetta, J., Stjernlöf, K. (1986): Excessive daytime arousal – a possible cause of insomnia? In: Abstracts. Eighth European Congress of Sleep Research, Szeged, 1986, 48.

Broman, J.E., Hetta, J. (1987): Subjective pre-sleep arousal in insomnia patients – relations to recorded and estimated sleep variables. In: Sleep Research Vol. 16, Chase, M.H., McGinty, D.J., O'Connor, C. (Hrsg.), UCLA Brain Information Service/Brain Research Institute, Los Angeles, 315.

Bunnell, D.E., Bevier, W.C., Horvath, S.M. (1984): Sleep interruption and exercises. Sleep 7 (3), 261-271.

Butler, R.N., Lewis, M.I. (1977): Aging and mental health. Positive psychosocial approaches. The C.V. Mosby Company, Saint Louis.

Campbell, S.S. (1983): Human sleep patterns under conditions of ‚disentrainment'. In: Sleep 1982. Sixth European Congress on Sleep Research, Koella, W.P. (Hrsg.), S. Karger, Basel, 212-215.

Campbell, S.S. (1987): Evolution of sleep structure following brief intervals of wakefulness. Electroencephalography and Clinical Neurophysiology 66, 175-184.

Campbell, S.S., Tobler, I. (1984): Animal sleep: A review of sleep duration across phylogeny. Neurosci. Biobehav. Rev. 8, 269-300.

Carskadon, M.A., Dement, W.C. (1975): Sleep studies on a 90-minute day. Electroencephalography and Clinical Neurophysiology 39, 145-155.

Carskadon, M.A., Dement, W.C., Mitler, M.M., Guilleminault, C., Zarcone, V.P., Spiegel, R. (1976): Self-reports versus sleep laboratory findings in 122 drug-free subjects with complaints of chronic insomnia. Am. J. Psychiatry 133 (12), 1382-1388.

Carskadon, M.A., Dement, W.C. (1982): Nocturnal determinants of daytime sleepiness. Sleep 5, 73-81.

Chrusciel, T.L. (1982): General pharmacology and toxicology of alcohol. In: Handbook of Experimental Pharmacology, Vol. 55/III. Psychotropic Agents, Hoffmeister, F., Stille, G. (Hrsg.), Springer-Verlag, Berlin-Heidelberg-New York, 161-176.

Church, M.W., Johnson, L.C. (1979): Mood and performance of poor sleepers during repeated use of flurazepam. Psychopharmacology 61, 309-316.

Cicourel, A.V. (1969): Methode und Messung in der Soziologie. Suhrkamp, Frankfurt a.M..

Coleman, R.M. (1983): Diagnosis, treatment, and follow-up of about 8.000 sleep/wake disorder patients. In: Sleep/Wake Disorders: Natural History, Epidemiology, and Long-Term Evolution, Guilleminault, C.,Lugaresi, E. (Hrsg.), Raven Press, New York, 87-97.

Colquhoun, P. (1982): Biological rhythms and performance. In: Biological Rhythms, Sleep, and Performance, Webb, W.-B. (Hrsg.), John Wiley & Sons Ltd., 59-83.

Crick, F., Mitchison, G. (1983): The function of dream sleep. Nature 304 (14), 111-114.

Czeisler, C.A., Zimmerman, J.C., Ronda, J.M., Moore-Ede, M.C., Weitzman, E.D. (1980): Timing of REM sleep is coupled to the circadian rhythm of body temperature in man. Sleep, 2 (3), 329-346.

Czeisler, C.A., Moore-Ede, M.C., Coleman, R.M. (1982): Rotating shift work schedules that disrupt sleep are improved by applying circadian principles. Science 217, 460-462.

Czeisler, C.A., Allan, J.S., Strogatz, S.H., Ronda, J.M., Sánchez, R., Ríos, C.D., Freitag, W.O., Richardson, G.S., Kronauer, R.E. (1986): Bright light resets the human circadian pacemaker independent of the timing of the sleep-wake cycle. Science 233, 668-671.

Daan, S. (1983): Recuperative sleep as an adaptive behavior. Opinion on sleep function. In: Sleep 1982. Sixth European Congress on Sleep Research, Zürich 1982, Koella, W.P. (Hrsg.), S. Karger, Basel, 138-140.

Daan, S., Beersma, D.G.M., Borbely, A.A. (1984): Timing of human sleep: recovery process gated by a circadian pacemaker. Amer. Physiol. Soc., 161-183.

Dahlgren, K. (1981): Adjustment of circadian rhythms and EEG sleep functions to day and night sleep among permanent nightworkers and rotating shift-workers. Psychophysiology 18 (4), 381-391.

Davidson, W. (1979): Über den Schlaf. Eine medizinisch-psychologische Abhandlung. Antiqua-Verlag, Lindau (erstm. 1796).

De Roeck, J., Cluydts, R., Matthys, R. (1983): Diagnostic classification of sleep disorders according to the ASDC nosology: Data from a recently started sleep/wake disorders center. In: Fourth International Congress of Sleep Research (Abstracts), Bologna 1983, 309.

De Graaf, W., Poelstra, P.A.M., Visser, P. (1981): An epidemiological sleep survey in a general practice of a middle-sized town. In: Sleep 1980. Fifth European Congress on Sleep Research (Abstracts), Amsterdam 1980, Koella, W.P. (Hrsg.), S. Karger, Basel, 380-382.

Dement, W.C-. (1960): The effect of dream deprivation. Science 131, 1705-1707.

Dement, W.C. (1965): Recent studies on the biological role of rapid eye movement sleep. Amer. J. Psychiat. 122, 404-408.

Dement, W.C. (1972): Sleep deprivation and the organization of the behavioral states. In: Sleep and the Maturing Nervous System, Clemente, C.D., Purpura, D.P., Mayer, F.E. (Hrsg.), Academic Press, New York, 319-355.

Dement, W., Zarcone, V., Varner, V. et al. (1972): The prevalence of narcolepsy. In: Sleep Research Vol. 1, Chase, M.H., Stern, W.C., Walter, P.L. (Hrsg.), UCLA Brain Information Sevice/Brain Research Institute, Los Angeles, 148.

Dement, W.C., Seidel, W., Carskadon, M. (1984): Issues in the diagnosis and treatment of insomnia. In: Psychopharmacology Supplementum 1. Sleep, Benzodiazepines and Performance. Experimental Methodologies and Research Prospects, Hindmarch, I., Ott, H. (Hrsg.), Springer-Verlag, Berlin, Heidelberg, New York, Tokyo, 11-43.

Dilling, H. (1985): Schlafstörungen aus psychiatrischer Sicht. Therapiewoche 36, 1713-1722.

Dreitzel, H.P. (1972): Die gesellschaftlichen Leiden und das Leiden an der Gesellschaft. Vorstudien zu einer Pathologie des Rollenverhaltens. Ferdinand Enke Verlag, Stuttgart.

Eberhardt, J.L., Strale, L.-O., Berlin, M.H. (1987): The influence of continuous and intermittent traffic noise on sleep. J. Sound and Vibration (in press).

Effelsberg, W. (1986): Sleep and insomnia. A cross-cultural perspective. In: Eighth European Congress of Sleep Research (Abstracts), Szeged 1986, 96.

Eggert, D. (1974): Eysenck-Persönlichkeits-Inventar (E-P-I). Handanweisung für die Durchführung und Auswertung. Verlag für Psychologie, Dr. C.J. Hogrefe, Göttingen.

Ehrenstein, W. (1984): Schlafstörungen bei Schichtarbeitern – Häufigkeit, Ursachen, therapeutische Konsequenzen. In: Schlafmitteltherapie bei Berufstätigen. Arbeits- und verkehrsmedizinische Aspekte, Saletu, B. (Hrsg.), perimed Fachbuch-Verlagsgesellschaft mbH, Erlangen, 39-44.

Elias, N. (1969): Über den Prozeß der Zivilisation. Soziogenetische und psychogenetische Untersuchungen. Haus zum Falken, Basel (erstm. 1939).

Elias, N. (1978): Was ist Soziologie? Juventa Verlag, München.

Elias, N. (1983): Die höfische Gesellschaft. Suhrkamp (STW), Frankfurt/M. (erstm. 1969).

Elias, N. (1984): Über die Einsamkeit der Sterbenden. Suhrkamp Verlag, Frankfurt/M.

Endo, S. (1981): Circadian aspects of REM and NREM sleep. In: Psychophysiological Aspects of Sleep. Proceedings of the third International Congress of Sleep Research, Karacan, I. (Hrsg.), Noyes Medical Publications, New Jersey, U.S.A., 26-39.

Engel, R.R., Engel-Sittenfeld, P. (1980): Schlafverhalten, Persönlichkeit und Schlafmittelgebrauch von Patienten mit chronischen Schlafstörungen. Nervenarzt 51, 22-29.

Engels, F. (1970): Die Lage der arbeitenden Klassen in England (erstm. 1845). In: Marx Engels Werke, Band 2, Dietz Verlag Berlin.

Estler, C.-J. (1982): Caffeine. In: Handbook of Experimental Pharmacology Vol. 55/III. Psychotropic Agents, Hoffmeister, F., Stille, G. (Hrsg.), Springer-Verlag, Berlin, Heidelberg, New York, 369-389.

Evans, B. (1978): Dictionary of quotations. Avenel Books, New York, (erstm. 1904).

Feinberg, I., Floyd, T.C. (1979): Systematic trends across the night in human sleep cycles. Psychophysiology 16 (3), 283-291.

Fleming, D.M., Crombie, D.L. (1987): Prevalence of asthma and hay fever in England and Wales. British Medical Journal 294, 279-283.

Folkard, S., Monk, T.H. (1981): Individual differences in the circadian response to a weekly rotating shift system. In: Advances in the biosciences Vol. 30. Night and shift work. Biological and social aspects, Reinberg, A., Vieux, N., Andlauer, P. (Hrsg.), Pergaman Press, Oxford, New York, Frankfurt/M., 367-374.

Folkard, S., Minors, D.S., Waterhouse, J.M. (1985): Chronobiology and shift work: Current issues and trends. Chronobiol. 12 (1), 31-54.

Foret, J., Touron, N., Benoit, O., Bouard, G. (1985): Sleep and body temperature in „morning“ and „evening“ people. Sleep 8 (4), 319-324.

Friedell, E. (1976): Kulturgeschichte der Neuzeit, Bd. 1. Deutscher Taschenbuch Verlag, München (erstm. 1927).

Friedmann, J., Globus, G., Huntley, A., Mullaney, D., Naitoh, P., Johnson, L. (1977): Performance and mood during and after gradual sleep reduction. Psychophysiology 14 (3), 245-250.

Friedrichs, J. (1973): Methoden empirischer Sozialforschung. Rowohlt, Reinbek.

Fuchs, V.R. (1986): Sex differences in economic well-being. Science 232, 459-464.

Gagnon, P., de Koninck, J., Broughton, R. (1985): Reappearance of electroencephalogram slow waves in extended sleep with delayed bedtime. Sleep 8 (2), 118-128.

Garma, L. (1983): Diagnostic categories' distribution of patients received in a Paris hospital consultation for sleep and arousal disorders. In: Fourth International Congress of Sleep Research (Abstracts), Bologna 1983, 307.

Gleichmann, P.R. (1980): Einige soziale Wandlungen des Schlafens. ZfS 9 (3), 236-250.

Goldenberg, F., Benoit, O., Bastuji, H., Pailhous, E., Goldenberg, E. (1983): Poor sleep in subjects ranging in age from 20 to 30 years. In: Sleep 1982. Sixth European Congress on Sleep Research, Zürich 1982, Koella, W.P. (Hrsg.), S. Karger, Basel, 318-321.

Goodman Gilman, A., Goodman, L.S., Rall, T.W., Murad, F. (Hrsg.) (1985): Goodman and Gilman's. The pharmacological basis of therapeutics. Seventh edition. Macmillan Publishing Company, New York.

Griefahn, B. (1985): Schlafverhalten und Geräusche. Feld- und Laboruntersuchungen über Straßenverkehr, EEG-Analyse, Literaturauswertung. Ferdinand Enke Verlag, Stuttgart.

Groos, G. (1983): Regulation of the circadian sleep-wake-cycle. In: Sleep 1982, Sixth European Congress on Sleep Research, Zürich 1982, S. Karger, Basel, 19-29.

Guilleminault, C. (1983): Natural history, cardiac impact, and long-term follow-up of sleep apnea syndrome. In: Sleep/Wake Disorders: Natural History, Epidemiology, and Long-Term Evolution, Guilleminault, C., Lugaresi, E. (Hrsg.), Raven Press, New York, 107-125.

Gundel, A., Hilbig, A. (1983): Circadian acrophases of powers and frequencies in the walking EEG. Int. J. Neurosci. 22 (1-2), 125-133.

Hammerstein, J. (1984): Klimakterisch bedingte Schlafstörungen. In: Schlafstörungen in Abhängigkeit vom Lebensalter. Seminar anläßlich des Kongresses für ärztliche Fortbildung, Berlin 1983, medizinisch-wissenschaftliche Buchreihe von Schering, 25-31.

Hammond, E.C. (1964): Some preliminary findings on physical complaints from a prospective study on 1.064.004 men and women. Public Health 54 (1), 11-23.

Hartmann, E. (1973): The functions of sleep. Yale University Press, New Haven, London.

Hartmann, E., Baekeland, F., Zwilling, G., Hoy, P. (1971): Sleep need: How much sleep and what kind?. Amer. J. Psychiat. 127, 1001-1008.

Hartmann, E., Brewer, V. (1976): When is more or less sleep required? A study of variable sleepers. Comprehensive psychiatry 17 (2), 275-284.

Harvey, S.C. (1985): Hypnotics and sedatives. In: Goodman and Gilman's. The pharmacological basis of therapeutics. Seventh edition, Goodman Gilman, A., Goodman, L.S., Rall, T.W., Murad, F. (Hrsg.), Macmillan Publishing Company, New York, 339 ff.

Häfner, H. (1985): Sind psychische Krankheiten häufiger geworden?. Der Nervenarzt 56, 120-133.

Häfner, H. (1986): Psychische Gesundheit im Alter. Gustav Fischer, Stuttgart, New York.

Hetta, J. Almqvist, M. Agren, H. Hambert, G. Liljenberg, B. Roos, B.-E. (1985): Prevalence of sleep disturbances and related symptoms in a middle-aged Swedish population. In: Sleep '84, Proceedings of the Seventh European Congress on Sleep Research, Munich, Sept. 3-7, Koella, W.P., Rüther, E., Schulz, H. (Hrsg.), Gustav Fischer, Stuttgart, New York, 373-375.

Hicks, R.A., Garcia, E.R. (1987): Level of stress and sleep duration. Perceptual and Motor Skills 64, 44-46.

Hildebrandt, G., Strattmann, I. (1979): Circadian system response to night work in relation to the individual circadian phase position. International Archives for Occupation and Evironmental Health 43, 73-83.

Hindmarch, I., Ott, H., Roth, T. (Hrsg.) (1984): Psychpharmalogy Supplementum 1. Sleep, Benzodiazepines and Performance. Experimental Methodologies and Research Prospects. Springer-Verlag, Berlin, Heidelberg, New York, Tokyo.

Hinterhuber, H. (1985): Die Epidemiologie der Depression. Wien. Klin. Wochenschr. 97 (4), 182-187.

Hoddes, E. et al (1973): Quantification of sleepiness: A new approach. Psychophysiology 10 (4), 431-436.

Höller, L., Irrgang, U. (1985): Conditions for sleep recordings of optimal technical quality. In: Methods of Sleep Research, Kubicki, S., Herrmann, W.M. (Hrsg.), Gustav Fischer, Stuttgart, New York, 187-196.

Horne, J.A. (1978): A review of the biological effects of total sleep deprivation in man. Biol. Psychol. 7, 55-102.

Horne, J.A. (1981): Why do we need to sleep?. New Sci. 92 (12), 429-431.

Horne, J.A. (1985a): Sleep function, with particluar reference to sleep deprivation. Ann. Clin. Res. 17 (5), 199-208.

Horne, J.A. (1985b): Tissue restitution and sleep, with particular reference to human slow wave sleep. In: Taniguchi Symposia on Brain Research No. 8. Endogenous sleep substances and sleep regulation, Inoué, S., Borbély, A.A. (Hrsg.), Japan Scientific Societies Press, Tokyo, VNU Sience Press BV, Utrecht, 25-40.

Horne, J.A., Östberg, O. (1976): A self-assessment questionaire to determine morningness-eveningness in human circadian rhythms. Int. J. Chronobiol. 4, 97-110.

Horne, J.A., Brass, C.G., Pettitt, A.N. (1980): Circadian performance differences between morning and evening „types". Ergonomics 23 (1), 29-36.

Horne, J.A., Anderson, N.R., Wilkinson, R.T. (1983): Effects of sleep deprivation on signal detection measures of vigilance: Implications for sleep function. Sleep 6 (4), 347-358.

Horne, J.A., Pettitt, A.N. (1985): High incentive effects on vigilance performance during 72 hours of total sleep deprivation. Acta Psychol. (Amst.) 58 (2), 123-39.

Horne, J.A., Wilkinson, S. (1985): Chronic sleep reduction: Daytime vigilance performance and EEG measures of sleepiness, with particular reference to „practice" effects. Psychophysiology 22 (1), 69-78.

ICSD-International classification of sleep disorders: Diagnostic and coding manual (1990): Diagnostic Classification Committee, Thorpy, M.J., Chairman. American Sleep Disorders Association, Rochester, Minnesota.

Infratest Gesundheitsforschung (1982): Therapie von Schlafstörungen. Gutachten, München.

Inoué, S. (1985): Sleep substances: their roles and evolution. In: Taniguchi Symposia on Brain Sciences No. 8. Endogenous Sleep Substances and Sleep Regulation, Inoué, S., Borbély, A.A. (Hrsg.), Japan Scientific Societies Press, Tokyo, VNU Science Press BV, Utrecht, 3-12.

Ishihara, K., Miyasita, A., Inugami, M. (1985): Differences in the time or frequency of meals alcohol and caffeine ingestion and smoking found between ‚morning‘ and ‚evening‘ types. Psychol. Rep. 57 (2), 391-396.

Jaszmann, L., van Lith, N.D., Zaat, J.C.A. (1969): The perimenopausal symptoms: The statistical analysis of a survey. Part A. Med. Gynecol. Soc. 4, 268-277.

Johnson, L.C. (1973): Are stages of sleep related of waking behaviour? Amer. Sci. 61, 326-338.

Johnson, L.C. (1982): Sleep deprivation and performance. In: Biological Rhythms, Sleep, and Performance, Webb, W.B. (Hrsg.), John Wiley & Sons Ltd., 111-138.

Johnson, L.C., Naitoh, P. (1974): The operational consequences of sleep deprivation and sleep deficit. NATO AGARDograph 193.

Johnson, L.C., Naitoh, P., Lubin, A. (1974): Interaction of REM deprivation and stage 4 deprivation with total sleep loss: Experiment 2. Psychophysiology 11 (2), 147-154.

Johnson, L.C., Chernik, D. (1982): Sedative hypnotics and human performance. Psychopharmacology 76, 101-113.

Johnson, L.C., Spinweber, C.L. (1983): Quality of sleep and performance in the navy: A longitudinal study of good and poor sleepers. In: Sleep/Wake Disorders: Natural History, Epidemiology, and Long-Term Evolution, Guilleminault, C., Lugaresi, E. (Hrsg.), Raven Press, New York, 13-28.

Kahn, R.L. Cannell, C.F. (1957): The Dynamics of Interviewing. New York.

Kales, A., Caldwell, A.B., Preston, T.A., Healey, S., Kales, J.D. (1976): Personality Patterns in insomnia. Arch. Gen. Psychiatry 33, 1128-1134.

Kaprio, J., Sarna, S., Koskenvuo, M., Rantasalo, I. (1978): The finnish twin registry: Formation and compilation, questionnaire study, Zygosity determination procedures, and research program. Twin Research: Biology and Epidemiology, Alan R. Liss Inc., New York, 179-184.

Karacan, I., Heine, W., Agnew, H.W., Williams, R.L., Webb, W.B., Ross, J.J. (1968): Characteristics of sleep patterns during late pregnancy and the postpartum periods. Amer. J. Obstet. and Gynecol. 101 (5), 597-586.

Karacan, I., Williams, R.L. (1971): Insomnia: old wine in a new bottle. Psychiat. Quart. 45, 274-288.

Karacan, I., Thornby, J.I., Anch, A.M., Booth, G.H., Williams, R.L., Salis, P.J. (1976a): Dose-related sleep disturbances induced by coffee and caffeine. Clin. Pharmacol. Ther. 20 (6), 682-689.

Karacan, I., Thornby, J.I., Anch, M., Holzer, C.E.,Wahrheit, G.J. Schwab, J.J., Williams, R.L. (1976b): Prevalence of sleep disturbances in a primarily urban Florida county. Soc. Sci. Med. 10, 239-244.

Karacan, I., Thornby, J.I., Williams, R.L. (1983): Sleep disturbance: A community survey. In: Sleep/Wake Disorders, Natural History, Epidemiology, and Long-Term Evolution, Guilleminault, C., Lugaresi, E. (Hrsg.), Raven Press, New York, 37-60.

Kay, D.C., Blackburn, A.B., Buckingham, J.A., Karacan, I. (1976): Human pharmacology of sleep. In: Pharmacology of sleep, Williams,R.L., Karacan, I. (Hrsg.), John Wiley & Sons, New York, London, Sydney, Toronto, 83-210.

Kerkhof, G.A. (1985): Inter-individual differences in the human circadian system: a review. Biol. Psychol. 20, 83-112.

Klein, K.E., Wegmann, H. (1974): The resynchronization of human circadian rhythms after transmeridian flights as a result of flight direction and mode of activity. In: Chronobiology, Scheving, L.E., Halberg, G., Pauly, J. (Hrsg.), Igaku Shoin, Tokyo, 564-570.

Kleitman, N. (1963): Sleep and wakefulness. Revised and enlarged edition, The University of Chicago Press, Chicago, London.

Klingemann, A. (1974): Nachtwachen von Bonaventura. Insel Taschenbuch, Schillemeit, J. (Hrsg.), Insel Verlag, Frankfurt/M. (erstm. 1804).

Knauth, P., Rutenfranz, J. (1981): Duration of sleep related to the type of shift work. In: Advances in the biosciences Vol. 30. Night and shift work. Biological and social aspects, Reinberg, A., Vieux, N., Andlauer, P. (Hrsg.), Pergamon Press, Oxford, New York, Frankfurt/M., 161-168.

Knauth, P., Rutenfranz, J. (1976): Untersuchungen zur Circadianrhythmik der Körpertemperatur bei langsam und schnell rotierenden Schichtplänen. In: Biologische Rhythmen und Arbeit. Bausteine zur Chronobiologie und Chronohygiene der Arbeitsgestaltung, Hildebrandt, G. (Hrsg.), Springer-Verlag, Wien, New York, 91-96.

Koehler, K., Saß, H. (dt. Bearb. u. Einf.) (1984): Diagnostisches und statistisches Manual psychischer Störungen: DSM-III. Beltz Verlag, Weinheim, Basel.

Koella, W. (1973): Physiologie des Schlafes. Verlag W. Kohlhammer, Stuttgart, Berlin, Köln, Mainz.

Kripke, D.F., Simons, R.N., Garfinkel, L. Hammond, E.C. (1979): Short and long sleep and sleeping pills. Arch. Gen. Psychiat. 36, 103-116.

Kripke, D.F., Ancoli-Israel, S. (1983): Epidemiology of sleep apnea among the aged: Is sleep apnea a fatal disorder?. In: Sleep/Wake Disorders: Natural History, Epidemiology, and Long-Term Evolution, Guilleminault, C., Lugaresi, E. (Hrsg.), Raven Press, New York, 137-142.

Kubicki, S. (1982): Die Darstellung der Schlafförderung durch Hypnotika unterschiedlicher Strukturgruppen im polygraphischen Schlafprofil. In: Lormetazepam (NoctamidR) – ein Schlafmittel der neuen Generation. Ergebnisse aus Schlafforschung, Klinik und Praxis, medizinisch-wissenschaftliche Buchreihe von Schering, 39-46.

Kubicki, S. (1984): Periodische Steuerungsvorgänge im Schlaf. In: Schlafstörungen in Abhängigkeit vom Lebensalter. Seminar anläßlich des Kongresses für ärztliche Fortbildung, Berlin 1983, medizinisch-wissenschaftliche Buchreihe von Schering, 33-40.

Kubicki, S., Herrmann, W.M., Höller, L. (1982): Critical comments on the rules by Rechtschaffen and Kales concerning the visual evaluation of EEG sleep records. In: EEG in Drug Research, Herrmann, W.M. (Hrsg.), Gustav Fischer, Stuttgart, New York, 387-403.

Lapierre, Y.D. (1987): Clinical and biological correlates of panic states. Prog. Neuro-Psychopharmacol. & Biol. Psychiat. 11, 91-96.

Lavie, P. (1981): Sleep habits and sleep disturbances in industrial workers in Israel: main findings and some characteristics of workers complaining of excessive daytime sleepiness. Sleep 4 (2), 147-158.

Lavie, P. (1982): Ultradian rhythms in human sleep and wakefulness. In: Biological Rhythms, Sleep, and Performances, Webb, W.B. (Hrsg.), John Wiley & Sons Ltd., 239-267.

Lavie, P. (1983): Sleep apnea in industrial workers. In: Sleep/Wake Disorders: Natural History, Epidemiology, and Long-Term Evolution, Guilleminault, C., Lugaresi, E. (Hrsg.), Raven Press, New York, 127-135.

Lavie, P. (1985): Ultradian rhythms: gates of sleep and wakefulness. In: Experimental Brain Research Supplementum 12. Ultradian Rhythms in Physiology and Behavior, Schulz, H., Lavie, P. (Hrsg.), Springer-Verlag, Berlin, Heidelberg, New York, Tokyo, 148-164.

Lavie, P. (1986a): Ultrashort sleep-waking schedule. III. ‚gates' and ‚forbidden zones' for sleep. Electroencephalography and Clinical Neurophysiology 63, 414-425.

Lavie, P. (1986b): A 17th century book on diseases of sleep dedicated to „the counts, barons, and viscounts of the kingdom of Ungary". In: Eighth European Congress of Sleep Research, Szeged 1986, 203.

Lavie, P., Kremerman, S., Wiel, M. (1982): Sleep disorders and safety at work in industry workers. Accident Analysis and Prevention 14, 311-314.

Lavie, P., Hobson, J.A. (1986): Origin of dreams: Anticipation of modern theories in the philosophy and physiology of the eighteenth and nineteenth centuries. Psychological Bulletin 100 (2), 229-240.

Leonard, J.P. (1987): Einschlafvariationen unter monotoner Stimulation: Ein Literaturüberblick zu Tageskurzschlafuntersuchungen. Z. f. Klin. Psych. Psychopath. Psychother. 35 (1), 38-61.

Leutner, V. (1980): Zur Systematik und Pharmakologie der Schlafmittel. Z. Allg. Med. 56, 2460-2467.

Leutner, V. (1985): Die Schlafstörung – ein Achsensymptom nur der Depression?·Medwelt 36, 290-296.

Lingjaerde, O., Bratlid, T., Hansen, T. (1985): Insomnia during the „dark period" in northern Norway. An explorative, controlled trial with light treatment. Acta Psychiatr. Scand. 71 (5), 506-512.

Linton, R. (1974): Gesellschaft, Kultur und Individuum. Interdisziplinäre sozialwissenschaftliche Grundbegriffe. S. Fischer Verlag, Frankfurt/M.

Lubin, A., Hord, D.J., Tracy, M.L., Johnson, L.C. (1976): Effects of exercises, bedrest and napping on performance decrement during 40 hours. Psychophysiology 13 (4), 334-339.

Lugaresi, E., Coccagna, G., Cirignotta, F., Piana, C. (1981): Snoring – some epidemiological data. In: Karacan, I. (Hrsg.), Psychophysiological Aspects of Sleep, Noyes Medical Publications, Park Ridge, U.S.A..

Lugaresi, E., Cirignotta, F., Zucconi, M., Mondini, S., Lenzi, P.L., Coccagna, G. (1983): Good and poor sleepers: An epidemiological survey of the San Marino population. In: Sleep/wake disorders: Natural history, epidemiology, and long-term evolution, Guilleminault, C., Lugaresi, E. (Hrsg.), Raven Press, New York, 1-12.

Mackensen, R. (1979): Bevölkerung und Gesellschaft in Deutschland – Die Entwicklung 1945-1978. In: Matthes, J., (Hrsg.), Sozialer Wandel in Westeuropa. Verhandlungen des 19. Deutschen Soziologentages Berlin 1979, Campus Verlag, Frankfurt, New York.

Marx, K. (1971): Das Kapital. Kritik der politischen Ökonomie. Erster Band. Dietz Verlag Berlin (erstm. 1867).

McGhie, A., Russell, S.M. (1962): The subjective assessment of normal sleep patterns. J. Ment. Sci. 8, 642-654.

McGinty, D.J. Drucker-Colin, R., Morrison, A., Parmeggiani, P.L. (Hrsg.) (1985): Brain Mechanisms of Sleep. Raven Press, New York.

McKeown, T. (1982): Die Bedeutung der Medizin. Edition Suhrkamp, Frankfurt/M.

McNair, D.M., Lorr, M., Doppelmann, L.F. (1981): Profile of Mood States (POMS). Ein Verfahren zur Messung von Stimmungszuständen. Selbstbeurteilungsskala (S). In: Internationale Skalen für Psychiatrie, CIPS (Hrsg.), Beltz Test GmbH, Weinheim.

Mecacci, L., Zani, A. (1983): Morningness-eveningness preferences and sleep-waking diary data of morning and evening types in student and worker samples. Ergonomics 26 (12), 1147-1153.

Monroe, L.J. (1967): Psychological and physiological differences between good and poor sleepers. J. Abnorm. Psychol. 72, 255 ff.

Moog, R. (1981): Morning-evening types and shift work. A questionaire study. In: Advances in the biosciences Vol. 30. Night and shift work. Biological and social aspects, 1981, Reinberg, A., Vieux, N., Andlauer, P. (Hrsg.), Pergamon Press, Oxford, New York, Ffm, 481-488.

Moore-Ede, M.C., Czeisler, C.A. (Hrsg.) (1984): Mathematical models of the circadian sleep-wake cycle. Raven Press, New York.

Morrison, A.R., Reiner, P.B. (1985): A dissection of paradoxical sleep. In: Brain Mechanisms of Sleep, McGinty, D.J. (Hrsg.), Raven Press, New York, 97-110.

Moses, J. Naitoh, P. Johnson, L.C. (1978): The REM cycle in altered sleep/wake schedules. Psychophysiology 15 (6), 569-575.

Mukhametov, L.M. (1985): Unihemispheric slow wave sleep in the brain of dolphins and seals. In: Taniguchi Symposia on Brain Sciences No. 8. Endogenous sleep substances and sleep regulation, Inoué, S., Borbély, A.A. (Hrsg.), Japan Scientific Societies Press, Tokyo, VNU Science Press BV, Utrecht, 67-75.

Mullaney, D.J., Johnson, L.C., Naitoh, J.P., Friedmann, J.K., Globus, G.G. (1977): Sleep during and after gradual sleep reduction. Psychophysiology 14 (3), 237-244.

Muzet, A., Libert, J.P. (1985): Effects of ambient temperature on sleep in man. In: Sleep '84, Koella, W.P., Rüther, E., Schulz, H. (Hrsg.), Gustav Fischer, Stuttgart, New York, 74-76.

Müller, P.J., Bick, W. (1979): Die Bedeutung des Institutionengeflechts und intermediärer Instanzen für den Alltag. In: Sozialer Wandel in Westeuropa, Matthes, J. (Hrsg.), Campus Verlag, Frankfurt, New York, 480-500.

Nagel, E. (1965): Über die Aussage: „Das ganze ist mehr als die Summe seiner Teile". In: Logik der Sozialwissenschaften, Topitsch, E. (Hrsg.), Kiepenheuer & Witsch, Köln, Berlin, 225-235.

Naitoh, P. (1969): Sleep loss and its effects on performance. NATO AGARDograph No. 68-3.

Naitoh, P., Beare, A.N., Biersner, R.J., Englund, C.E. (1983): Altered circadian periodicities in oral temperature and mood in men on an 18-hour work/rest cycle during a nuclear submarine patrol. Inter. J. Chronobiology 8 (3), 149-173.

National Academy of Sciences (1979): Sleeping pills, insomnia, and medical practice. Report of a study. Anlyan, W.G., Solomon, F. (chairmen), Washington D.C. .

Neims, A.H. (1983): Kinetic properties of caffeine from the perspective of its consumption by human beings. In: Abstracts of Panels and Posters presented at the Annual Meeting of the American College of Neuropsychopharmacology, 1983, 37.

Nüssel, E. (1979): Epidemiologische Ansätze. In: Die Psychologie des 20. Jahrhunderts. Band 9. Ergebnisse für die Medizin. Psychosomatik, Hahn, P. (Hrsg.), Kindler Verlag AG, Zürich, 105-113.

Oswald, I., (1979): The why and how of hypnotic drugs. Brit. Med. J.

Oswald, I. (1979): Sleep as a restorative process: Human clues. Adaptive Capabilities of the nervous system, Progress in Brain Research, 53, 279-288.

Oswald, I. (1980): How and why we fall asleep. Sleep 1978, Fourth European Congress on Sleep Research, Tirgu-Mures, S. Karger, Basel, 27-29.

Oswald, I., Adam, K. (1984): So schlafen sie besser. Edition aktive Gesundheit, Verlag Orac, Wien.

Ott, H., Kubicki, St., Beach, R.C., Stephan, K., Herrmann, W.M. (1979): Determination of sleep quality: objective measurements versus subjective ratings. In: Sleep Research Vol. 8, Chase, M., Kripke, D.F., Walter, P.L. (eds.), Brain Information Service/Brain Research Institute, University of Carolina, Los Angeles, 207.

Ott, H., Oswald, I., Fichte, K., Sastre, M. (1981): Visuelle Analogskalen zu Erfassung von Schlafqualität. Selbstbeurteilungsskala. In: Internationale Skalen für Psychiatrie, CIPS (Hrsg.), Beltz Test GmbH, Weinheim.

Ott, H., Bischoff, R.C., Oswald, I., Adam, K., Fichte, K., Heidrich, H., Kubicki, S., Stephan, K. (1985): Review of sleep induction and hangover effects with visual analogue scales. In: Methods of Sleep Research, Kubicki, S., Herrmann, W. (Hrsg.), Gustav Fischer, Stuttgart, New York, 75-91.

Östberg, O. (1976): Zur Typologie der circadianen Phasenlage. Ansätze einer praktischen Chronohygiene. In: Biologische Rhythmen und Arbeit. Bausteine zur Chronobiologie und Chronohygiene der Arbeitsgestaltung, Hildebrandt, G. (Hrsg.), Springer-Verlag, Wien, New York, 117-137.

Östberg, O., Nicholl, A.G. (1973): The preferred thermal conditions for ‚morning' and ‚evening' types of subjects during day and night. Build. International 6, 147-157.

Parmeggiani, P.L. (1985): Temperature regulation and sleep. In: Sleep '84, Koella, W.P., Rüther, E., Schulz, H. (Hrsg.), Gustav Fischer, Stuttgart, New York, 63-65.

Parmeggiani, P.L., Morrison, A., Drucker-Colin, R.R., McGinty, D.J. (1985): Brain mechanisms of sleep an overview of methodological issues. In: Brain Mechanisms of Sleep, McGinty, D.J. et al. (Hrsg.), Raven Press, New York, 1-33.

Partinen, M., Putkonen, P.T.S. (1981): Sleep habits and sleep disorders in 2.537 young finnish males. In: Sleep 1980. Fifth European Congress on Sleep Research, Amsterdam 1980, Koella, W.P. (Hrsg.), S. Karger, Basel, 383-385.

Partinen, M., Putkonen, P.T.S., Kaprio, J., Koskenvuo, M., Hilakivi, I. (1982): Sleep disorders in relation to coronary heart disease. Acta Med. Scand. (Suppl.) 660, 69-83.

Partinen, M., Kaprio, J., Koskenvuo, M., Putkonen, P., Langinvainio, H. (1983a): Genetic and environmental determination of human sleep. Sleep 6 (3), 179-185.

Partinen, M., Kaprio, J., Koskenvuo, M., Langinvainio, H. (1983b): Sleeping habits, sleep quality, and use of sleeping pills: A population study of 31.140 adults in Finland. In: Sleep/Wake Disorders: Natural History, Epidemiology, and Long-Term Evolution, Guilleminault, C., Lugaresi, E. (eds.), Raven Press, New York, 29-35.

Partinen, M., Eskelinen, L., Tuomi, K. (1984): Complaints of insomnia in different occupations. Scand. J. Work Environ. Health 10 (6), 467-469.

Partinen, M., Eskelinen, L., Tuomi, K. (1985): Epidemiology of insomnia: Environmental factors. In: Sleep '84, Koella, W.P., Rüther, E., Schulz, H. (Hrsg.), Gustav Fischer, Stuttgart, New York, 42-44.

Patrick, G.T., Gilbert, J.A. (1896): On the effects of loss of sleep. Psychological Review 3, 469-483.

Peter, J.H., Siegrist, J., Podzus, T., Mayer, J., Selzer, K., von Wichert, P. (1985): Prevalence of sleep apnea in healthy industrial workers. Klin. Wochenschr. 63, 807-811.

Poelstra, P.A.M. (1984): Relationship between physical, psychological, social, and environment variables and subjective sleep quality. Sleep 7 (3), 255-260.

Pohlmeier, H. (1983): Wann hat eine Depression Krankheitswert? Psycho 9, 624-680.

Poser, W., Poser, S. (1986): Abusus und Abhängigkeit von Benzodiazepinen. Internist 27, 738-745.

Price, V.A., Coates, T.J., Thoresen, C.E., Grinstead, O.A. (1978): Prevalence and correlates of poor sleep among adolescents. Am. J. Dis. Child 132, 583-586.

Rahe, R.H. (1975): Life changes and near-future illness reports. In: Emotions. Their Parameters and Measurement, Lavie, L. (Hrsg.), Raven Press, New York, 511-529.

Rechtschaffen, A., Kales, A. (1968): A manual of standardized terminology, techniques and scoring for sleep stages of human subjects. Brain Information Service, University of California.

Reinberg, A., Andlauer, P., de Prins, J., Malbec, W., Vieux, N., Bourdeleau, P. (1984): Desynchronisation of the oral temperature circadian rhythm and intolerance of shift work. Nature 308, 272-274.

Reuband, K.H. (1980): Alkoholkonsum in der Bundesrepublik: Eine empirische Bestandsaufnahme. In: Alkoholkonsum und Alkoholabhängigkeit, Berger, H., Legnaro, A., Reuband, K.H. (Hrsg.), Verlag W. Kohlhammer, Stuttgart, Berlin, Köln, Mainz.

Reynolds III., C.F., Kupfer, D.J., Taska, L.S., Hoch, C.C., Sewitch, D.E., Spiker, D.G. (1985): Sleep of healthy seniors: A revisit. Sleep 8 (1), 20-29.

Reynolds III, C.F., Kupfer, D.J. (1987): Sleep research in affective illness: State of the art circa 1987. Sleep 10 (3), 199-215.

Richardson, G., Carskadon, M., Flagg, W., van den Hoed, J., Dement, W., Mitler, M. (1978): Excessive daytime sleepiness in man: Multiple sleep latency measurement in narcoleptic and control subjects. Electroencephalogr. Clin. Neurophysiol. 45, 621-627.

Richman, A., Barry, A. (1985): More and more is less and less. The myth of massive psychiatric need. British Journal of Psychiatry 146, 164-168.

Roache, J.D., Griffiths, R.R. (1987): Interactions of diazepam and caffeine: Behavioral and subjective dose effects in humans. Pharmacology Biochemistry & Behavior 26, 801-812.

Roffwarg, P. (1979): Foreword. In: Diagnostic classification of sleep and arousal disorders, 1st edn., Association of Sleep Disorders Centers (Hrsg.), Sleep 2, 21-57.

Rosenbaum, H. (1982): Formen der Familie. Untersuchungen zum Zusammenhang von Familienverhältnissen, Sozialstruktur und sozialem Wandel in der deutschen Gesellschaft des 19. Jahrhunderts. Suhrkamp (STW), Frankfurt/M.

Roth, B. (1981): Idiopathic hypersomnia: A study of 187 personally observed cases. Int. J. Neurol. 15 (1-2), 108-118.

Rutenfranz, J., Colquhoun, W. P., Knauth, P., Ghata, J.N. (1977): Biomedical and psychosocial aspects of shift work. A review. Scand. J. Work Environ. Health 3, 165-182.

Rutenfanz, J. (1978): Schichtarbeit und biologische Rhythmik. Arzneim. Forsch. 28, 1867-1872.

Rüther, E., Lund, R., Gruber, A (1985): Chronic insomnia in a psychiatric outpatient clinic. In: Sleep '84, Koella, W.P., Rüther, E., Schulz, H. (Hrsg.), Gustav Fischer, Stuttgart, New York, 53-55.

Sawyer, D.A., Julia, H.L., Turin, A.C. (1982): Caffeine and human behavior: Arousal, anxiety, and performance effects. Journal of Behavioral Medicine 5 (4), 415-439.

Scharfetter, C. (1980): Epidemilogie der Schizophrenie. In: Die Psychologie des 20. Jahrhunderts, Band 10, Ergebnisse für die Medizin (2), Psychiatrie, Peters, U.H. (Hrsg.), Kindler Verlag AG, Zürich, 421-425.

Scherrer, J. (1981): Man's work and circadian rhythm through the ages. In: Night and shift work, Reinberg, A., Vieux, N., Andlauer, P. (Hrsg.), Pergamon Press, Oxford, New York, Toronto, 1-10.

Scheuch, E:K. (1967): Das Interview in der Sozialforschung. In: Handbuch der empirischen Sozialforschung, König, R. (Hrsg.), Stuttgart, 136-196.

Scheuler, W., Stinshoff, D. (1983): Alpha-sleep pattern – a distinctive activity within the alpha-frequency range interweaving regular EEG sleep patterns. In: Sleep 1982. Sixth European Congress on Sleep Research (Abstracts), Zürich 1982, Koella, W.P. (Hrsg.), S. Karger, Basel, 174-177.

Schiller, F. (1984): Historical note on sleep and eye movements. Sleep 7 (3), 199-201.

Schubert, F.-C. (1976): Schlafverhalten und Schlafstörungen und ihre Abhängigkeit von Persönlichkeitsmerkmalen. Ergebnisstand neuester Befragungsstudien. Klin. Psychol. Psychother. 24, 160-180.

Schulz, H. (1981): Sleep onset REM episodes in depression. In: Sleep 1980. Fifth European Congress on Sleep Research, Amsterdam 1980, Koella, W.P. (Hrsg.), S. Karger, Basel, 72-79.

Schütz, A. (1974): Der sinnhafte Aufbau der sozialen Welt. Eine Einleitung in die verstehende Soziologie. Suhrkamp (STW), Frankfurt/M. (erstm. 1932).

Schütz, A., Luckmann, T. (1979): Strukturen der Lebenswelt. Band 1. Suhrkamp (STW), Frankfurt/M.

Schwarzer, R., van de Ploeg, H.M. (1987): Emotionale Veränderungen während des Menstruationszyklus – das prämenstruelle Syndrom. Psychother. med. Psychol. 37, 237-243.

Schweiger, M.S. (1972): Sleep disturbance in pregnancy. Am. J. Obstet. Gynecol. 114, 879-882.

Segeth, W. (1971): Elementare Logik. VEB Deutscher Verlag der Wissenschaften, Berlin.

Seidel, W.F., Ball, S., Cohen, S., Patterson, N., Yost, D., Dement, W.C. (1984): Daytime alertness in relation to mood, performance, and nocturnal sleep in chronic insomniacs and noncomplaining sleepers. Sleep 7 (3), 230-238.

Siara, C.S. (1980): Komponenten der Wohlfahrt. Materialien zu Lebensbedingungen und Lebensqualität in der Bundesrepublik Deutschland. Campus Verlag, Frankfurt, New York.

Siever, L.J., Davis, K.L. (1985): Overview toward a dysregulation hypothesis of depression. Am. J. Psychiat. 142 (9), 1017-1031.

Smirne, S., Franceschi, M., Zamproni, P., Crippa, D., Ferini-Strambi, L. (1983): Prevalence of sleep disorders in an unselected inpatient population. In: Sleep/Wake Disorders: Natural History, Epidemiology, and Long-Term Evolution, Guilleminault, C., Lugaresi, E. (Hrsg.), Raven Press, New York, 61-71.

Smith, A. (1987): Social factors and disease: The medical perspective. British Medical Journal 294, 881-883.

Soldatos, C.R., Madianos, M.G., Vlachonikolis, I.G. (1983): Early afternoon napping: A fading greek habit. In: Sleep 1982. Sixth European Congress on Sleep Research, Zürich 1982, Koella, W.P. (Hrsg.), S. Karger, Basel, 202-205.

Spiegel, R. (1984): Schlafstörungen im Alter. Internist 25, 552-555.

Stepanski, E., Lamphere, J., Badia, P., Roth, T. (1984): Sleep fragmentation and daytime sleepiness. Sleep 7 (1), 18-26.

Stephan, K., Dorow, R. (1985): Circadian variations of core body temperature, performance and subjective ratings of fatigue in ‚morning‘ and ‚evening‘ types. In: Circadian rhythms in the central nervous system, Redfern, P.A. et al. (Hrsg.), Weinheim-Deerfield Beach, Fl.: VCH, 233-236.

Stephan, K., Dorow, R. (1986): The influence of the new antidepressant Rolipram on alertness, performance and mood in healthy volunteers varied with time of day and diurnal type of subject. In: Annual Review of Chronopharmacology Vol. 3, Reinberg, A., Smolensky, M., Labrecque, G. (Hrsg.), Pergamon Press, Oxford, New York, Frankfurt/M., 437-440.

Stephan, K., Höller, L., Meier, C., Kubicki, S. (1986): ‚Morning‘ and ‚evening’ types presented an inverse nighttime course of core body temperature and different sleep structure. Vortrag (Abstract) auf dem 8. Europäischen Schlafkongress, Szeged, 1986.

Stephan, K., Höller, L., Streitberg, B., Kubicki, S. (1987): REM latency and the cyclic organization of sleep as modulated by circadian core body temperature, stage-4 propensity, and everday activity vs. bedrest before sleep. In: Sleep Research Vol. 16, Chase, M.H., McGinty, D.J., O'Connor, C. (Hrsg.), UCLA Brain Information Service/Brain Research Institute, Los Angeles, 195.

Stephan, K. (1991a): Sleep disturbances and the civilization process. A sociological comment. Integr. Psychiat. (im Druck).

Stephan, K. (1991b): REM latency and ultradian sleep cycles showed arouund 50 percent of common variance with pre-sleep activity, SWS-propensity and core body temperature. In: Periodic EEG-phenomena during sleep, Kubicki, S., Scheuler, W. (Hrsg.), Gustav Fischer, Stuttgart, New York, (im Druck).

Stonehill, E., Crisp, A.H., Koval, J. (1976): The relationship of reported sleep characteristics to psychiatric diagnosis and mood. Brit. J. Med. Psychol. 49 (4), 381-391.

Strauch, I. (1985): Introduction to workshop: Non-pharmacological treatments of sleep disorders. In: Sleep '84, Koella, W.P., Rüther, E., Schulz, H. (Hrsg..), Gustav Fischer, Stuttgart, New York, 131-132.

Strughold, H. (1952): Physiological day-night cycle after global flights. J. Aviat. Med. 23, 464-473.

Sugerman, J.L., Stern, J.A., Walsh, J.K. (1985): Daytime alertness in subjective and objective insomnia. Biol. Psychiat. 20 (7), 741-750.

Sweetwood, H.L., Kripke, D.F., Grant, I., Yager, J., Gerst, M.S. (1976): Sleep disorder and psychobiological symptomatology in male psychiatric outpatients and male nonpatients. Psychosom. Med. 38 (6), 373-378.

Taub, J.M. (1976): Effects of acute sleep pattern alteration depend upon sleep duration. Physiol. Psychol. 4 (4), 412-420.

Taub, J.M. (1984): Sleep stage transitions and tonic REM in depression. Int. J. Neurosci. 24, 245-260.

Taub, J.M., Berger, R.J (1976): Altered sleep duration and sleep period time displacements: Effects on performance in habitual long sleepers. Physiol. Behav. 16, 177-184.

Taub, J.M., Hawkins, D.R., Van de Castle, R.L. (1978): Personality characteristics associated with sustained variations in the adult human sleep/wakefulness rhythm. Waking and Sleeping 2: 7-15.

Tobler, I. (1983): Regulation of rest in the cockroach. In: Sleep 1982. Sixth European Congress on Sleep Research, Zürich 1982, Koella, W.P. (Hrsg.), S. Karger, Basel, 141-143.

Tobler, I. (1985): Deprivation of sleep and rest in vertebrates and invertebrates. In: Taniguchi Symposia on Brain Sciences No. 8. Endogenous sleep substances and sleep regulation, Inoué, S., Borbély, A.A. (Hrsg.), Japan Scientific Societies Press, Tokyo, VNU Science Press BV, Utrecht, 57-66.

Torsvall, L., Akerstedt, T. (1980): A diurnal type scale. Construction, consistency and validation in shift work. Scand. Journ. of Work, Environment and Health 6 (4), 283-290.

Trinder, J., Paxton, S.J., Montgomery, I., Fraser, G. (1985): Endurance as opposed to power training: Their effect on sleep. Psychophysiology 22 (6), 668-673.

Tune, G.S. (1969): The influence of age and temperament on the adult human sleep/ wakefulness pattern. Brit. J. Psychol. 60 (4), 431-441.

van den Burg, W., van den Hoofdakker, R.H., Bos, K.H.N. (1980): Sleep disturbance in serious depression. Sleep 1978. Fourth European Congress on Sleep Research, Tirgu-Mures, S. Karger, Basel, 689-692.

van Stolk, B., Wouters, C. (1984): Die Gemütsruhe des Wohlfahrtsstaates. In: Macht und Zivilisation. Materialien zu Norbert Elias' Zivilisationstheorie 2, Gleichmann,P., Goudsblom, J., Korte, H. (Hrsg.), Suhrkamp (STW), Frankfurt/M., 242-260.

Vertes, R.P. (1986): A life-sustaining function for REM sleep: a theory. Neuroscience & Biobehavioral Reviews 10, 371-376.

von Zessen, D., Barthelmes, H., Dirlich, G., Doerr, P., Emrich, H.M., von Lindern, L., Lund, R., Pirke, K.M. (1985): Circadian rhythms in endogenous depression. Psychiatry Research 16, 51-63.

Wagner, M.K., Mooney, D.K. (1975): Personality characteristics of long and short sleepers. J. Clin. Psychol. 31, 434-436.

Walther, H., Meyer, F.P., Leuschner, U. (1981): Verbrauchsentwicklung von Sedativa/Hypnotika und Psychopharmaka in der DDR mit internationalen Vergleichen unter Verwendung von Defined Daily Doses (DDD). Psychiat. Neurol. Med. Psychol. Leipzig 33, 218-229.

Webb, P. (1974): Periodic breathing during sleep. Journal of Applied Physiology 37, 899-903.

Webb, W.B. (1983): Discussion remark. In: Sleep 1982. Sixth European Congress on Sleep Research, Zürich 1982, Koella, W.P. (Hrsg.), S. Karger, Basel, 143-146.

Webb, W.B., Agnew, H.W. (1970): Sleep stage characteristics of long and short sleepers. Science 168, 146-147.

Webb, W.B., Friel, J. (1971): Sleep stage and personality characteristics of „natural" long and short sleepers. Science 171, 587-588.

Webb, W.B., Agnew, H.W. (1973): Effects on performance of high and low energy-expenditure during sleep deprivation. Perceptual and Motor Skills 37, 511-514.

Webb, W.B., Agnew, H.W. (1975): Sleep efficiency for sleep-wake cycles of varied length. Psychophysiology 12 (6), 637-641.

Webb, W.B., Bonnet, M.H. (1978): The sleep of ‚morning' and ‚evening' types. Biological Psychology 7, 29-35.

Weber, M. (1924): Gesammelte Aufsätze zur Soziologie und Sozialpolitik (hrsg. v. Marianne Weber). Mohr-Siebeck, Tübingen.

Weber, M. (1976): Wirtschaft und Gesellschaft. Grundriß der verstehenden Soziologie (Studienausgabe, hrsg. v. J. Winckelmann, 5. Aufl.). Mohr-Siebeck, Tübingen (erstm. 1922).

Weber, M. (1981): Die protestantische Ethik I (6. Aufl., hrsg. v. J. Winckelmann). Siebenstern, Gütersloh (erstm. 1920).

Weber, M. (1982): Die „Objektivität" sozialwissenschaftlicher und sozialpolitischer Erkenntnis. In: Gesammelte Aufsätze zur Wissenschaftslehre, Max Weber (5. Aufl., hrsg. v. J. Winckelmann), Mohr-Siebeck, Tübingen, 146-214 (erstm. 1904).

Wehr, T.A., Wirz-Justice, A., Goodwin, F.K. (1979): Phase advance of the circadian sleep-wake cycle as an antidepressant. Science 206 (9), 710-713.

Wehr, T.A., Sack, D.A., Rosenthal, N., Duncan, W., Gillin, J.C. (1983): Circadian rhythm disturbances in manic-depressive illness. Fed. Proc. 42 (11), 2809-2814.

Wehr, T.A., Sack, D.A., Duncan, W.C., Mendelson, W.B., Rosenthal, N.E., Gillin, J.C., Goodwin, F.K. (1985): Sleep and circadian rhythms in affective patients isolated from external time cues. Psychiat. Res. 15 (4), 327-339.

Weitzman, E.D., Nogeire, C., Perlow, M., Fukushima, D., Sassin, J., McGregor, P., Gallagher, T.F., Hellman, L. (1974): Effects of a prolonged 3-hour sleep-wake cycle on sleep stages, plasma cortisol, growth hormone and body temperature in man. J. Clin. Endocrinol. Metab. 38, 1018-1030.

Weitzman, E.D., Czeisler, C.A., Zimmerman, J.C., Ronda, J.M. (1980): Timing of REM and stage 3 + 4 sleep during temporal isolation in man. Sleep 2 (4), 391-407.

Welstein, L., Dement, W.C., Redington, D., Guilleminault, C., Mitler, M.M. (1983): Insomnia in the San Francisco Bay area: A telephone survey. Sleep/Wake Disorders: Natural History, Epidemiology, and Long-Term Evolution, Guilleminault, C., Lugaresi, E. (Hrsg.), Raven Press, New York, 73-85.

Wever, R.A. (1979): The circadian system of man. Results of experiments under temporal isolation. Springer, New York-Heidelberg-Berlin.

Wever, R.A. (1980): Phase shifts of human circadian rhythms due to shifts of artificial zeitgebers. Chronobiologia 7, 303-327.

Wever, R.A. (1984): Properties of human sleep-wake cycles: Parameters of internally synchronized free-running rhythms. Sleep 7 (1), 27-51.

Wever, R.A. (1985): Modes of interaction between the circadian rhythms of sleep-wake and body temperature. Sleep 84, 86-88.

Wilkinson, R.T. (1969a): Sleep deprivation: Performance tests for partial and selective sleep deprivation. In: Progress in Clinical Psychology Vol. 8, Abt, L.E., Riess, B.F. (Hrsg.), Grune and Stratton, New York, 28-43.

Wilkinson, R.T. (1969b): Some factors influencing the effect of environmental stressors upon performance. Psychological Bulletin 72 (4), 260-272.

Wilkinson, R.T. (1981): Effects of traffic noise upon sleep in the home. Subjective report, EEG, and performance the next day. In: Sleep 1980. Fifth European Congress on Sleep Research, Amsterdam 1980, Koella, W.P. (Hrsg.), S. Karger, Basel, 225-228.

Williams, R.L., Karacan, I., Hursch, C.J. (1974): Electroencephalography (EEG) of human sleep: Clinical applications. John Wiley & Sons, New York-London-Sydney-Toronto.

Willumeit, H.P., Neubert, W. (1983): Verkehrstüchtigkeitsprüfung am Fahrsimulator nach akuter und subchronischer Einnahme von Hypnotika und psychotropen Substanzen. In: Arzneimittel und Verkehrssicherheit, Interaktionen – Chronopharmakologie, Unfallkatastrophen, Bericht über das 4. Symposium Verkehrsmedizin des ADAC, Schriftenreihe Straßenverkehr 27, ADAC Verlag GmbH, München, 102-111.

Winget, C.W., DeRoshia, C.W., Markley, C.L., Holley, D.C. (1984): A review of human physiological and performance changes associated with desynchronosis of biological rhythms. Aviat. Space. Environ. Med. 55 (12), 1085-1096.

Wittern, R. (1978): Der Schlaf als medizinisches Problem am Beginn der Neuzeit. Habilitationsschrift, Ludwig-Maximilians-Universität München.

World Health Organisation (1980): Noise. Environmental Health Criteria 12.

Wright, J.E., Vogel, J.A., Sampson, J.B., Knapik, J.J., Patton, J.F., Daniels, W.L. (1983): Effects of travel across time zones (jet-lag) on exercise capacity and performance. Aviat. Space Environ. Med. 54 (2), 132-137.

Younger, J.B., Rosenberg, R., Spire, J.-P. (1983): Diagnostic outcome of EDS and disturbed nocturnal sleep: Two-year review. In: Fourth International Congress of Sleep Research (Abstracts), Bologna 1983, 308.

Zorick, F.J., Roth, T., Hartze, K.M., Piccione, P.M., Stepanski, E.J. (1981): Evaluation and diagnosis of insomnia. Am. J. Psychiatry 138 (6), 769-773.

Zorick, F.J., Kribbs, N., Roehrs, T., Roth, T. (1984): Polysomnographic and MMPI characteristics of patients with insomnia. In: Psychopharmacology Supplementum 1. Sleep Benzodiazepines and Performance. Experimental Methodologies and Research Prospects, Hindmarch, I., Ott, H. (Hrsg.), Springer-Verlag, Berlin-Heidelberg-New York-Tokyo, 2-10.

Zulley, J. (1980): Distribution of REM sleep in entrained 24-hour and free-running sleep-wake cycles. Sleep 2, 377-389.

Zulley, J., Campbell, S. (1985): The coupling of sleep-wake patterns with the rhythm of body temperature. In: Sleep 1984, Koella, W.P., Rüther, E., Schulz, H. (Hrsg.), Gustav Fischer, Stuttgart-New York, 81-85.